"La visión de Esther Gokhale de qué es lo que hace que una espalda esté sana va a ser sorprendente para la mayoría de los Americanos, porque es tan diferente de lo que siempre hemos aprendido. Pero si le damos sólo una oportunidad, su visión será la nuestra, con la claridad que está señalando lo que alguna vez parecía obvio. Con la adopción incluso de unos pocos preceptos de Esther, se puede cambiar una vida de malos hábitos, hacia una vida de sentarse y moverse saludablemente, y debido a eso, una vida con menos dolores y mayor libertad. El Método Gokhale® es para la mayoría de nosotros, una nueva manera de mirar y cuidar nuestras espaldas, pero para los que hemos leído este libro o aprendido esto en persona, se convertirá en la única manera."
— **Jessica Davidson**, M.D., Medicina Interna, Fundación Médica de Palo Alto, CA

"Este es un libro asombroso, que documenta la experticia única de la escritora y un enfoque verdaderamente visionario para el dolor de espalda miofacial. Los problemas de espalda no sólo son recurrentes, sino también intratables y caros, frecuentemente incapacitantes, comúnmente resultan en medicación excesiva y cirugía innecesaria que sólo agrava el dolor y lo llevan a una mayor discapacidad. El libro es comprensible y está escrito en un lenguaje conciso y fácil de entender. Las ilustraciones son excelentes y proveen un curso de tratamiento auto explicado y apartados de reflexiones antropológicas haciendo ambas entretenidas y perspicaces. Este libro y el enfoque terapéutico que documentan son grandes activos para todos quienes lidiamos diariamente con dolor de espalda en nuestras prácticas: neurólogos, terapeutas físicos, fisiatras, profesionales, y por supuesto, para los pacientes mismos."
— **Helen Barkan**, M.D., Ph.D., Neurología, Clínica Mayo, Rochester, MN

"En seis clases de 1 hora me sentí transformado. El enfoque es asombrosamente simple y entrega resultados inmediatos. De todo corazón avalo este programa."
— **Deirdre Stegman**, M.D., Fundación Médica de Palo Alto, CA

"Me toca ver muchos niños encorvados y con la pelvis metida en mi consulta pediátrica y un número sorprendente de niños y adolescentes con dolor de espaldas. He referido a Esther muchos de mis pacientes y siempre recomiendo este libro."
— **Tina McAdoo**, M.D., Pediatra, Clínica Médica de Palo Alto, CA

"La manera de abordar la prevención y tratamiento del dolor de espalda, nueva y bien pensada, presentada por Esther Gokhale en este libro merece la atención de la profesión médica. No hemos servido bien a nuestros pacientes con dolor de espalda y las técnicas tan bien descritas en este libro sostienen la promesa de un alivio importante a un problema muy común y angustioso."
— **Harvey J. Cohen**, MD, PhD, Profesor de Pediatría, Escuela de Medicina de la Universidad de Stanford, CA

"El dolor de espalda es el problema más común que se ve en atención primaria. Desafortunadamente, muchos pacientes y médicos están frustrados por las limitaciones de las terapias médicas y quirúrgicas para proveer alivio sostenible para lo que usualmente es un problema recurrente o crónico. Esther Gokhale ha producido un libro escrito co claridad, bellamente ilustrado, que aborda el tratamiento y prevención natural del dolo espalda, extensamente investigado y cuidadosamente refinado. En este libro, los pacien van a encontrar un conjunto de ejercicios y técnicas de postura integrados, diseñados pa proveer alivio a sus dolores a largo plazo. Los médicos van a encontrar información de ejercicios y entrenamiento de posturas que pueden usar para ayudar a sus pacientes que sufren de dolor de espalda."
— **David Thom**, M.D., Ph.D., Profesor de Medicina de Familia y Comun. Universidad de California, San Francisco,

"8 Pasos para una Espalda Sin Dolor es placentero de leer y una bendición de usar. Los capítulos son asequibles fácilmente para cualquiera que disponga de una hora. El reporte de por qué las personas en las sociedades industriales modernas experimentan dolor de espalda crónico es fascinante en su propio derecho. Las fotos de personas sentadas, de pie, y levantando en el mundo pre industrial son maravillosamente instructivas y una alegría para la vista. Mientras los principios de una buena postura son increíblemente simples, Esther Gokhale incluye gran riqueza de detalles pertinentes para guiar a los usuarios a través de los ocho capítulos. Mientras el dolor se va, usted no solo experimentará alivio; usted comenzará también a entender porqué se siente mucho mejor!"
— **David Riggs**, Profesor de Mark Piggot OBE es la Escuela de Humanidades y Ciencias, Departamento de Inglés, Universidad de Stanfors, CA

"El poder de los medicamentos no es absoluto. Se puede llegar mucho más lejos usando el poder del conocimiento. Este libro, claramente escrito y ricamente ilustrado introduce un número de ideas únicas que pueden ayudarlo a recuperar su libertad de movimiento."
— **Andrei Linde**, Profesor de Física, Universidad de Stanford, CA

"Como científico, encuentros que el enfoque de Esther está muy bien pensado, basado en experiencia extensa, integrado con el resto de la vida de uno, y extremadamente efectivo."
— **Gretchen Daily**, Profesor de Biología, Universidad de Stanford, CA

"Usted no está nunca demasiado viejo para beneficiarse de la ingeniosa guía de Esther Gokhale para mejorar la postura y liberarse del dolor."
— **Victor R. Fuchs**, Profesor Emérito de Economía y de Investigación y Políticas de Salud, en Henry J. Kaiser Jr., Universidad de Stanford, CA

"8 Pasos para una Espalda sin Dolor de Esther Gokhale es uno de esos raros trabajos de instrucciones que transmite información de una manera que el lector puede entender rápidamente. Entre los muchos manuscritos que he leído en las dos últimas décadas, este libro sobresale por la claridad de su escritura y la selección de las ilustraciones."
— **DeWitt Durham**, VP de Desarrollo de Productos, Klutz Press, Palo Alto, CA

"En el año 2005, mientras asistía a una cátedra en la Universidad de Stanford, y sufriendo una espalda con malestar y tensión extrema en mi cuello y hombros, tuve la suerte de ser recomendado al cuidado de Esther Gokhale. En unas pocas semanas me enseñó cómo sentarme, acostarme, estar de pie y caminar de maneras que previenen la reaparición de esa tensión y dolor. Ahora, lejos de Stanford, yo puedo seguir trabajando con su método – no sólo recordando esa voz sabia y clara, sino a través de este magnífico libro y sus convincentes y bellas fotografías."
— **Dorothy Driver**, (Dr) (Profesor), Disciplina de Inglés, Universidad de Adelaida, Adelaida, Australia

Recuerde cuando no dolía

8 PASOS para una ESPALDA SIN DOLOR

Soluciones de posturas naturales para el dolor en la espalda, cuello, hombros, cadera, rodilla y pie

ESTHER GOKHALE, L.Ac.

CON SUSAN ADAMS

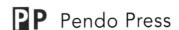 Pendo Press

8 Pasos para una Espalda sin Dolor.
Soluciones naturales para el dolor de espalda, cuello,
hombros, caderas, rodillas y pies.

Todo el esfuerzo se ha hecho para asegurar que la información de este libro sea
completa y precisa. Sin embargo, ni el autor ni el editor están comprometidos
en prestar servicios profesionales o consejos para el lector individual.

Los conceptos, prácticas y ejercicios no pretenden ser un sustituto de la
consulta con su médico. Todo lo relativo a su salud requieren supervisión
médica. Un médico puede ayudar a descartar la posibilidad de una
enfermedad subyacente y adaptar el contenido del libro a su caso particular.
Ni el autor ni el editor será responsable por cualquier pérdida, lesión o daños
supuestamente derivados de cualquier información o sugerencia en este libro.

Este libro esta impreso en un papel libre de ácido.

Impreso y encuadernado en China

Catalogación en Publicación de la Editorial
(proporcionado por Libros de Calidad, Inc.)

Gokhale, Esther.
8 pasos para una espalda sin dolor: posturas naturales como soluciones para
el dolor de espalda, cuello, hombros, caderas, rodillas y pie / Esther Gokhale ;
con Susan Adams.
      p. cm. – (Recuerda cuando no te dolía)
      Incluye referencias bibliográficas e índice
      LCCN 2007937362
      ISBN-13: 978-0-9793036-1-6
      ISBN-10: 0-9793036-1-3

1.Espalda – Cuidados e higiene. 2. Dolor de espalda – Tratamiento. 3.
Postura. I. Adams, Susan, 1944 II. Título. III. Título: 8 pasos para una
espalda sin dolor. IV. Series

RD771.B217G65 2008 617.5'64
QBI07-600232

Atención: Descuentos por cantidad están disponibles por corporación,
grupos médicos, casas de retiro, institutos educacionales y para la reventa en
organizaciones deportivas, para enseñar, incentivos en subscripciones, regalos
o fondos de caridad. Organizaciones interesadas en libros especializados o
expertos: porfavor contactarse con Ventas especiales (Special Sales),

Pendo Press, 2439 Birch Street, Suite 1, Palo Alto, CA 94306.
Phone 1-888-557-6788. Fax: 1-650-327-1603.
Email: info@gokhalemethod.com.

A los millones de personas que sufren innecesariamente de dolor de espalda

RECONOCIMIENTOS

Muchas, muchas personas me ayudaron a hacer realidad este libro – amigos, colegas, profesores, pacientes, estudiantes y familiares. En particular, me gustaría agradecer a:

Mis padres, Manohar Krishna Gokhale y Wilma Meijer, quienes me dieron mis primeras lecciones navegando múltiples culturas y tomado lo mejor de éstas.

Noelle Perez-Christiaens, por ser pionera en el campo de trabajo de posturas y movimientos antropológicamente informadas. Noelle es la primera persona que conozco en identificar la importancia de la anteversión pélvica, y en recomendar alargar la columna por periodos prolongados. Lo que aprendí de ella son los fundamentos de mucho de lo que presento en este libro.

B.K.S. Iyengar (yoga), Elly Vunderink-de Vries (yoga), Kutti Krishnan (Bharata Natyam), Georgia Leconte (Aplomb), Alain Girard (Aplomb), Angelika Thusius (Kentro), Karen Mattison (Pilates), Regine N'Dounda (baile Congoles), Wilfred Mark (baile Caribeño), Benny Duarte (baile Brasileño), Marsea Marquis (baile Brasileño), Beicola (Capoiera, baile Brasileño), Dandha da Hora (baile Brasileño), y Massengo (tambores Congoleses), por contribuir a mi trabajo con técnicas, entendimiento e inspiración.

Susan Adams, por 18 meses de voluntariado, ayuda invaluable clarificando y puliendo el texto. Su destacada resistencia, perseverancia y habilidad lingüística mantuvo el proyecto andando hasta el final.

Gaith Kawar, por su paciente instrucción en InDesign en la tienda Apple de Palo Alto, y continuando con su experiencia como la diseñadora de la disposición del libro.

Brett Miller, por dibujar y redibujar casi todas las ilustraciones del libro. Brett, con paciencia y efectividad, reprodujo mis especificaciones inusuales de buenas y malas posturas.

Tom Tworek, por tomar y editar todas las fotografías de instrucciones. Su buen humor y manera tranquilizadora hizo un placer de las tomas.

Prudence Breitrose, por ayudar a reeditar el libro completo y mejorarlo mucho.

Cara Rosaen, por desafiarme a refinar mis argumentos en el capítulo de Fundaciones y luego ayudarme a buscar la literatura médica que me permitió hacerlo.

Dan Leemon, por el nombre "Recuerde Cuando No Dolía".

Deborah Addicott, por ser la modelo en el Capítulo 6. Janetti Marotta, por ser mi compañera de escritura durante el año que escribí el primer borrador del libro.

Grant Barnes, Gertrude Bock, William Carter, Bridget Conrad, Laila Craveiro, Benjamin Davidson, Sheila dela Rosa, Julie Dorsey, DeWitt Durham, Elaine Gradman, Kevin Johnson, Leah McGarrigle, Susan Mellen, Michele Raffin, David Riggs, Beth Siegelman, Camille Spar, Julie Stanford, y Anne White, por su retroalimentación invaluable en el contenido del libro.

Margo Davis, Angela Fischer/arte fotográfico, Donald Greig, Ian Mackenzie, Randy Mont-Reynaud, Sandra Stakey-Simon, la familia de Gerard Mackworth-Young, Dreamtime, iStockphoto, Shutterstock, y la Biblioteca del Congreso por imágenes que aparecen en el libro.

Susan Adams, Deborah Addicott, Teresa Arnold, Suruchi Bhutani, Biann Danitz, Tushar Dave, Sheila dela Rosa, Vinod Dham, DeWitt Durham, Trish Hayes-Danitz, Miri Hutcherson, Kevin Johnson, Chloe Kamprath, Dan Leemon, Alon Maor, Michele Raffin, T.M. Ravi, Evan Roberts, Cara Rosaen, Berth Siegelman, Julie Stanford, y Susan Wojcicki, por su invaluable consejo en materia de negocios relacionado al libro.

Los cientos de personas que me permitieron fotografiarlos, hablarles y usar sus fotos en mi trabajo.

Brian, Maya, Nathan y Monisha White. Ningún autor ha tenido más apoyo de su familia.

CONTENIDO

PRÓLOGO

En un día de enero fresco y claro, invité a mi marido e hija a una caminata cerro arriba a Windy Hill, uno de los senderos más empinados de Bay Area. Era un verdadero desafío, ya que no había intentado recorrer ese sendero hace más de un año. Pero cuando mi marido e hija se detuvieron a mitad de camino, fui yo quien siguió caminando, subiendo el sendero sin dificultad, a pesar de mi abultada bolsa. Cuando regresé donde mi familia más abajo, me di cuenta del regalo que Esther Gokhale me había dado. Sus técnicas me habilitaron a completar la caminata con mucho menor esfuerzo del que habría tomado un año antes.

Como doctor en medicina interna, he visto muchos pacientes con problemas crónicos en espalda y cuello en mis 24 años de práctica y siempre he estado en la búsqueda de nuevos métodos de tratamiento. En diciembre de 2005 encontré uno. Esther Gokhale fue invitada a contar su enfoque de prevención y tratamiento de problemas a la columna a mi departamento en la Clínica Médica de Palo Alto. Cuando entré a la sala de conferencias, al principio pensé que esta mujer joven erudita de hablar suave estaba dando un seminario de Historia del Arte en vez de una lectura médica aburrida: en la pantalla había bellos torsos de antigüedades y fotos exquisitas de todo el mundo, mostrando ejemplos de postura humana desde tiempos prehistóricos hasta el presente.

Yo estaba fascinada. Como demostraba Esther, nuestra postura anatómica se había preservado por miles de años, para cambiar radicalmente sólo en el último siglo. Las razones posibles para este cambio son fascinantes, pero en definitiva irrelevantes. Las consecuencias sin embargo, son significativas, proveyendo una pista a una de las dolencias más comunes de nuestra sociedad: los dolores de espalda y cuello que sufrimos mucho más que nuestros ancestros o nuestras contrapartes en sociedades menos industrializadas.

Este fue un gran momento de descubrimiento para mí, y quería aprender más. Con un colega, me enrolé en el curso de posturas de Esther y en seis clases de 1 hora, aprendí sus simples pasos para restaurar la columna a su alineación natural.

Yo estaba asombrada de cuan fácilmente se podían integrar estos pasos a mi ocupada vida. Yo podía alargar mi columna mientras dormía, manejaba al trabajo, caminaba a mi oficina, me sentaba en mi escritorio, trabajaba en el computador y me sentaba en un piso hablando con mis pacientes. En semanas ya estaba durmiendo mejor, tenía más energía, y mi cuello ya no me dolía. Incluso tenía un nuevo sentido de bienestar. Mis pacientes y colegas comentaban de lo bien que me veía y me preguntaban si había perdido peso – todo esto mientras comenzaba la menopausia!

Referí a mi suegra, de 85 años de edad, quien tiene su lado izquierdo paralizado por una poliomielitis infantil, tiene una osteoporosis severa y artritis. El programa de Esther, podría ayudar a alguien que sólo podía moverse doblada sobre un andador? Dentro de una sesión tuve mi respuesta. Mi suegra ya se sentaba más derecha y para el final del programa, por primera vez en años, aprendió a pararse sola del suelo, sin ayuda, en caso de caídas. Me di cuenta de que Esther estaba realmente en algo y que nunca es demasiado tarde para revertir los efectos de décadas de malas posturas. Imagine lo que se puede lograr si este conocimiento se disemina más ampliamente – si los adolescentes pudieran establecer posturas corporales saludables, que los soportarían por toda su vida!
Empecé a referir pacientes a Esther, lo mismo que muchos de mis colegas. Algunos de los resultados fueron sorprendentes, especialmente en pacientes cuyos problemas parecían intratables. Por ejemplo, una mujer en sus 80 estaba tan severamente artrítica que por años había sido incapaz de escribir. Luego de unas pocas sesiones con Esther ella estaba escribiendo nuevamente.

Mis colegas y yo instamos a Esther a hacer su técnica disponible para una audiencia más amplia a través de este libro. Las técnicas son simples de aprender y extraordinariamente adecuadas para un mundo que premia los arreglos rápidos, dado que no requiere de equipos especiales, cuotas de membrecía, entrenadores, ni habilidades atléticas. Incluso una persona de 85 años de edad, doblada, puede seguir las instrucciones paso a paso.

Cómo funciona el método de Esther? Básicamente, restaurando la columna a su largo óptimo, y el resto de la arquitectura del cuerpo a su posición óptima. Para los mayores, ésto ayuda a contrarrestar las consecuencias de la edad y la gravedad sobre la columna, como reducción de la estatura, menor capacidad pulmonar, reducción de la cavidad abdominal (y los problemas concomitantes de intestinos flojos y constipación, frecuencia urinaria e incontinencia urgente). Este método mejora el equilibrio, la función pulmonar, la circulación a las extremidades y la arquitectura de la columna, para personas de todas las edades. Facilita la consciencia del cuerpo y el sentido de empoderamiento debido a que los pasos son tan fáciles de seguir y porque los resultados se obtienen desde el día uno.

Desde que participo en el programa de Esther, miro el esqueleto humano de una manera totalmente nueva. Llegué a ver cómo su elegante diseño dictamina la función de nuestros puntales estructurales y puede afectar la eficiencia de cada parte de nosotros. Por ejemplo, independiente de usar zapatos sensibles, yo tuve juanetes en mi vida adulta. Después de trabajar con Esther, me di cuenta de que estaba caminando con la mayor parte de mi peso sobre la parte delantera del pie, en vez de sobre el hueso del talón, que es mucho más denso y duro. Desde que aprendí a usar la técnica de "caminar deslizándome" (glidewalking), que usted encontrará en este libro, la parte más pesada de mi esqueleto absorbe la mayor parte del peso. Similarmente, estando sentado en la posición con la "cola afuera" es tanto más cómodo, ayudándome a mantener mi espalda recta y mi cuello alargado. Yo valorizo ser capaz de trabajar en mi "corsé interno" en las actividades de la vida diaria, en vez de estar transpirando y esforzándome en un gimnasio.

Como uno de mis colegas declaró, me he convertido en un verdadero creyente.

Estoy convencido de que los cambios de postura dramáticos que han ocurrido en nuestra sociedad en los últimos cien años, se pueden revertir y que podemos volver a un estilo saludable y natural con la ayuda de las ideas y técnicas de Esther.

Si un número suficiente de nosotros saca ventaja de su programa y sigue los simples pasos de este libro, vamos a ver una nueva generación de personas con posturas bellas y cuerpos flexibles y fuertes, capaces de trabajar y jugar sin dolor, hasta una edad muy avanzada.

Deirdre Stegman, M.D.,
Palo Alto Medical Foundation, CA

PREFACIO

Para algunos, una vida sin dolor es sólo un recuerdo, pero no tiene por qué ser así. A través de la experiencia de sanar mi propio dolor de espalda, junto a un extenso entrenamiento e investigación, desarrollé una técnica para aliviar el dolor de espaldas – el Método Gokhale®. Ha sido un privilegio y un placer ayudar a miles de personas a re-aprender la forma en que sus cuerpos fueron diseñados para moverse con gracia y facilidad. He pasado más de quince años enseñando la técnica, perfeccionándola para mayor claridad y eficacia, y estoy encantada de presentarla aquí para uso general.

Mi propio dolor de espalda comenzó en el colegio, mientras hacía una postura de yoga. Casi inmediatamente sentí espasmos en la espalda, los que afortunadamente se resolvieron con descanso en cama y relajantes musculares. Esta vez estuve cinco días en cama para recuperarme. Empecé un régimen de entrenamiento con pesas para ayudar a mi espalda y luego volví a una vida físicamente activa.

Entonces, cuando tenía nueve meses de embarazo de mi primera hija, el dolor volvió con un insidioso comienzo de ciática. Me dijeron que el dolor se disiparía después de que mi bebé naciera. No fue así; de hecho se volvió peor. Eventualmente no podía estar acostada por más de dos horas cada vez. Me pasé las horas de la madrugada caminando por mi vecindario para aliviar el dolor. Cuando mi bebé tenía un año de edad, me sometieron a cirugía en la espalda (específicamente una laminectomía / discoectomía al L5-S1) por un disco severamente herniado. Por varios meses post operatorios tuve una vida relativamente libre de dolor, aunque no podía levantar o cargar a mi hija en brazos. Ya había decidido que en vez de arriesgar meses de dolores infernales nuevamente, mi primera hija sería la última. A los 12 meses de mi cirugía, el dolor volvió y mis doctores recomendaron otra cirugía. En cambio, decidí encontrar mi propio camino para salir de la miseria y empezar mi propia investigación profunda de las causas y tratamiento para el dolor de espalda.

Escuché de L'Institut d'Aplomb en Paris, Francia, donde Noelle Perez enseñaba una técnica para la modificación de la postura basada en antropología, su teoría es que en países industrializados, nosotros no usamos bien nuestros cuerpos, y que este mal uso puede causar dolor y daño, y que tenemos mucho que aprender de las personas de culturas tradicionales. La teoría resonaba con mis recuerdos de infancia de haber crecido en India. Recordé cuando escuchaba a mi madre holandesa que se maravillaba con lo gracioso que nuestras empleadas indias hacían sus quehaceres y lo fácilmente que los trabajadores en la calle llevaban sus cargas. Las clases de la técnica de Noelle disminuyeron mi dolor de espalda de manera importante y me pasé cinco años entrenando para certificarme en Aplomb®. Estimulada por lo que aprendí, asistía cursos en la Escuela de Medicina y en el Departamento de Antropología en la Universidad de Stanford. Visité países en Europa, Asia, África y Sudamérica, observando, fotografiando, filmando y entrevistando a personas sin dolor de espalda. Incorporé enseñanzas de otras disciplinas, agregué elementos de mi investigación de campo y cree un método único y sistemático para ayudar a las personas a transformar eficientemente sus posturas y a volver a vidas físicamente activas. Ofrecí mi método a mis pacientes de acupuntura que sufrían de problemas músculo-esqueléticos. El resultado fue asombroso, y empecé a compartir mi método con una audiencia mayor.

Muchos médicos me refirieron sus pacientes de espalda y casi todos empezaron a mejorar desde la primera lección. En muchos casos los resultados son dramáticos (ver página 24).

Pero entonces hay personas que no pueden venir a verme, personas que me llaman de la costa este y del medio oeste, quizás amigos o parientes de mis pacientes, quienes están sufriendo terriblemente y necesitan ayuda. Por años desee que hubiera un libro que pudiera enviarles con instrucciones paso a paso y demostraciones de mi técnica.

Y aquí está.

Esther Gokhale,
Stanford, CA, 2007

Los pacientes que he referido a Esther, sin excepción han encontrado que su trabajo cambia la vida. He empleado sus conceptos y técnicas en mi práctica y tengo incontables pacientes que se han beneficiado de su trabajo.

Salwan AbiEzzi, M.D., Medicina Interna
Palo Alto Medical Foundation

FUNDAMENTOS

El camino de su cuerpo de regreso a una vida sin dolor

Este carpintero de Burkina Faso me presionó para que tomara su foto. Yo titubeé, porque no suelo tomar fotos de personas posando, pero estoy contenta de haber tomado esta. Note que sus hombros están alineados con la parte de atrás de su torso; su cuello está elongado sin mucha curvatura y como resultado, su mentón se inclina hacia abajo; Su cinturón está más bajo adelante que atrás, reflejando una pelvis sacada y un sacro angulado hacia atrás; su pecho está "abierto"; su esternón es más horizontal que vertical; y su caja torácica está nivelada con el contorno de su torso. A pesar que trabaja sobre una mesa baja la mayor parte del día, él no se encorva hacia adelante ni encorva sus hombros.

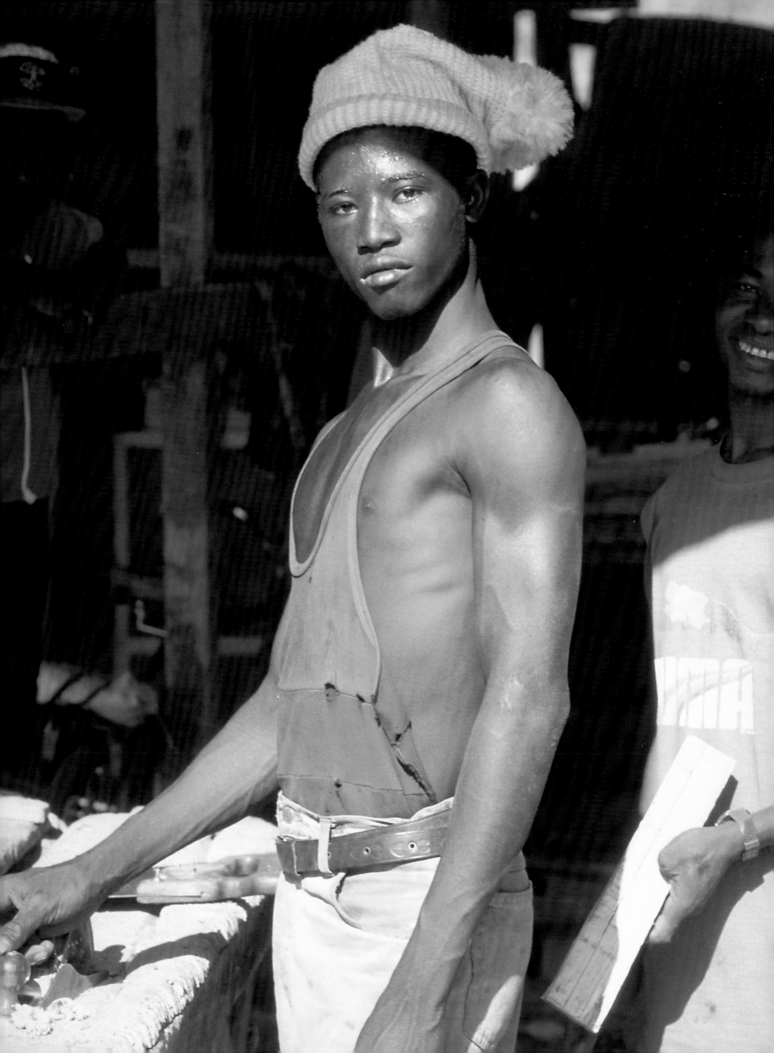

Somos creaturas maravillosamente diseñadas. Tenemos fortaleza y gracia inherente, como el resto de las creaturas del planeta. Hemos evolucionado para sentarnos, caminar, correr, saltar, escalar, llevar objetos e incluso bailar sin dolor. Si respetamos nuestro diseño original, nuestros cuerpos sanan de manera espontánea y podemos funcionar bien por cerca de un siglo. De hecho, hay muchas poblaciones en que la mayoría de las personas viven libres de dolor hasta edades avanzadas (fig.F-1).

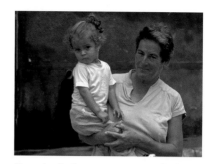

Esta abuela lleva a su nieto con facilidad (Brasil).

fig.F-1

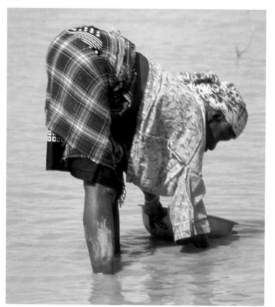

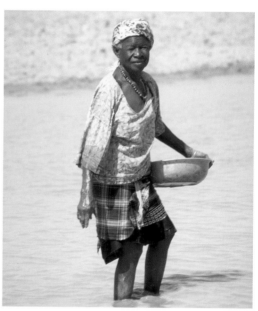

Esta mujer mayor se inclina para recolectar nueces de agua por siete a nueve horas al día y no declara dolor alguno (Burkina Faso)

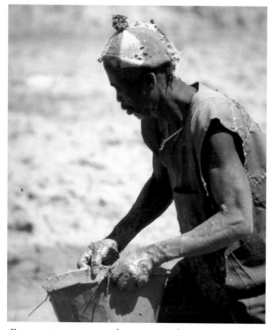

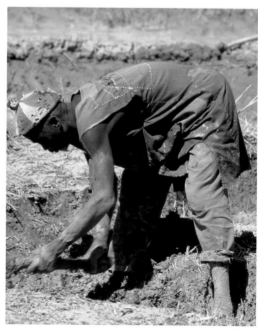

Esta mujer mayor se inclina para recolectar nueces de agua por siete a nueve horas al día y no declara dolor alguno (Burkina Faso)

4

¿Por qué entonces, tantas personas en nuestra cultura sufren dolor de espalda y otros males músculo-esqueléticos? El problema es que llegamos al mundo sin un manual de instrucciones. Dependemos de nuestra cultura para que nos enseñe y apoye. Y la cultura en las sociedades industrializadas no ha estado enseñándonos o apoyándonos muy bien (fig.F-2). Si tenemos dolor y problemas músculo-esqueléticos, debemos mirar primero las leyes de la naturaleza que no estamos respetando, el plano de nuestra estructura esquelética que no estamos viendo o las piezas de nuestro código genético que estamos ignorando. Este libro nos introduce a una técnica que le enseña y apoya de una manera que nuestra cultura ya no hace, de modo que usted pueda vivir una vida normal y sin dolor.

fig.F-2

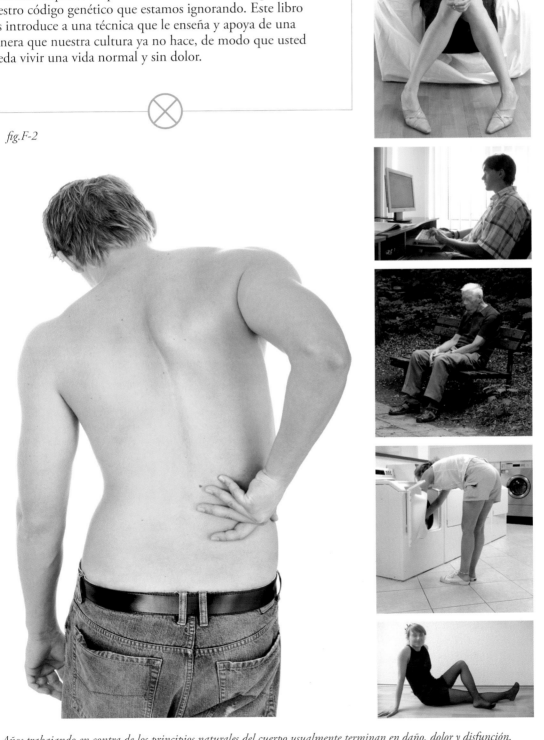

Años trabajando en contra de los principios naturales del cuerpo usualmente terminan en daño, dolor y disfunción.

DOLOR DE ESPALDA

Si usted sufre de dolor de espalda, usted no está solo. En las sociedades industrializadas, el dolor de espalda ha alcanzado proporciones epidémicas. Considere estas estadísticas para los Estados Unidos:

- Aproximadamente 80% de los individuos en la población general tendrán al menos un episodio de lumbago durante sus vidas.
- Un dolor de espalda que dura al menos dos semanas afecta aproximadamente a uno de cada siete adultos cada año.
- El dolor de espalda es el segundo síntoma principal de consultas al médico en los Estados Unidos.
- A la edad de 15 años, más del 60% de los adolescentes han experimentado dolor de espalda y/o cuello.
- El dolor de espalda es la principal causa de discapacidad laboral, dando cuenta del 33% de los costos de licencias en el trabajo.
- El costo directo e indirecto de los tratamientos por lumbago se estiman en US$ 100 mil millones anualmente.

Cada año, decenas de miles de pacientes se someten a cirugía mayor de espalda sin beneficio alguno. Usando las originales técnicas de Esther Gokhale, muchos de esos pacientes pueden evitar esos procedimientos médicos innecesarios y costosos, y volver rápidamente a una vida sin dolor.

John Adler, M.D., Neurocirujano
Clínica Médica de la Universidad de Stanford, Stanford, CA

Luego de una cirugía a la espalda en 1991, seguía con dolor insoportable y vivía diariamente con recetas de medicamentos para el dolor. Esther Gokhale cambió todo eso. Ya no tengo más dolor de cuello ni espalda, ni tampoco tomo medicamentos para el dolor.

Stacia Hurley, Jefe de Proyectos
Concentric Network, CA

El Método Gokhale® me ayudó a erradicar mi lumbago, incluso cuando se recomendaba cirugía. Me ayudó a entender el origen de mi dolor y me enseñó técnicas de postura apropiadas (caminar, sentarse, dormir) para alcanzar una sanación de largo plazo y bienestar para el cuerpo y la mente.

Elfi Altendorfer,
Redwood City, CA

QUÉ CULPAMOS

Dentro de las causas más citadas para nuestra alta tasa de dolor de espalda es que no estamos diseñados para pararnos erguidos, somos muy sedentarios, soportamos mucho estrés, hemos crecido volviéndonos muy altos o muy pesados para nuestras espaldas, y nos desgastamos con la edad. ¿Pero son estos factores realmente el problema?

¿PARARSE ERGUIDO?
El argumento dice que nuestras columnas no evolucionaron lo suficiente para acarrear el peso de nuestro tronco, cuello y cabeza, sin deformación o daño. Con este razonamiento, todos debiéramos estar sufriendo dolor de espalda. Con todo hay poblaciones enteras en que la incidencia es muy baja.

Cinco millones y medio de años de estar erguidos es bastante tiempo -incluso para los estándares evolutivos- para que nuestras columnas se adapten y acomoden a la nueva carga de nuestros troncos. Yo creo que el problema no es un defecto de la evolución, sino que uno cultural. La causa de nuestro dolor no es que nos paremos erguidos, sino cómo nos paramos erguidos (figs.F-3, F-4).

Toda mi vida me han estado diciendo que me pare derecha. Nunca me hizo sentido hasta que Esther me mostró como hacerlo.

Jessica Ruvinsky, escritora,
Nueva York, NY

fig.F-3

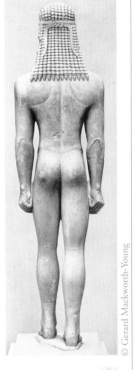

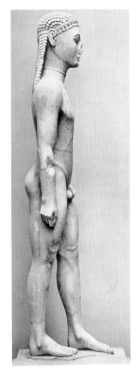

© Gerard Mackworth-Young

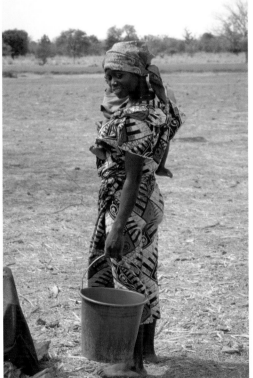

Personas de diversas culturas exhiben posturas erguidas saludables (Grecia, Burkina Faso).

fig.F-4

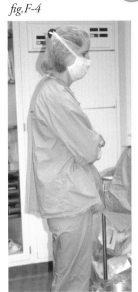

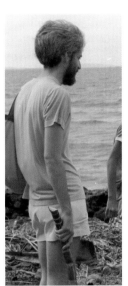

Nuestro problema no es que nos paremos erguidos, sino cómo nos paramos erguidos.

¿VIDAS SEDENTARIAS?

Otra excusa frecuentemente citada para nuestro dolor de espalda es nuestro modo de vida sedentario: a diferencia de personas en muchas partes del mundo, la mayoría de los trabajadores en las sociedades industrializadas se ganan la vida sentados. Con todo, las estadísticas muestran que en las sociedades industrializadas, los trabajadores manuales tienen incluso mayor incidencia en lumbagos que los trabajadores sedentarios. Esto sugiere que cambiando de trabajos sedentarios a trabajos más físicos, no estaríamos resolviendo los problemas de espalda.

En mis viajes por Burkina Faso, Ecuador e India, encontré muchos trabajadores sedentarios, incluyendo alfareros, fabricantes de canastos, y tejedores, quienes pasan largas horas sentados y no sufren de dolores de espalda ni cerca de nosotros (fig.F-5). También en nuestra cultura, algunas personas están largas horas frente a una pantalla de computador, sin consecuencias negativas en sus espaldas. De hecho, estadísticas médicas recientes cuestionan lo acordado fisiológicamente que estar sentados estáticos en el trabajo sea un factor de riesgo para el lumbago. Nuevamente, pienso que la causa de nuestros problemas no es que nos sentemos, sino cómo nos sentamos (fig.F-6).

Mis estudiantes, luego de aprender una pocas pero relevantes técnicas, usualmente se sientan extremadamente cómodos, incluso si antes les causaba dolor.

Encontré el método de "stacksitting" de Esther extremadamente cómodo, incluso estando sentada por largos periodos. Antes las así llamadas "buenas posturas" me resultaban antinaturales y me demandaban una tremenda cantidad de trabajo. Ahora tiendo a estar incómoda en una posición encorvada, e instintivamente busco la posición que me permita alargar y estar relajada en lo que sea que haga.

Barbara Kerckhoff,
Palo Alto, CA

fig.F-6

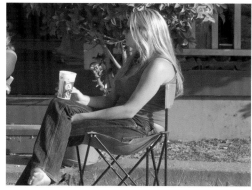

Sentada encorvada (USA)

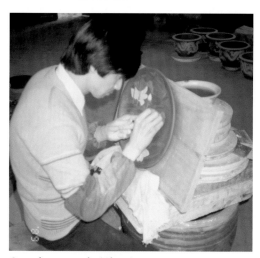

Sentado encorvado (China)
No es que estemos sentados, sino cómo nos sentamos lo que causa nuestros problemas.

fig.F-5

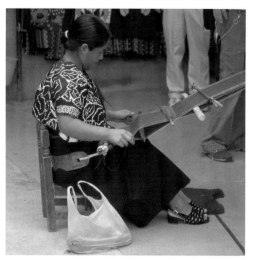

Tejiendo a telar (México)

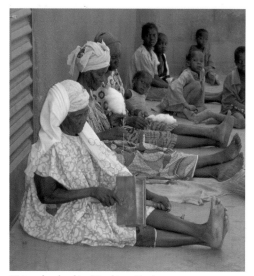

Tejiendo algodón (Burkina Faso).
Estas trabajadoras sedentarias tienen posturas saludables y no declaran dolor de espalda.

¿ESTRÉS?

Mientras que el estrés es un factor de riesgo para el dolor de espalda, es posible abordar el dolor físico independiente del estrés. El estrés se correlaciona con el dolor, pero no tiene que causarlo. Si usted tiene dolor de espalda causado por estrés, puede reducir su dolor aprendiendo relajación física incluso si no es capaz de resolver su estrés. De hecho, aprendiendo posiciones que son físicamente relajantes, le puede ayudar a tratar mejor el estrés mental y emocional.

Acostumbro a tener mucha tensión en mi cuello y hombros. Desde que practico el trabajo de posturas, no recuerdo la última vez que tuve alguna incomodidad.

Kathy Uros, VP, Charles Schwab & Co.,
San Francisco, CA

¿PESO Y ALTURA?

El peso extra desafía todo el esqueleto y el exceso de sobrepeso ciertamente no es saludable. Un sobrepeso moderado, sin embargo, no debiera causar problemas músculo-esqueléticos serios (fig.F-7). Es cuando un individuo carece de una buena alineación, que incluso un sobrepeso leve puede ser desproporcionadamente dañino, por el torque en la columna.

Un edificio bien construido no es inestable, incluso si es voluminoso, pero si está levemente torcido, el volumen adicional ejerce gran tensión sobre la estructura subyacente. De manera similar, si la columna está alineada apropiadamente, tolerará cantidades moderadas de sobrepeso sin dañarse; si la columna está mal alineada, cada grado de desalineación causa un gran incremento en estrés. Para las personas que tienen sobrepeso y sufren de dolor de espalda, aprender una alineación correcta puede proveerles una solución rápida y más directa a su dolor de espalda, que perder el peso extra.

Así como el exceso de peso puede afectar el sistema esquelético, también lo puede afectar la altura inusual. Aplica una lógica similar: en un esqueleto mal alineado, la altura adicional estresa significativamente la columna; en un esqueleto bien alineado, la altura adicional no debiera causar daño. Considere los Masai, quienes generalmente miden más de 1,8 m y no sufren de nuestra epidemia de dolor de espalda.

Los episodios de dolor incapacitante se hacían más frecuentes con los años, a pesar de que yo estaba muy consciente de seguir las recomendaciones de doctores y terapeutas físicos, quienes me prescribían los regímenes de ejercicios habituales. Cuando los dolores se volvían insoportables, me pasaba de uno a diez días tendida de espaldas en mi cama, tomando medicamentos para el dolor, relajantes musculares, y maldiciendo mi cuerpo débil y de alguna manera con sobrepeso.

Desde que tomé el curso de postura hace más de diez años, no he tenido recurrencia de dolores de espalda severos y he sido capaz de aliviar inmediatamente dolores menores con alguna de las técnicas simples de Esther. No más píldoras para el dolor, no más relajantes musculares.

Grant Barnes, Director Emérito,
Prensa Universidad de Stanford
Sebastopol, CA

Mido más de 1,9 m y tenía el problema común de las personas altas de tender a encorvarse. El dolor de espaldas era pan de cada día e influenciaba lo que podía y no podía hacer. Desde que trabajo con el Métod Gokhale®, ya no me encorvo y el dolor de espaldas no me restringe de actividad alguna.

Charles Bacon, Senior Research
Geologist, USGS, Menlo PArk, CA

fig.F-7

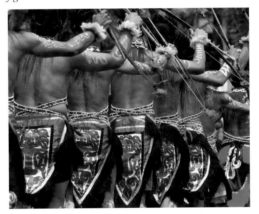

(Papua Nueva Guinea)

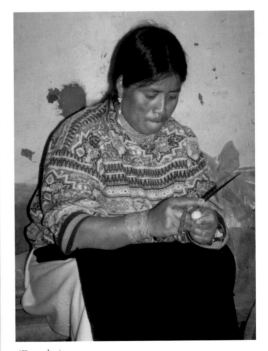

(Ecuador)

El sobrepeso no condena a las personas al dolor de espaldas. En muchas culturas, las personas grandes acarrean su sobrepeso sin grandes dificultades.

¿EDAD?

Muchas personas piensan que la edad es el mayor contribuidor al dolor de espalda. Ciertamente que con la edad se debilitan nuestros huesos y músculos; sin embargo, lo mismo es verdad para toda la humanidad. Si usamos nuestros cuerpos con sabiduría, el desgaste normal no debiera incapacitarnos. El fabricante de ladrillos de Burkina (fig.F-8a) nos muestra que es posible incluso con edad avanzada. Él está varias horas al día cavando arcilla, mezclándola con paja y formándola en ladrillos en un molde de madera. En algunas comunidades rurales de bajos ingresos, 80-90% de los trabajadores son obreros que usualmente llevan cargas pesadas en sus espaldas y cabezas, y pueden trabajar bien hasta una edad avanzada. Con todo, sus tasas de lumbago son 50-75% menores que en poblaciones industrializadas de mayores ingresos.

Tengo 85 años de edad y en el último par de años he tenido dolor de espalda baja al hacer mis labores de cocina y otras tareas. Asumí que esto era por mi edad. Estuve gratamente sorprendida al aprender del Método Gokhale® que este tipo de dolor de espalda es evitable. Ahora hago mis tareas del hogar sin dolor alguno. Incluso me liberé de mi dolor de rodillas y camino más rápido.

Gertrude Bock,
Palo Alto, CA

El método de Esther Gokhale permite transformar fácilmente un hábito de postura de toda una vida y de manera entretenida. Pensé que a los 60 ya era demasiado tarde. A través de este enfoque, alegre y científico a la vez, mi cuerpo se ve ahora desde el exterior tal como se siente desde el interior, fuerte y sano.

Joan Ruvinsky,
Profesora de Yoga
Montreal, Canada

fig.F-8

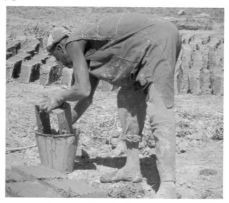

a. Este fabricante de ladrillos trabaja largas horas haciendo ladrillos con paja y arcilla, a pesar de su edad (Burkina Faso).

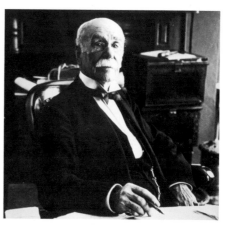

b. El oficinista en esta foto de principios del siglo pasado no es joven, pero trabaja de sol a sol seis días a la semana (USA).

LA VERDADERA CAUSA

Las investigaciones científicas sostienen los siguientes factores de riesgo para el dolor de espalda: genéticas, estrés sicosocial, exposición a vibraciones, estado físico inadecuado, posicionamiento agotador del cuerpo (inclinarse, torcerse, estar estático de pie), edad, altura (sólo en el caso de ciática), fumar, y otras condiciones de salud (como artritis, infecciones, tumores y osteoporosis). Yo pienso que el mayor factor de riesgo del problema de dolor de espalda, hasta ahora no identificado y menospreciado, es la postura.

Muchos de estos factores de riesgo conocidos se pueden mitigar con una buena postura. Las personas con una buena postura pueden resistir mejor los efectos de vibraciones en todo el cuerpo, las posiciones agotadoras, el peso, la altura, la edad e incluso las predisposiciones genéticas a la degeneración de los discos. Sin una buena postura, sin embargo, algunos de los factores indicados, especialmente los genéticos, se tornan muy significativos.

Mucho de nuestro dolor de espalda resulta de cómo nos mantenemos y nos movemos. Hemos perdido de vista lo que constituye una postura sana; de hecho, muchas directrices populares de "buena postura" hacen más daño que bien. Para encontrar un modelo de buena postura, debemos volver a maneras de movernos que eran normales para nosotros en tiempos pasados y que aún son normales en muchas culturas.

Hasta el siglo 20, los dolores de espalda debilitantes no eran comunes en nuestra sociedad. Hoy en día, el dolor de espalda es el doble más común de lo que era en 1950. Poco después de la Primera Guerra Mundial, una confluencia de tendencias iniciaron un ciclo vicioso que continua hasta hoy. Compare las fotos de individuos tomadas a fines del siglo 19 (fig.F-9) con las de mediados del siglo 20 (fig.F-10). El cambio es dramático. Note que, comparadas con la imágenes más antiguas, después de 1920, las personas empezaron a meter la pelvis y a echar el cuello hacia adelante, y a encorvar o redondear sus hombros. Encorvarse se puso de moda.

Incluso es más sorprendente la comparación de ilustraciones de columna de dos textos médicos,

uno de 1911 (fig.F-11a), y el otro de 1990 (fig.F-11b). Mientras que la ilustración de 1911 muestra contornos de la columna suavemente curvados y elongados de la columna lumbar y de la espalda alta (torácica), los dibujos más recientes muestran una curvatura significativamente aumentada tanto en la columna lumbar como torácica. La forma de la columna en la ilustración de 1911 es compartida no solo por nuestros ancestros, sino también por adultos en culturas tradicionales hoy en día (fig.F-3), y por niños jóvenes en todo el mundo (fig.F12). La consistencia a través de generaciones, culturas, geografías y edad, provee evidencia convincente de que, de hecho, ésta es la forma natural de la columna humana. Acá hay una pista dramática para la causa de nuestra epidemia de dolor de espalda. Claramente, una mera historia humana de 80 años no es suficiente para considerar cualquier alteración genética sustancial de algo tan básico como la forma de nuestra columna. Lo que estamos viendo es un alejamiento cultural de nuestro diseño natural y de una tradición ancestral y kinestésica generalizada – la tradición de movimiento y postura transmitida a través de generaciones anteriores.

Entonces, ¿cuál es la causa de este alejamiento cultural? Ésta es una materia de estudio, pero mi conjetura es que dos fuerzas juegan un rol importante: una disrupción en el enlace entre generaciones en nuestra cultura y la influencia de la industria de la moda.

fig.F-9

La postura saludable era típica en las sociedades occidentales hasta a finales del siglo 19 y principios del 20.

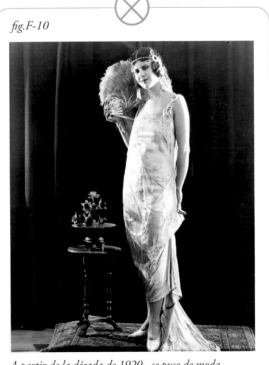

fig.F-10

A partir de la década de 1920 , se puso de moda encorvarse.

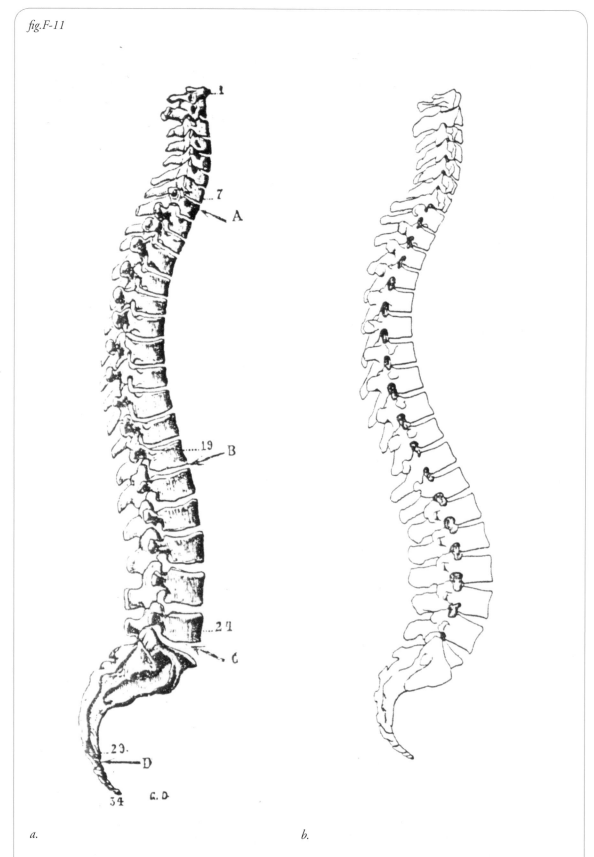

fig.F-11

a.

b.

La columna a la izquierda es de un libro de anatomía publicado en 1911 y muestra lo que era considerado normal en ese entonces. La columna a la derecha está copiada de un libro de anatomía publicado en 1990 y muestra la curvatura de la columna que es considerada normal hoy en día. Note el desvío marcado en el ángulo de curvatura a lo largo de la columna y especialmente en el área de la espalda baja (lumbar).

fig. F-12

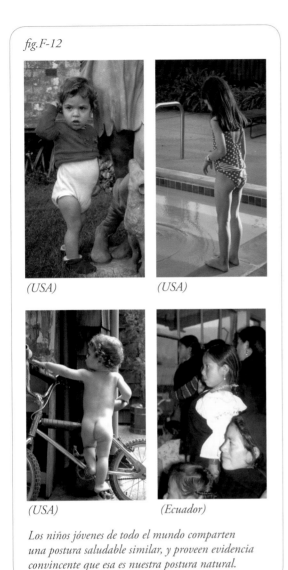

(USA)   (USA)

(USA)   (Ecuador)

Los niños jóvenes de todo el mundo comparten una postura saludable similar, y proveen evidencia convincente que esa es nuestra postura natural.

fig. F-13

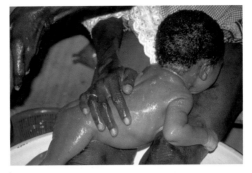

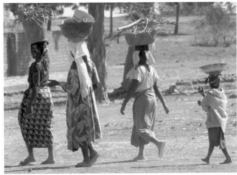

La transmisión cultural ocurre a través de entrenamiento formal, manejo físico y mayormente por imitación (Burkina Faso)

PÉRDIDA DE UNA TRADICIÓN KINESTÉSICA

En las sociedades industrializadas modernas, muchas familias se han vuelto geográficamente dispersas, con parejas criando a sus niños lejos de sus padres y abuelos. Esto ha llevado a un quiebre en el soporte cultural y la transmisión de la tradición kinestésica. En contraste, en África tribal, poblados de India y otras sociedades tradicionales, las familias no se han dispersado y la tradición kinestésica permanece intacta. Aunque los seres humanos compartimos un plano fino para el bienestar físico, se necesita soporte cultural, especialmente en los años formativos, para pasar la sabiduría del cuerpo de una generación a otra. El soporte cultural viene en la forma de abuelos mostrando a padres la forma de llevar sus niños, de profesores guiando a sus alumnos cómo sentarse bien en clases, de niños imitando a sus padres cuando se inclinan a recoger alimentos (fig.F-13).

Mientras que cierto conocimiento cultural es fácil de transmitir con los modernos sistemas de comunicación, el conocimiento kinestésico requiere proximidad física y ejemplo visual repetitivo. Cuando la línea kinestésica se rompe, improvisamos cada acción en vez de aprovechar la sabiduría de miles de generaciones.

Especialmente importante entre nuestras tradiciones kinestésicas son las relativas a los niños, ya que es durante los cruciales primeros años que las posturas y los patrones de movimientos son grabados en el cerebro. Estas tradiciones incluyen cómo tomar a un niño en la lactancia, cómo llevar a un niño en brazos y cómo enseñar a un niño a sentarse bien (fig.F-14). Hoy en día, padres y abuelos han perdido la sabiduría generacional para ejecutar bien estas acciones (fig.F-15) y los niños de hoy son los peores para ello (fig.F-16).

A menudo, la única guía de postura que reciben los niños hoy es una amonestación ocasional de "siéntate derecho". Sin saber cómo sentarse derechos, la mayoría de los niños adoptan por poco rato una posición tiesa con tensión en la columna lumbar, pero rápidamente se cansan y vuelven a encorvarse. Nuestra sabiduría popular ya no incluye el conocimiento de buena postura.

Incluso nuestros expertos médicos no están bien informados de los elementos de una buena postura y de cómo implementarlos.

La organización médica ha perdido de vista lo que es de verdad una postura ideal y confunden el promedio actual con lo normal e incluso ideal. Las recomendaciones médicas, intervenciones y

dispositivos como los cojines de soporte lumbar (pág.40), almohadas cervicales (pág.66) y TLSO soporte corporal (pág.125) reflejan y perpetúan este desvío cultural. Estos tienden a acentuar la curvatura excesiva en las porciones baja (lumbar) y en el cuello (cervical) de la columna, y aplanar la curva lumbo-sacro natural.

fig.F-14

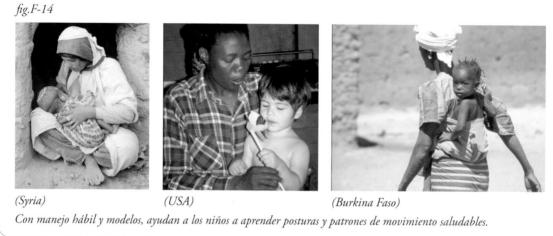

(Syria)　　　　　(USA)　　　　　(Burkina Faso)

Con manejo hábil y modelos, ayudan a los niños a aprender posturas y patrones de movimiento saludables.

fig.F-15　　　　　　　　　　*fig.F-16*

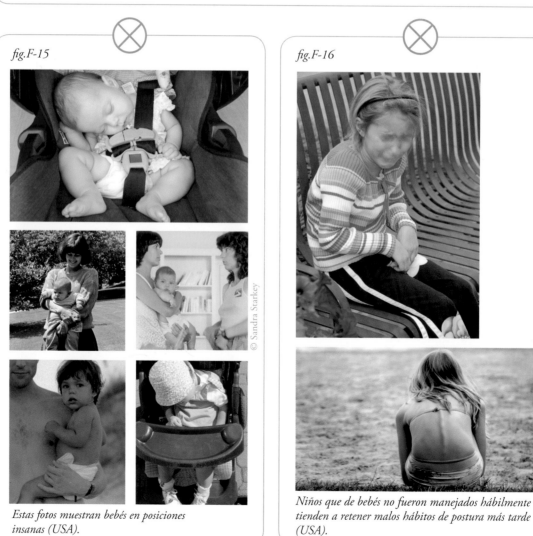

Estas fotos muestran bebés en posiciones insanas (USA).

Niños que de bebés no fueron manejados hábilmente tienden a retener malos hábitos de postura más tarde (USA).

Los exhorto a tomar el curso de ella o a escuchar su presentación, de modo que su mundo se abra, como se abrió el mío, a un mejor entendimiento de la salud de la espalda y a un bienestar físico general. Estoy constantemente enseñando la visión de Esther, (lo mejor que puedo) a mis pacientes. Comparto con ella que nuestra enseñanza tradicional de cómo cuidar nuestras espaldas no es óptima. Pienso que su visión es mejor. Pienso que está correcta.

Jessica Davidson, M.D., Medicina Interna, Fundación Médica de Palo Alto,

Vine de Suecia a visitar a mi madre en Palo Alto y quedé sorprendida de ver que se paraba y sentaba más derecha y se sentía mejor en general. Esto motivó mi interés en el Método Gokhale®, dado que soy médico naturópata y siempre puedo usar nuevas formas de ayudar a mis pacientes.

Dejando que mi trasero sobresalga en vez de dejarlo metido, como me habían enseñado, fue lo más difícil de recordar. Lo sorprendente es que la nueva postura se hizo natural rápidamente. Luego de algunos días, me di cuenta que la tensión de mi cuello había desaparecido. Encorvarme y meter mi trasero se volvió incómodo.

Me di cuenta por qué había tenido tantos dolores haciendo masajes todo el día. Cuando la postura es correcta, se siente relajado. Eso me asombra.

Catherine Bock-Nilsson,
Médico Naturopática, Suecia

INFLUENCIA DE LA INDUSTRIA DE LA MODA

Otro contribuidor mayor a nuestro desvío en la postura es la industria de la moda. Alrededor de la Primera Guerra Mundial, la moda en vestimenta y amoblado convergió en transformar la concepción de la figura humana. En materia de pocos años, las revistas de moda francesas pasaron de mostrar modelos con posturas naturales (fig.F-17) a mostrar modelos con estructuras severamente distorsionadas, pelvis metidas, hombros encorvados y cuellos sobresalientes (fig.F-18) – muy similar a las modelos de pasarela de hoy. La industria de la moda de los años 20 promovió esta postura como relajada, casual y nueva, en oposición a la postura clásica, que fue remarcada como tiesa, rígida y pasada de moda. El estilo de amoblado también cambió en los años 20 (fig.F-19, F-20) reforzando la tendencia a encorvarse, aduciendo comodidad y facilidad. Las sillas "Mies van der Rohe" son un ejemplo temprano de un mueble que mete la pelvis y distorsiona fuertemente la columna. Muchas sillas modernas hacen lo mismo (fig.3-15, pág.90).

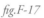

fig.F-17

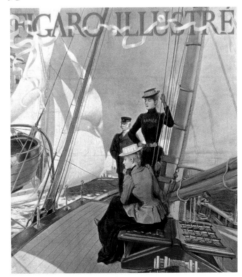

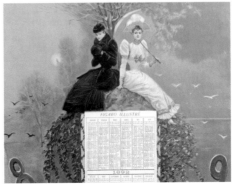

Revistas de moda francesa anteriores a la Primera Guerra Mundial representan posturas saludables.

fig.F-18

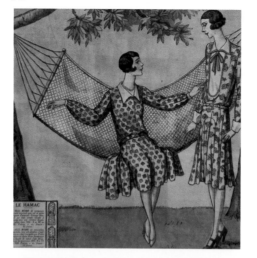

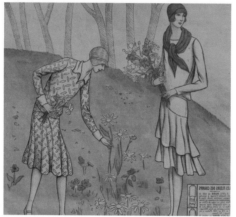

Revistas de moda francesa de los años 20 y posteriores mostraban el encorvarse como chic.

fig.F-19

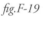

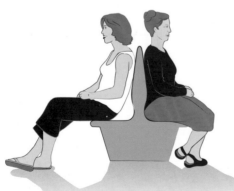

Este dibujo de pasajeros en una barcaza portuguesa muestra un asiento construido cuando la media de las personas tenía buena postura. Note como la mujer mayor usa el asiento para soportar una postura pélvica sana, mientras que la mujer más joven mete su pelvis independiente de los contornos finos del asiento.

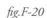

fig.F-20

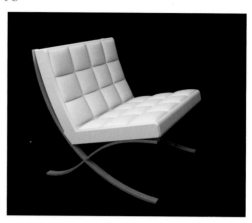

La silla "Mies van der Rohe", exhibida por primera vez en Barcelona en 1929, refleja y perpetúa la tendencia de esos días, forzando una pelvis metida en nombre de la comodidad casual.

EL EFECTO EN NUESTRAS ESPALDAS

Independiente de la causa, muchos de nosotros enfrentamos la realidad de una columna distorsionada y comprimida. Esto puede ser bastante benigno, pero usualmente empeora con las décadas, hasta que la compresión acumulada cruza el umbral. Después de ese umbral, está el potencial de daño real a nervios, huesos y discos, con el dolor que lo acompaña. A veces el dolor no surge directo de los tejidos dañados, sino de los espasmos musculares en la espalda, que son una respuesta protectora a una situación peor. El dolor, ya sea por daño o por espasmos musculares es lo que deriva a la mayoría de los pacientes a buscar alivio. Es muy probable que también sea esa la razón por la que usted está leyendo este libro.

He lidiado con problemas de espalda por más de 30 años y sólo hubiera querido conocer a Esther Gokhale mucho antes. A pesar de haber intentado varios tratamientos convencionales y alternativos, incluida la cirugía, seguía con dolor de espalda y muchos, muchos días de estar debilitado. Esther fue la primera persona que realmente me ayudó. Su método de postura ha sido invaluable.

Mark Tuschman, fotógrafo,
Menlo Park, CA

SALIENDO DE LA MISERIA

En sus esfuerzos por reducir o eliminar su dolor de espalda, usted debe haber intentado intervenciones bien establecidas que los médicos típicamente recomiendan: anti-inflamatorios, relajantes musculares, terapia física, inyecciones, e incluso cirugía. Usted debe haber intentado también con terapias alternativas, como quiroprácticos, acupuntura, masaje, yoga, o el ejército de técnicas especializadas populares hoy en día.

¡Al fin usted llegó al lugar correcto! Re estableciendo su postura y patrones de movimiento naturales, usted estará abordando la causa raíz de sus dolores, recuperando y manteniendo una espalda libre de dolores.

Al aprender mi técnica, usted también puede esperar:

- Reducir o eliminar el dolor de otros músculos y articulaciones
- Prevenir degeneración y lesiones adicionales de músculos y articulaciones
- Incrementar su energía, resistencia y flexibilidad
- Reducir el estrés y mejorar su apariencia

Como descubrirá, mi método es rápido de aprender y efectivo desde el principio. Los equipos requeridos se limitan a una buena silla, unos pocos cojines y buenos zapatos. Una vez que usted haya aprendido los principios clave, el método no demanda de su tiempo. Usted integra los principios básicos a todas sus posiciones y movimientos, y sus actividades físicas se convierten en ejercicios efectivos para estirar y fortalecer su cuerpo, en vez de lastimarlo (fig.F-21).

CÓMO TRABAJA

Usted aprenderá a sentarse, dormir, estar de pie, caminar e inclinarse de formas que protegen y fortalecen sus huesos y músculos, de la manera para la cual su cuerpo fue diseñado.

- Sentarse será cómodo, ya sea con un respaldo cuando pone su espalda en tracción terapéutica (stretchsitting) o sin respaldo, cuando usted apoya su columna sobre una pelvis bien posicionada, antevertida (stacksitting).
- Dormir será cómodo y le proveerá horas de tracción restauradora, ya sea acostado de espalda o de lado (stretchlying).
- Estar de pie será una posición de descanso para la mayoría de los músculos de su cuerpo, con los huesos que soportan el peso verticalmente apilados sobre los talones (tallstanding).
- Inclinarse involucrará pivotear en las caderas en vez de en la cintura, ejercitando los largos músculos dorsales y resguardando los discos y ligamentos (hiphinging).
- Acciones que desafían la estructura de la columna, tales como llevar peso o torcerla, usarán músculos particulares del abdomen y espalda (corsé interno) para proteger la columna.
- Caminar será una serie de propulsiones suaves hacia adelante, desafinado los músculos de la parte baja del cuerpo y resguardando las articulaciones que soportan el peso a través de todo el cuerpo (glidewalking).

fig.F-21

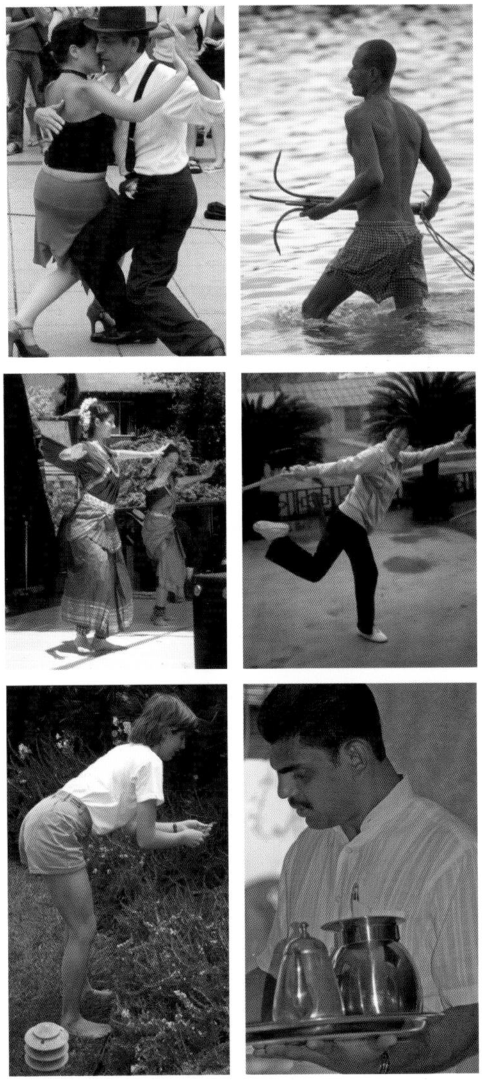

Los movimientos del día a día sirven como terapia de elongación o ejercicios de fortalecimiento.

Al reaprender estas actividades del día a día, usted reposicionará y dará forma a sus hombros, brazos cuello, torso, caderas, piernas y pies, de la manera que fueron diseñados. Usted desarrollará un alto nivel de confianza y un sentido de control sobre su bienestar.

- Debido al énfasis en alargar y descomprimir su columna, usted removerá algunos de los estreses que causan la degeneración de los discos y ciertos cambios artríticos.
- Debido a que pasará tantas horas la día descomprimiendo su columna vía una suave tracción, usted recuperará más de 2 cm de altura.
- Debido al énfasis en corregir el soporte y alineación, usted incrementará la deposición de hueso donde se requiere y ayudará a prevenir la osteoporosis.
- Debido a que los músculos podrán relajarse en reposo, mejorará su circulación. Esto permite a su sistema a nutrir y sanar sus tejidos y retirar desperdicios.
- Debido a la alineación alterada, su mecanismo de respiración cambiará, con mayor acción en la caja torácica. Con el tiempo, esto agranda la caja torácica y permite una mayor capacidad pulmonar, mejora del proceso del oxígeno y entrega energía adicional.
- Debido a que usted usará sus músculos resguardando las articulaciones, será menos propenso a lesiones y degeneración de las articulaciones.

> *El trabajo de postura que hice con Esther ha tenido un impacto dramático en mi calidad de vida. Por más de 10 años, yo sufría de dolores de espalda crónicos. Hasta que trabajé con Esther, mi espalda era una fuente de dolor casi constante y tenía garantizados un par de "episodios" mayores al año, que limitaban severamente mi movilidad por al menos una semana cada episodio. Desde que trabajo con Esther, he permanecido en general sin dolor y sin episodios por más de 18 meses; y ahora mido 1 cm más que antes, gracias a mi postura recién descubierta. El trabajo me ha permitido sentirme mejor y a tener más confianza.*
>
> Edward Spiegel, Palo Alto, CA

¿CÓMO SE VE UNA BUENA POSTURA?

Si usted hubiera vivido cien años atrás, o en una villa en Portugal o África hoy, usted tendría un buen sentido de cómo se ve una buena postura. Dado que usted vive en una sociedad industrializada moderna, y está rodeado de personas que tienen malas posturas, es útil articular algunas de las características que constituyen una buena postura. Refiérase a las figs.F-22, 23 al leer la siguiente descripción.

La pelvis está sacada o antevertida. Una manera fácil de ver esto es imaginar una línea de cinturón y notar que está en ángulo hacia abajo y hacia el frente. La anteversión pélvica se acompaña con un ángulo pronunciado en la columna abajo (entre las vertebras L5 y S1), el arco lumbo-sacro. Esto es distinto de un arqueo, que ocurre más arriba en la columna lumbar.

Hay un surco parejo sobre la línea media vertical de la espalda. El surco no es especialmente profundo en ningún lugar (por ejemplo en la columna lumbar), como tampoco las vertebras son prominentes en ninguna parte (por ejemplo en la columna torácica). La columna completa tiene una curvatura relativamente pequeña por sobre el arco lumbo-sacro.

Los hombros están posicionados posteriormente relativo al torso, lo que resulta en brazos alineados con la parte de atrás del torso. Los brazos están rotados externamente, de modo que el pulgar , o incluso la palma mire hacia adelante.

El contorno frontal del torso es suave, con forma de cúpula. El borde inferior de la caja torácica no sobresale, sino que es parejo con el contorno abdominal. El pecho tiene el esternón levantado, como resultado de la expansión con cada respiración.

Hay un ángulo suave en la ingle entre el tronco y las piernas, que permiten que las arterias, venas y nervios femorales funciones sin comprometerse. La mejilla, y una línea imaginaria que une desde el centro de la oreja hasta la punta de la nariz, tengan un ángulo hacia abajo como resultado de una columna cervical elongada y relajada. Los glúteos están bien desarrollados porque están en una posición de ventaja mecánica y se usan al caminar.

Los músculos de todo el cuerpo están bien tonificados (no amontonados, con largos y tensos tendones unidos al hueso).

fig.F-22

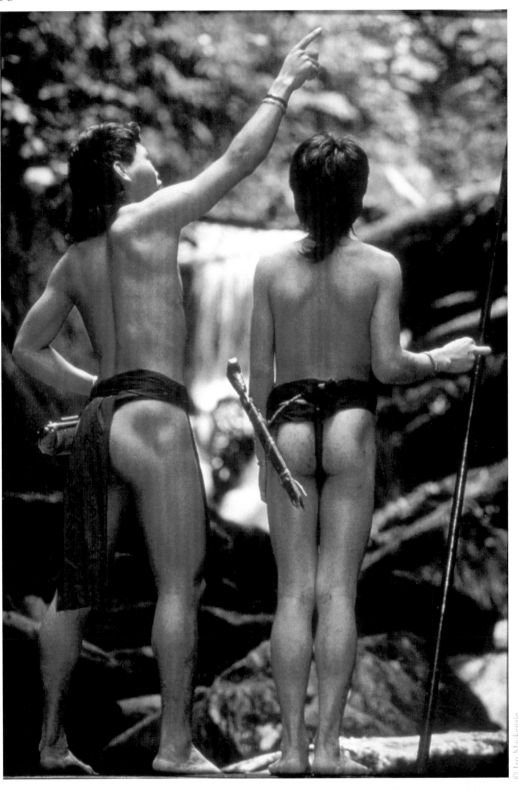

Esta pareja de hombres de la tribu Ubong fue fotografiada por Ian Mackenzie (publicada en Nómades del Amanecer). Él aceptó generosamente dejarme usar la foto, la cual vive en mi retina más que ninguna otra, y me recuerda la belleza, fortaleza y gracia naturales de nuestra especie. Note que los glúteos están posicionados bien atrás de la columna y bien desarrollados, las escápulas también están posicionadas detrás de la columna, el surco sobre la línea media de la espalda es parejo, los pies apuntan levemente hacia afuera y tiene arcos bien desarrollados, y los músculos en general están tonificados, pero no tensos.

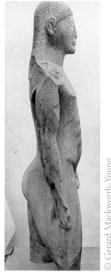

Los principales huesos que soportan el peso están bien alineados sobre los talones.

Los pies apuntan 10 a 15 grados hacia afuera y el arco del pie es musculoso y pronunciado.

fig.F-23

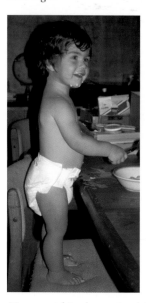

© Gerard Mackworth-Young

Note en esta estatua griega el ángulo lumbo-sacro pronunciado y la columna lumbar superior relativamente plana, los brazos cuelgan al nivel de la parte de atrás del tronco, la mejilla se inclina hacia adelante, el borde inferior de la caja torácica está parejo con el contorno anterior del tronco, y el ángulo suave en la ingle.

Note en mi hija de un año, el ángulo lumbo-sacro pronunciado y la columna lumbar superior relativamente plana, la mejilla inclinada hacia abajo, el ángulo suave en la ingle y los huesos de vertebras y piernas apilados cobre los talones.

PELVIS ANTEVERTIDA

La anteversión pélvica es la fundación de una estructura humana saludable, afectando la colocación de cada parte adicional del cuerpo.

Hoy en día, muchos médicos y expertos en estado físico recomiendan una posición pélvica levemente (y a veces severamente) metida o retrovertida. Una pelvis retrovertida lo lleva a una de dos posturas: usted puede estar erguido, pero los músculos de su columna lumbar estarán tensos; o puede estar relajado, pero con su tronco encorvado hacia adelante (fig.F24b, c). Ninguna de esas posturas es sana, ambas causan daño.

En este libro usted aprenderá cómo posicionar su pelvis de la manera natural que se ve en bebés, indígenas y en nuestros ancestros. La posición ideal es significativamente sacada o antevertida (fig.24a). Esto permitirá un apilado natural de las vertebras, sin tensión muscular y buena alineación de la columna sobre los huesos de las piernas. Los huesos soportantes de peso en el cuerpo reciben el nivel de estrés saludable que necesitan (para prevenir osteoporosis), y los músculos reciben el relajo que necesitan. También pone sus glúteos y piernas en una posición de ventaja mecánica.

fig.F-24

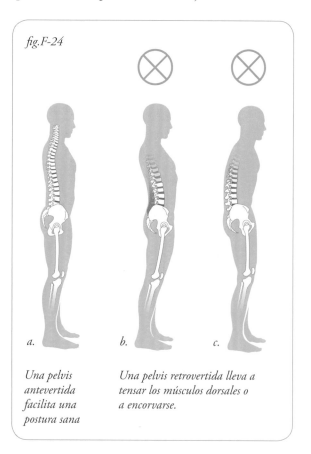

a. *b.* *c.*

Una pelvis antevertida facilita una postura sana

Una pelvis retrovertida lleva a tensar los músculos dorsales o a encorvarse.

Cuando evolucionamos de cuadrúpedos a bípedos, el disco L5-S1 tomó forma de cuña. Antevertir la pelvis preserva el espacio en forma de cuña que acomoda ese disco perfectamente (fig-25a). Cualquier otra posición pélvica compromete el disco L5-S1. La retroversión pone presión en la parte anterior de los discos, forzando el contenido hacia la parte posterior y desgastando el exterior fibroso (fig.F-25b). El daño a los discos oscila desde hinchazón a hernia hasta fuga de líquido pulposo.

Note que un ángulo lumbo-sacro es diferente de una espalda arqueada. El ángulo lumbo-sacro es una curva natural muy abajo en la columna (entre L5 y S1); un arqueo es una curva poco saludable más arriba en la columna lumbar.

Además de afectar los huesos, discos y músculos, la posición de la pelvis también afecta los órganos pélvicos. Una pelvis antevertida permite un espacio amplio en la cavidad pélvica y una circulación óptima en los órganos pélvicos; una pelvis retrovertida comprime los órganos pélvicos a un espacio pequeño antinatural, comprometiendo su forma, orientación y función. Aprendiendo a antevertir su pelvis, muchos de mis pacientes declararon mejoras en condiciones como síndrome de colon irritable, constipación, irregularidades menstruales como calambres dolorosos e hinchazón (en las mujeres), problemas a la próstata (en hombres), y problemas de fertilidad. Pienso investigar estudios hechos en estas áreas.

Una pelvis antevertida ubica el hueso púbico directo bajo los órganos pélvicos, proveyendo un soporte óseo fuerte debajo de ellos; una pelvis retrovertida deja ese soporte a los más bien débiles músculos de Kegel (pubo-cóxicos) (fig.3-9 en pág.73). En mi experiencia clínica, una pelvis metida (retrovertida) predispone a las mujeres a un prolapso de órganos y a incontinencia urinaria; restaurando la anteversión pélvica ayuda con estas condiciones si no están muy avanzadas. Nuevamente, un estudio de investigación en esta área sería valioso.

Como los músculos isquiotibiales se unen al hueso del isquión (parte de la pelvis), una pelvis retrovertida permite que los músculos isquitibiales se adapten a una longitud en reposo menor a la normal. Esto incrementa a susceptibilidad a lesiones. La anteversión mantiene una longitud base saludable en el isquiotibial, protegiéndolo de lesiones.

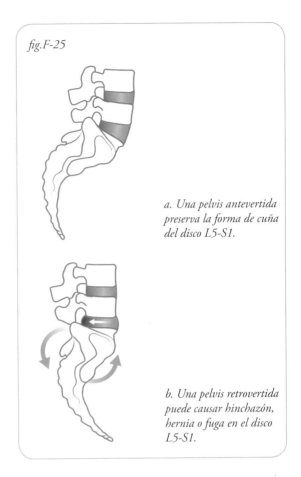

fig.F-25

a. Una pelvis antevertida preserva la forma de cuña del disco L5-S1.

b. Una pelvis retrovertida puede causar hinchazón, hernia o fuga en el disco L5-S1.

Yo… creo que mi nueva postura ha afectado el trabajo de mis intestinos. Acostumbraba a pararme con mi estómago tenso, mis mejillas escondidas abajo y mis costillas altas. Como corredora, corro bien relajada y en carreras largas tenía que mover mis intestinos de improviso; para ser más precisa, ellos justo querían moverse de improviso y yo estaba en problemas! Ahora, no tengo problemas en carreras largas. Pienso que es debido a que ahora mi vientre está siempre relajado, de modo que cuando corro no hay gran cambio para mis intestinos.

Rita Czamanske, Corredora master, Palo Alto, CA

UNA COLUMNA CON UNA CURVA SUAVE Y ELONGADA

La forma ideal para la columna es una curva suave y elongada, no una curva "S" exagerada. Una curvatura pronunciada sólo debe ocurrir en la L5-S1 en la base de la columna.

Según el pensamiento lego y médico actual, una columna normal se curva significativamente hacia adelante en la columna lumbar, hacia atrás en la columna torácica y hacia adelante nuevamente en el cuello (cervical). "Mentón arriba y pecho afuera," es una directriz que mucha gente sigue para tener una "buena postura", resultando en curvas exageradas a la columna. Mucho amoblado y vestimenta moderna reflejan y perpetúan la exagerada curvatura de la columna. Los cojines lumbares y almohadas cervicales, por ejemplo, están diseñadas para soportar e incluso crear estas curvas "naturales".

La literatura médica, por otro lado, establece que reducir la curvatura en la columna puede aliviar la compresión, reducir el dolor e incrementar el confort. Aunque la mayoría de las investigaciones de la curvatura en la columna lumbar no distinguen entre curvatura lumbar alta o baja, un reporte de exámenes radiográficos de curvatura lumbar alta y baja en sujetos con y sin lumbago. Los resultados son consistentes con lo que yo postulo: los pacientes con dolor de espalda tienen mayor curvatura lumbar superior y menos curvatura lumbar inferior, mientras que los sujetos sin dolor tenían más curvatura lumbar inferior que superior.

> *Nunca pensé que la edad de 40 uno en realidad podría reversar la curvatura en la columna. Ahora no tengo ningún dolor y puedo hacer todo tipo de ejercicios sin lesionarme.*
>
> Manda Mafy, Gerente de Marketing, Silicon Graphics, Mountain View, CA

> *Estoy sorprendida y complacida porque fui capaz de deshacerme de mi joroba usando las técnicas que aprendí con este método.*
>
> Anne White, Terapeuta Trager, Davidson, NC

> *El trabajo de posturas de Esther me alivió un dolor crónico de cuello, que la terapia física no pudo entregar. Ahora estoy libre de dolor incluso cuando estoy sentada por periodos largos o volando largas distancias.*
>
> Dan Leemon, Gerente de Estrategia, Charles Schwab & Co., San Francisco, CA

CADA HUESO EN SU POSICIÓN NATURAL

La disposición particular del esqueleto humano es el producto de la demanda de vivir erguido y la constante fuerza de gravedad por la duración de la existencia humana. Cada hueso tiene un lugar natural relativo a sus vecinos. Los huesos adyacentes están diseñados para calzar unos con otros de una determinada manera.

Nuestros huesos soportantes del peso necesitan estrés para permanecer fuertes. Sin este estrés, el calcio filtra de los huesos o se deposita inadecuadamente, llevando a osteopenia y osteoporosis. Ejercicios de soporte del peso proveen el estrés saludable que mantiene fuertes los huesos. Sin embargo, el estrés en la parte equivocada de los huesos, causado por desalineación, puede llevar a cambios artríticos, como espolones en los huesos (osteophytes).

En este libro, usted aprenderá cómo restaurar sus huesos a sus lugares apropiados, reduciendo el estrés perjudicial y restaurando el estrés saludable en los huesos.

Nuestras columnas no son las únicas estructuras óseas que sufren de desalineación. Nuestros pies, rodillas y caderas también están sujetas a problemas por mala alineación.

Problemas a los pies

Cuando evolucionamos de cuadrúpedos a bípedos, el talón se reforzó para soportar la mayor parte del peso de nuestra estructura erguida. En comparación, los huesos del frente del pie son más delicados. Hoy en día, en vez de llevar la mayor parte de su peso a los talones, muchas personas desplazan su peso hacia adelante, a la mitad o al frente del pie, poniendo estrés indebido en huesos que no están diseñados para soportar ese peso. Esto incrementa las posibilidades de juanetes, fracturas al hueso sesamoideo y fascitis plantar.

Problemas a las rodillas

Rotar las rodillas hacia adentro, un problema común, se correlaciona con la pronación del pie y la subutilización de los glúteos. Si las piernas están mal alineadas, como soportan el peso del cuerpo, están sujetas a mayor desgaste, especialmente al inclinarse, y hace que la articulación de la rodilla sea más propensa a lesiones. Rotar las rodillas hacia adentro incrementa las posibilidades de desgarrarse los ligamentos, romperse los meniscos y sufrir cambios artríticos en la rodilla.

Otro problema común de la rodilla es la híper extensión o el "bloqueo de las rodillas". Bloquear las rodillas es un elemento clásico de una mala postura, causando que los músculos estén tensos e inhibiendo una buena circulación. Las rodillas bloqueadas están usualmente acompañadas de una posición impropia de las caderas, las que tiene su propio set de problemas.

Problemas de cadera

En nuestra cultura es raro encontrar una buena alineación en la articulación de la cadera. Las personas tienden a "estacionar" sus caderas hacia adelante, desalineando significativamente la cabeza del fémur en la cavidad de la cadera (acetábulo). Los músculos que puentean el área se ponen tensos con esta mala alineación. Esta tensión reduce el espacio natural entre la cabeza y la cavidad y puede resultar en un contacto hueso a hueso. Con el tiempo, el estrés antinatural puede llevar a cambios artríticos e incluso a la posibilidad de cirugía de reemplazo de cadera.

La desalineación de las caderas puede incluso ocluir la arteria, vena y nervio femorales, afectando la circulación hacia y desde las piernas y pies. Los síntomas de esta condición incluyen pies fríos, síndrome de Raynaud, y enlentece la curación de lesiones en las piernas.

En el capítulo de "Pararse Alto" (Tallstanding), usted aprenderá la alineación natural de su pelvis sobre la cabeza del fémur. En el capítulo de "Caminar Deslizándose" (Glidewalking), usted aprenderá a restablecer el espacio natural entre la cabeza del fémur y la cavidad de la cadera (acetábulo).

USAR MÚSCULOS MÁS QUE ARTICULACIONES

En muchas actividades diarias, las personas subutilizan sus músculos y sobre utilizan sus articulaciones. Esto tiene un doble efecto negativo: Los músculos no reciben el suficiente estrés saludable para permanecer fuertes; las articulaciones reciben mucho estrés llevándolas a desgaste. Por ejemplo, caminar mal, como lo hace la mayoría de las personas, es duro para las articulaciones de las rodillas, caderas y columna que soportan el peso, y sacude la estructura con cada paso. También puede dejar los glúteos y músculos de las piernas subutilizados. Como usted aprenderá en este libro, caminar bien utiliza los músculos en las piernas y glúteos para propulsar el cuerpo hacia delante de manera fluida, para una aterrizaje suave, protegiendo las articulaciones del estrés de un impacto significativo. Los músculos ganan fortaleza; las articulaciones permanecen sin daño.

También aprenderá a inclinarse de manera que use más sus músculos y menos sus articulaciones. Inclinarse mal es duro para los ligamentos y discos de la columna y deja los músculos de la espalda largamente sin desafío. Por otro lado, inclinarse bien engancha los largos músculos de la espalda y protege los discos y ligamentos de la columna. Nuevamente, los músculos se fortalecen y las articulaciones permanecen sanas.

En el capítulo 5, usted aprenderá a usar su "corsé interno" en la mira de amenazar la compresión y distorsión de la columna. De nuevo, esta es una técnica que quita la carga de las articulaciones (discos), donde sería dañina y la pone sobre los músculos (abdominales e intrínsecos de la espalda), donde es beneficiosa.

MÚSCULOS COMPLATAMENTE RELAJADOS CUANDO NO TRABAJAN

Cuando algo anda mal con nuestro sistema músculo-esquelético, somos frecuentemente direccionados a ejercicios de fortalecimiento muscular, como solución (como en la mayoría de los regímenes de terapia física). Mientras que estamos muy conscientes de la necesidad de fortalecer los músculos, puede que no apreciemos la importancia de la relajación muscular.

Para mantener la fuerza, a un músculo se le debe permitir relajarse. Una relajación completa del músculo facilita buena circulación, entregando nutrientes y retirando desperdicios. Muchas personas pasan horas tensando sus músculos innecesariamente. Usualmente la tensión es iniciada mediante mala alineación; luego se vuelve hábito. Reorganizar la estructura esquelética puede romper el ciclo, permitiendo relajarse a los músculos cuando sea apropiado y estar tensos sólo cuando se requiere.

LA RESPIRACIÓN COMO EJERCICIO TERAPÉUTICO

La respiración hace más que oxigenar el sistema. La acción física de respirar tiene su propio valor terapéutico: ejercita los tejidos clave del pecho y columna, manteniendo el área con buena circulación y saludable. La respiración es la manera natural de ejercitar el área alrededor de nuestra columna incluso cuando usted no está ocupado en actividad aeróbica. El movimiento elástico natural de cada respiración incluye un leve alargue de la columna con cada inhalación y asentarse de nuevo con cada exhalación, y provee una acción de suave masaje que estimula una buena circulación 24 horas al día para mantener tejidos sanos.

En la medida que sus vértebras se acomodan mejor, los músculos alrededor de su columna se relajan, lo que facilita la acción elástica de la respiración. El pecho y columna en reposo se mueven más al respirar; el diafragma y abdomen se involucran más cuando el ejercicio u otras actividades ponen mayor demanda sobre los pulmones. En general, usted encontrará que en la medida que su postura mejora, sus músculos se van a relajar y su capacidad pulmonar aumentará.

Cuando se ha estado enfermo por mucho tiempo, usted tiene la oportunidad de intentar muchas cosas. Este trabajo realmente destaca. Hace una diferencia en cómo respirar, y un montón de mejoras se derivan de eso.

Robin Pfaff, Empresario, Palo Alto, CA

¡FUNCIONA!

Prácticamente todos mis pacientes mejoraron, muchos con resultados profundos y de gran alcance. Incluso pacientes con una larga historia de dolor, que se volvieron escépticos de sus cambios para mejor, a menudo encontraron una solución. Ya no dependen de analgésicos. Están aliviados de haber evitado la cirugía. Se sienten bajo control, porque entendieron la causa de sus dolores y ahora saben cómo prevenirlos. Acá hay algunos testimonios:

Por más de dos décadas tuve un problema importante de lumbago y ciática. En muchos momentos me veía imposibilitado de caminar más de 50 metros sin tener que agacharme para soportar el dolor, y requería una cirugía de espalda por un disco desviado. El dolor de espalda frecuentemente me impedía dormir. Intenté con ejercicios y analgésicos con resultados mixtos y en general malos.

La persona que más me ha ayudado a través de los años es Esther Gokhale. Mis problemas de espalda están ahora esencialmente bajo control. Ya no despierto regularmente con una espalda adolorida y soy capaz de caminar más de 6 km al día con muy poco o nada de incomodidad. Si evito asientos estrechos por largos ratos (en una auto o en vuelos largos en clase turista), puedo casi olvidarme de la espalda que me atormentó por tanto tiempo. El Método Gokhale® tiene una base lógica, convincente y difundida de manera experta. No es como la terapia física y provee ideas que debieran estar más disponibles para pacientes con dolor de espalda. Me gustaría ver que este enfoque se convirtiera en parte del cuidado estándar. Un acceso temprano a este tipo de intervención podría haberme evitado un montón de dolor y aflicción.

Paul Ehrlich, Profesor de Ciencias Biológicas
Presidente del Centro de Conservación Biológica
Departamento de Ciencias Biológicas
Universidad de Stanford, Stanford, CA

Estuve bailando profesionalmente por un poco más de tres años cuando en un estudio de ballet en Nueva York, en 1989, cuando por primera vez se me afectó la columna lumbar. En ese entonces no tenía idea que esta lesión temprana, leve aparentemente inocua me llevaría a una larga cadena de lesiones a la espalda y cuello por los próximos 13 años. Estas lesiones crecieron, de una manera que parecía incrementar y ser nada menos que inexorable, tanto en frecuencia como en severidad y duración.

En el curso de los siguientes años, diligentemente, y con un pesimismo creciente y un sentido de impotencia aumentando, busqué tratamiento de médicos tradicionales y no tradicionales:

Consulté varios doctores (incluidos cirujanos y especialistas en medicina deportiva prominentes) y completé cursos de tratamiento de dos fisioterapeutas muy considerados; tres quiroprácticos; un acupunturista y herbalista chino; cantidad de masajes y practicantes de shiatsu; dos profesores de yoga especialistas en cuidados de espalda; y especialistas en un rango de terapias del cuerpo incluyendo (entre otras) la Técnica Alexander, el Método Feldenkrais, Kinesiología Aplicada, y Centrado en Mente y Cuerpo.

Estos esfuerzos significaron poco éxito, y eventualmente me convencí de que estaba viviendo con un problema de espalda crónico, degenerativo y esencialmente intratable. Dejé de bailar en 1991 y al correr de los 90, experimenté una baja gradual y dramática en la movilidad. Alguna vez extremadamente activa físicamente (baile, práctica de yoga y artes marciales, correr, nadar, caminar y ejercitar con peso diariamente), vi una reducción radical en el ámbito de lo que podía hacer de forma segura con mi cuerpo, eliminando al principio la danza, luego el entrenamiento con peso, después el yoga, la natación en un intento por controlar mi dolor de espalda. Para el año 2000 el único ejercicio que parecía no exacerbar mi dolor de espalda era caminar. Cuando empecé a aprender el Método Gokhale® en 2002, no había tenido un día o noche son dolor por más de una década.

A través de este método aprendí maneras saludables de sentarme, pararme, acostarme y caminar, agregando gradualmente un programa de estiramiento, poses de yoga, y ejercicios sacados de bailes indios y brasileros. Los efectos positivos fueron dramáticos. En semanas mi dolor empezó a decrecer. Mi movilidad (como también mi optimismo y vitalidad general) se incrementó y en un periodo de 6 meses comencé a entrenar yoga, ejercicios con peso, natación y –milagrosamente- danza. Hoy estoy virtualmente libre de dolor y una vez más llevando a una exuberante vida física.

El Método Gokhale® integra brillantemente una fuerte base en anatomía y fisiología con elementos de la medicina china, y la cuidadosa investigación de patrones de movimiento y postura de diversas regiones. El método es "con los pies en la tierra" y elegante, y me ha ayudado de maneras que no me habría ni siquiera imaginado. Lo que le debo a Esther Gokhale es inestimable: Luego de años de infructuosos intentos de quitar mi dolor crónico, ahora tengo movilidad y libertad. No podría recomendar más este programa.

Ben Davidson, Ph.D., Decano Asistente de Estudiantes, Universidad de Stanford, Stanford, CA

Me inicié como paciente de Esther Gokhale en enero de 2004. Estoy agradecido de Esther por llevarme a una mejora mayor en mi calidad de vida al eliminar ataques de dolor de espalda invalidantes.

Sentí mejoras inmediatas luego de mi primera clase del Método Gokhale®, en la cual aprendí a poner mi espalda en tracción mientras estaba en la cama. Luego de una semana, estaba caminando sin la usual rigidez de las mañanas. Instrucciones similares de cómo acomodar mi espalda al manejar fueron fáciles de implementar y tuvieron una recompensa casi inmediata en funcionalidad (ser capaz de manejar por una hora sin que apareciera un naufragio anunciado). Los beneficios continuaron al aprender sutilezas de las posturas, respirar, estar de pie y caminar. Al mismo tiempo mis músculos base se fortalecieron para soportar mi columna lumbar.

Una de las razones por las que el método funciona bien es que todas las posiciones, reforzamientos y estiramientos se hacen en el curso de las actividades diarias: sentarse en el escritorio, manejando el auto, jardineando, caminando. Así, al contrario de los ejercicios abdominales, movimientos pélvicos y elongaciones a los que se avocan los terapeutas físicos, en realidad hice la tarea, frecuentemente. Adicionalmente, hacer el trabajo producía mejoras inmediatas en cómo se sentía mi espalda, creando un incentivo para continuar. En otras palabras, hacer las tareas era fácil de recordar, porque se me venían a la mente automáticamente cuando mi espalda estaba por darme problemas. El trabajo no me producía ningún estrés en mi espalda, así que se sentía cómodo y seguro en contraste con mi experiencia con la terapia física, en que algunos ejercicios usualmente incrementaban la incomodidad (y en un caso me re lesionó mi espalda).

Previo a mi primera visita a Esther, vi un ortopedista, un fisiatra y un podólogo. Tomé clases de entrenamiento de la columna lumbar y un curso de terapia física; probé una variedad de anti inflamatorios, relajantes musculares, y medicamentos para el dolor. Experimentaba constante dolor de grado bajo. Con todo, un examen de resonancia magnética (MRI) sólo mostró el desgaste esperado para una mujer de mediana edad que pasó mucho de su juventud acarreando pesadas mochilas llenas de muestras de roca.

En los cinco años previos a trabajar con Esther, pasé varios días en cama cada año por un dolor de espalda severo, seguido de intervalos en que mi movilidad estaba my deteriorada y teniendo dificultad para hacer mi trabajo de profesor, viajando a reuniones profesionales o haciendo trabajo de campo geológico. Desde que empecé a aprender el Método Gokhale®, no he tenido incidentes serios a la espalda. Es gratificante que cuando me viene una pequeña punzada, tengo las habilidades de mantenerme sin que evolucione a algo invalidante. No he faltado al trabajo; no he requerido codeína para el dolor; y en noviembre de 2004 fui capaz de completar las nacionales US de agilidad canina (mi hobby). Esto constituye una mejora significativa en mi calidad de vida. Todavía encuentro sorprendente que tal mejora se pueda producir con aparentemente pequeños ajustes que no tienen riesgo desventajoso. Una medida cuantitativa de mi mejora es mi altura, la que se incrementó en 1 cm el año pasado, dejándome apenas por debajo de mi estatura de joven.

Gail Mahood, Profesor de Geología,
Universidad de Stanford, Stanford, CA

Tuve la fortuna de ser referido a Esther Gokhale para ayudarme a rectificar una distorsión significativa de mi postura y una limitación severa al caminar debido a estenosis a la columna y un desprendimiento de un fragmento de cartílago inter vertebral que incidió en el nervio ciático. Desde que empecé a trabajar con la señora Gokhale hace más de un año y medio, no he tomado analgésicos ni esteroides (previamente tenía varios episodios al mes en que debía tomarlos), he recibido comentarios espontáneos de mis amigos y familia respecto de la mejora en mi postura, y he reanudado caminatas de cierta duración… Es un placer poder entregarle un respaldo incondicional.

Milton Lozoff, MD,
Palo Alto, CA

Cambiando mi postura cambió mi vida. Gracias a este método, ahora estoy libre del dolor de espalda debilitante que me ha atormentado desde mi adolescencia.

Suzanne Hecker, Geóloga, Estudio Geológico de U.S.,
Menlo Park, CA

Me fascinó cómo el método de Esther Gokhale llenó espacios importantes en mi "colocación de bailarina". Me deshice de mi dolor de cuello crónico y tuve un montón de diversión mientras hacía el trabajo.

Julie Dorsey, ex bailarina de ballet y profesora,
Atherton, CA

Para leer más observaciones y cartas de estudiantes, visite gokhalemethod.com.

ORIENTACIÓN

Cómo usar los capítulos

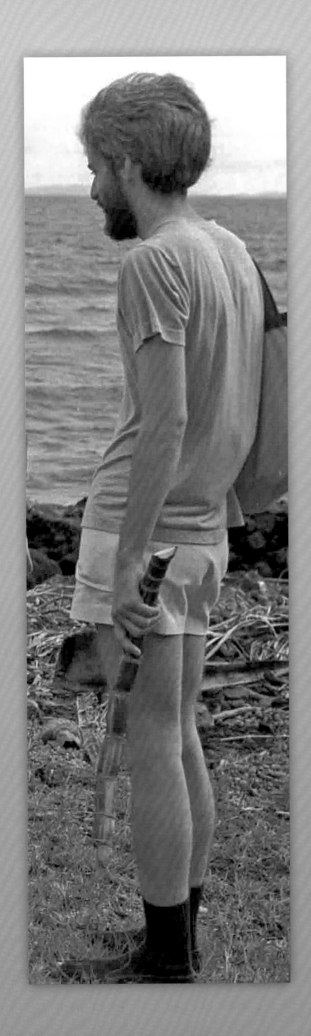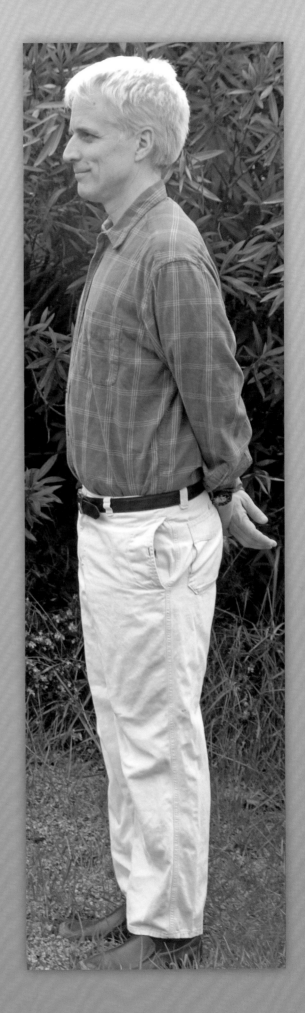

Las personas pueden aprender el Método Gokhale® completando los capítulos de de este libro. Éstos combinan información histórica, soporte visual e instrucciones precisas paso a paso. Al igual que una guía de viaje lo puede llevar sano y salvo por los caminos apartados de una ciudad extranjera, para introducirlo a nuevos paisajes y sonidos, este libro puede guiarlo sano y salvo por la ruta de adquirir posturas y maneras de moverse mejoradas y más saludables.

SIGA LA SECUENCIA DE LOS CAPITULOS

Las personas que son nuevas en mi técnica, pueden sentir una impaciencia natural de saltarse o apurarse a través de algunos capítulos y proceder con aquellos que parecieran abordar sus áreas de preocupación. Basada en mi experiencia enseñando esta técnica por 15 años, lo aliento a seguir los capítulos secuencialmente. Al hacer esto usted debiera:

- Realizar mejoras sustanciales en su postura con la primera lección, aliviando el dolor e incomodidad que podría esperar
- Aprender a soportar y proteger estructuras delicadas, asegurando que podrá aprender cada técnica en forma segura
- Desarrollar habilidades en los primeros capítulos que son usadas en capítulos más adelante, reduciendo el esfuerzo que requiere el dominio de habilidades más complejas

Lo animo a confiar en que luego se conectarán las aparentemente dispares partes en los capítulos y sus contenidos. Ejecutar una remodelación arquitectónica de su estructura es parecido a completar un rompecabezas: la mayor parte del tiempo usted trabaja en áreas aisladas, sin ver necesariamente cómo calzarán entre ellas más adelante. Por ejemplo, para la mayoría de las personas, no es evidente que trabajando la postura de los pies les ayudará a resolver dolores de espalda. Debido a que ocasionalmente es importante ver el panorama completo, he incluido explicaciones en cada capítulo para ayudar a proveer esa mirada.

Algunas situaciones requieren que usted modifique su ruta por este material. Las siguientes son excepciones a la recomendación de completar los capítulos secuencialmente:

DISCO HERNIADO
Atención:
Si se le ha diagnosticado, o tiene cualquier sospecha de un disco herniado en la columna lumbar, usted debiera trabajar con un profesional médico al aprender las técnicas de este libro. Es extremadamente importante que usted no proceda con los capítulos 3 (Stacksitting), 4 (Stretchlying de

lado) y 7 (inclinarse desde las caderas) hasta que usted haya dominado la habilidad de mantener un largo adicional en la zona de la lesión.

ACTIVIDADES DE ALTO IMPACTO
Las actividades que involucran alto impacto (tales como correr o aeróbicas de impacto), si se realizan de manera incorrecta, conllevan un riesgo significativo de daño a los discos. Si usted practica este tipo de actividades, usted querrá comenzar inmediatamente a proteger su espalda. Yo recomiendo que lea el capítulo 5 (Usando su corsé interno). Usted ganará una percepción que tiene inmediato valor, aunque lo entenderá mejor cuando haya completado los capítulos 1 a 4.

ACTIVIDADES DE INCLINARSE
Si sus actividades del día a día incluyen inclinarse mucho (jardinear por ejemplo), sea consciente de que, de todas las acciones, la técnica para inclinarse es la que más se relaciona a la salud de la espalda. Las personas que se inclinan bien, usualmente disfrutan de buena salud en la espalda; las personas que se inclinan mal, usualmente desarrollan dolor de espalda. Si usted no tiene dolor de espalda, lea el capítulo 7 (Inclinarse desde las caderas) para empezar a explorar una mejor manera de inclinarse. (Pare si experimenta cualquier incomodidad). Luego proceda por los capítulos en la secuencia normal. Cuando se encuentre con el capítulo para inclinarse por segunda vez, usted refinará su técnica y transformará las actividades que requieren inclinarse en un ejercicio saludable.

DESE TIEMPO PARA CAMBIAR

Las personas frecuentemente preguntan cuánto tiempo les va a tomar aprender estas técnicas. No hay una respuesta adecuada para esa pregunta. Cambiar la manera que nos movemos requiere re acostumbrar al cerebro, para que descarte viejos hábitos y los reemplace por uno nuevo. Necesitamos "recablear" cómo nos sentamos, acostamos, paramos y movemos, cambiando esos movimientos básicos. Las personas aprenden a distintas velocidades.

En general, una persona que está involucrada en una variedad de actividades físicas y deportes, tiende a absorber fácilmente el nuevo aporte kinestésico. Aunque a veces personas muy sedentarias me sorprenden con su agudeza kinestésica en este entrenamiento particular. Y a veces, una persona con un vasto entrenamiento físico debe trabajar duro para desaprender ciertas maneras arraigadas. Sin embargo, la mayoría de las personas son gratamente sorprendidas de lo rápido que aprenden esta técnica.

Quizás es porque están retornando a una manera

más natural de moverse, una que les era familiar en sus primeros años. Mientras re aprenden esos hábitos olvidados, la nueva manera de sentarse, acostarse y moverse se tornan naturales y automáticos.

Como con cualquier transición física, usted puede experimentar alguna dificultad inicial. Mientras está aprendiendo una nueva postura o manera de moverse, asegúrese de explorar el cambio gradualmente. No fuerce su cuerpo a lograr el resultado ideal de inmediato, ya que eso puede contraer sus músculos. En cambio, deje que con el tiempo su cuerpo se adapte gradualmente al ideal.

La sabiduría común indica que usted debe repetir una acción al menos 20 veces para que se convierta en hábito. Sea paciente al trabajar para integrar las técnicas a sus movimientos del día a día. Usted creará esos nuevos hábitos más a partir de una conciencia sostenida que por un esfuerzo heroico aislado. El único requisito es que no deje que su conciencia se duerma.

SEPA QUÉ ESPERAR

¿QUÉ TAN RÁPIDO PUEDO ESPERAR RESULTADOS?

Mucha gente disfruta de beneficios inmediatos desde el primer capítulo, en el cual aprenden la técnica de sentarse estirando (stretchsitting) para alargar la columna. No sólo es la modificación de postura más segura para una columna comprometida, sino que también es simple de entender y fácil de ejecutar. Algunos de los capítulos siguientes pueden tomar más tiempo, pero debieran proveer beneficios tangibles.

El método mezcla reseñas intelectuales, visuales y kinestésicas. Al aprender cada nuevo cambio en la postura, usted lo entenderá, lo verá y lo sentirá simultáneamente. Debido a que el aprendizaje ocurre en tres niveles, se acelera y profundiza el proceso de convertir estos cambios en nuevos hábitos.

¿CUÁNTO TIEMPO DEBIERA TOMAR CADA CAPÍTULO?

Apurarse por los capítulos no ofrece ventajas y de hecho, reduce su opción de éxito. Usted debiera esperar que cada capítulo le tome entre 15 y 45 minutos. Subsecuentemente, al integrar el material en sus actividades diarias, le tomara unos pocos segundos cada vez. Por ejemplo, cuando por primera vez se siente en su escritorio o en su auto, usted debe concentrarse en los puntos finos de posicionarse bien. Luego se olvida de su postura y disfruta de un periodo de relajación, permitiendo que su cuerpo consiga memoria muscular de esta pose.

Permítase suficiente tiempo entre cada capítulo, de modo que usted pueda incorporar su nuevo aprendizaje en su vida diaria, mientras su cerebro asimila los patrones de estas nuevas habilidades físicas. Es posible hacer hasta dos capítulos al día (nuestro programa acelerado, tomado mayoritariamente por personas de fuera de la ciudad, incluye una o dos sesiones cada día), pero la mayoría de las personas prefiere una sesión por semana.

¿QUÉ TAN DIFICILES SON LOS CAPÍTULOS?

Aunque los pasos en cada capítulo son simples, no son necesariamente fáciles. Ciertos pasos tienden a ser difíciles para todos; otros pasos son fáciles para algunas personas y difíciles para otras. A veces las dificultades son causadas por limitaciones físicas asociadas a la edad, patologías u obesidad. Otras veces la asimilación de los nuevos patrones por el cerebro es extenso y por eso desafiante. Durante esta asimilación, una posición o movimiento particular puede parecer antinatural porque aún no es hábito.

Aprender nuevos patrones de movimiento es similar a aprender un nuevo idioma, en que idealmente se alterna periodos de inmersión y uso con periodos de atención a los detalles. Al aprender el idioma del movimiento, usted se beneficiará de la mezcla de enfoques de movimientos a gran escala y de aspectos más finos.

> *Las técnicas son simples y pueden ser aprendidas por cualquier persona.*
>
> Michael Smith, Ingeniero de Software, Palo Alto, CA

ENTENDIENDO LA ORGANIZACIÓN DE LOS CAPÍTULOS

Cada capítulo está organizado en tres secciones:
- Una introducción que provee información histórica y discute la importancia de la postura o movimiento, describe sus beneficios e incluye advertencias específicas donde es necesario.
- Instrucciones detalladas paso a paso acompañadas con fotografías. Las fotos marcadas con X muestran qué no hacer. Las barras laterales en las páginas incluyen listas de equipamiento requerido, dibujos anatómicos y esquemáticos para ayudarlo a entender el material y fotos de buenas técnicas para inspirarlo.
- Recapitulaciones que incluyen indicaciones para mejorar, problemas, información adicional y una recapitulación del capítulo.

RECONOZCA SU PROGRESO

Cuando se aprende una nueva habilidad, usted se moverá por cuatro etapas para dominarla. Al trabajar en una nueva postura o movimiento, intente reconocer la etapa en que se encuentra.

ETAPA 1
ENTENDIENDO LOS MOVIMIENTOS INTELECTUALMENTE
Cada capítulo enseña una postura o movimiento a través de discusión y demostración. Al leer y estudiar cuidadosamente el material, usted debiera ser capaz de terminar con éxito la Etapa 1.

> *El hecho que se le pida al estudiante pensar en el problema y hacerlo parte del proceso del tratamiento, es según pienso, la parte más fuerte del programa. Más que adoptar un régimen específico para resolver un problema, el estudiante es animado a experimentar con el problema y pensar en este, usando las herramientas provistas por el programa. Esta fue la clave para mí, y pienso que puede ser también la clave para mucha más gente.*
>
> Gunnar Carlsson, Profesor, Departamento de Matemáticas, Universidad de Stanford, CA

ETAPA 2
EJECUTANDO LOS MOVIMIENTO CON GUIA
Usando cada capítulo como una guía, usted debiera ser capaz de imitar la postura o movimiento. Recuerde que usted podría no ser capaz de alcanzar el resultado ideal al principio, pero usted debiera trabajar para aproximarse a él.

ETAPA 3
EJECUTANDO LOS MOVIMIENTO SIN GUÍA
La etapa 3 es la capacidad de seguir por sí mismo el proceso de sentarse, acostarse o moverse, sin recurrir al capítulo. Usted debiera ser capaz de recordar los pasos para posicionar su cuerpo adecuadamente.

ETAPA 4
EJECUTANDO LOS MOVIMIENTO INCONCIENTEMENTE
Esta es, por supuesto, la meta de su entrenamiento, y puede que le tome algún tiempo. La práctica regular (Etapa 3) es el secreto para alcanzar esta etapa. Eventualmente, usted tendrá momentos de conciencia en que se dará cuenta que, de hecho, está usando la técnica sin usar un pensamiento consciente para hacerlo.

MEJORA GENERAL DE SALUD
Adicionalmente a reducir o eliminar el dolor de espalda, la mayoría de los alumnos experimenta otras mejoras de salud. Estas pueden ser físicas, fisiológicas o psicológicas. A través de los años, los estudiantes han reportado mejoras en problemas de músculos y articulaciones, en el sueño, en la digestión, en la respiración, en el ciclo menstrual (mujeres), función urinaria, en el deseo sexual, ánimo, nivel de energía, autoestima y rendimiento atlético.

> *Fui capaz de deshacerme del síndrome del túnel del carpo usando este método. Fue un proceso muy placentero – Cada sesión fue como unas mini-vacaciones.*
>
> Kate Orrange, trabajadora en computadoras, San Mateo, CA

> *Estaba sorprendida de ver lo diferente que podía sentirme haciendo cambios básicos en la manera de sentarme, estar de pie y acostarme.*
>
> Jane Battaglia, acupunturista, Berkeley, CA

BARRERAS PARA EL ÉXITO

DOLOR MUSCULAR
Tenga presente que usted podrá sufrir de algún dolor muscular al transformar su postura. Los músculos subutilizados se podrán quejar en su nuevo rol más demandante. Sorprendentemente, los músculos sobre utilizados que ahora se relajan también pueden causar alguna incomodidad, debido a la liberación de ácido láctico al tejido circundante. En ambos casos, este dolor es temporal y se puede aliviar con baños de agua caliente, con masajes, descanso o acupuntura. Tómese un poco mas de tiempo con los capítulos, sea cuidadoso cuando practique nuevas técnicas y luego pasará el dolor.

"SE SIENTE EXTRAÑO"
Al principio, usted podrá sentirse un poco torpe con estas nuevas poses y movimientos. Algunas personas describen esta sensación como "extraña pero cómoda". En la medida que la extrañeza disminuye, muchas personas declaran que las nuevas maneras ahora se sienten "bien"; las antiguas maneras de moverse ya no se sienten cómodas. Lo que están sintiendo es válido, en dos sentidos. Están retornando a maneras kinestésicas

que están codificadas genéticamente, y que fueron naturales en sus primeros años antes de aprender los malos hábitos culturales.

"AÚN DUELE"

La técnica no va a funcionar si usted sólo pasa por los capítulos y luego los olvida. Usted necesita aplicar lo que aprendió en su vida diaria y en sus movimientos de cada día. Si usted simplemente completa los capítulos, pero no trabaja para integrar lo que aprendió, usted se deslizará de vuelta a sus viejos hábitos – los que causaron mucho de su dolor de espalda.

"MI ROPA NO ME CABE"

Sería injusto no mencionar la única desventaja de aprender esta técnica: con el tiempo la forma de su cuerpo podrá cambiar lo suficiente para que su ropa más entallada no le quepa. La moda actual está cortada para la postura promedio de hoy en día, la cual incluye hombros redondeados y una pelvis metida. Su nueva carrocería puede requerir que usted altere o reemplace parte de su ropa ajustada. Este parece ser un precio bajo por su mejorada salud y apariencia.

REINCIDENCIA

En cada momento que usted aprende algo nuevo, hay una tendencia a reincidir a los hábitos antiguos. En este caso, la tendencia se agrava, porque usted está rodeado de personas con mala postura. Somos mímicos naturales y replicamos inconscientemente las posturas y movimientos que vemos. Por eso, después de completar los capítulos de este libro, la mayoría de las personas encuentran útil refrescar su aprendizaje a través de una actividad de mantención mensual. Acá hay algunas sugerencias:

- Repase los capítulos que usted encontró más transformadores, o los que le dieron más problemas.
- Visite museos para observar y criticar como los artistas han reproducido la postura humana.
- Visite una cultura con tradiciones de postura intacta.
- Haga algo que refuerce la técnica aprendida, como tomar una clase de yoga o danza impartida por un instructor informado, o practique un deporte con un entrenador informado. (El entrenamiento de posturas y movimientos no es un sustituto de la actividad física; lo animo a proseguir con sus actividades favoritas, incorporando los principios de este libro.)
- Comuníquese con otras personas que están trabajando sus posturas (visite www. gokhalemethod.com)

Los lectores que viven en el área de la bahía de San Francisco, o quienes la visitan, tienen la opción de refrescar los cursos en el Centro de Bienestar de Esther Gokhale en Palo Alto. Para más información contáctenos.

Esther tiene el don de la sugerencia. Ella es muy sutil con sus palabras y sus manos. En momentos sentía que la sutil combinación de imágenes, frases y sugerencias directas de Esther respecto del sistema musculo-esquelético operaba subliminalmente para atraer dulcemente mi cuerpo de vuelta hacia su postura ancestral.

Barbara Lane, Dueña de casa, Palo Alto, CA

Mientras trabajaba intensamente en un libro, desarrolle una versión de síndrome de estrés repetitivo que gradualmente dejaron mis manos y antebrazos inútiles. Experimenté ardor intenso y entumecimiento, y logré terminar mi libro (con fecha tope) usando mis dos dedos índices. Visité varios médicos, me sometí a terapia física, utilicé varios dispositivos para las muñecas, rediseñé mi lugar de escritura para que fuera más ergonómico, tomé descansos programados de mi computador, y así sucesivamente… Nada funcionó. Luego de unas semanas de trabajo con posturas, acupuntura y digitopuntura, recuperé el uso total de mis manos y antebrazos.

Gretchen C. Daily, Profesora, Ciencias Biológicas, Stanford University, CA

Esther Gokhale me ayudó a resolver una lesión de cinco años, cuando nada más había funcionado. Su trabajo es único y completo.

Patti Sue Plumer, abogado y corredora (Record mundial en 1500 m y en 500 m en 1992; tres veces seleccionada olímpica), Menlo Park, CA

1

SENTARSE ESTIRANDO (STRETCHSITTING)

Sentarse con una espalda alargada

Esta mujer de Burkina llegó con su bebé a la villa a hacer su lavado. Quedé encantada por su fuerza y gracia. Ella está elongando la espalda de su bebé de una manera similar a la que usted aprenderá en este capítulo. El bebé está en un periodo de rápido crecimiento y se beneficia de la elongación periódica de los músculos de su espalda.

Note que los hombros de la madre están posicionados bien atrás en relación a su torso, su cuello está elongado sin una curvatura importante, su mentón apunta hacia abajo, ella posiciona a su bebé detrás de la mitad de su cuerpo, cerca de su columna, y ella usa su antebrazo en vez de su mano para sostener la mayor parte del peso del bebé.

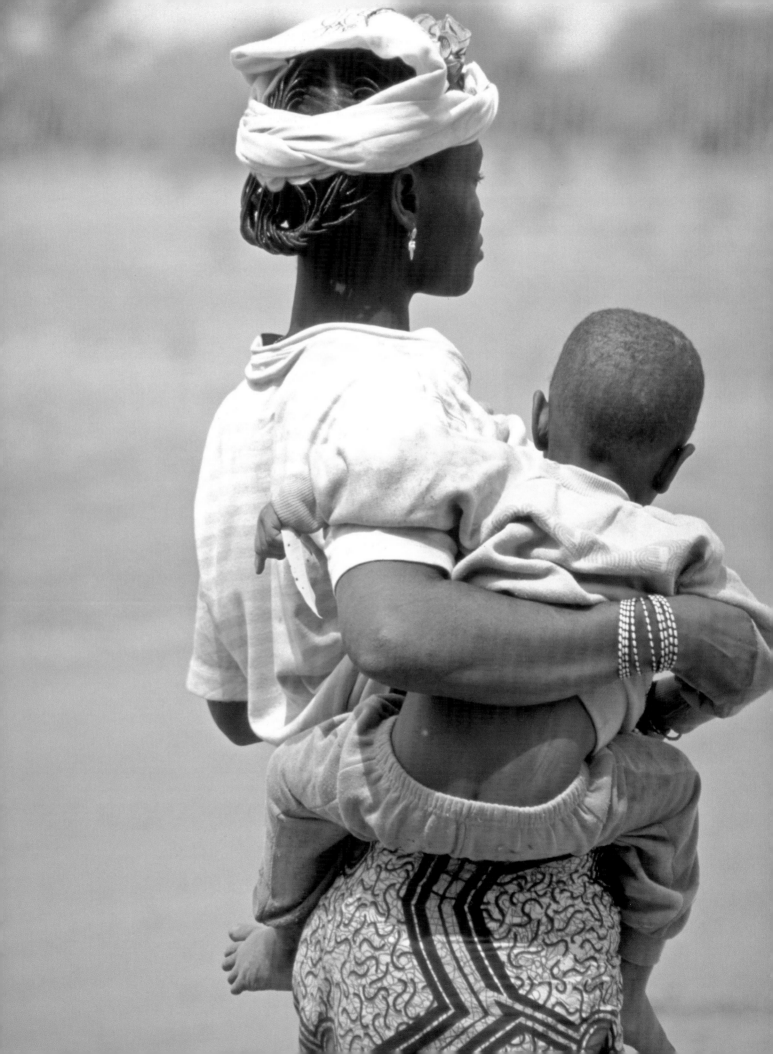

En este capítulo usted aprenderá a poner su espalda con una suave tracción cuando esté sentado, una técnica que llamo "stretchsitting". Esta técnica simple pero poderosa, no solo le brindará una manera cómoda de sentarse, sino que ayudará a deshacer el daño causado por años de andar encorvado (fig.1-1) o muy extendido (fig.1-2)

Cuando se sienta estirando, usted alarga su columna contra el respaldo de la silla. Esto descomprime inmediatamente sus discos (fig.1-3), previniendo daño posterior y permitiéndoles sanar. Los músculos largos de su espalda reciben un estiramiento significativo y sostenible, ayudándoles a ajustarse a una base de longitud mayor y más saludable. En un plazo de meses, usted puede esperar crecer 1 a 2,5 cm, dependiendo de cuanta altura haya perdido debido a la curvatura adicional o compresión de su columna. El largo adicional de su columna puede resultar también en otros beneficios saludables, como mejorar la circulación y la función nerviosa alrededor de la columna.

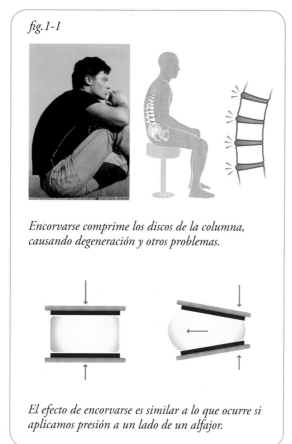

fig.1-1

Encorvarse comprime los discos de la columna, causando degeneración y otros problemas.

El efecto de encorvarse es similar a lo que ocurre si aplicamos presión a un lado de un alfajor.

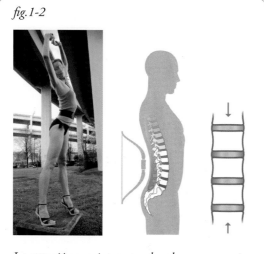

fig.1-2

La extensión excesiva arquea la columna, comprime los discos y compromete la circulación alrededor de la columna. El resultado es similar a un arco muy tensado.

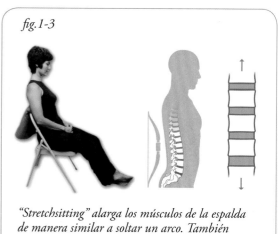

fig.1-3

"Stretchsitting" alarga los músculos de la espalda de manera similar a soltar un arco. También descomprime los discos, permitiéndoles sanar y prevenir daño posterior.

Como parte del "stretchsitting", usted restaurará la posición de sus hombros a una posición base natural, realizando una rotación de hombros. Esto aumentará la circulación de la sangre hacia y desde los brazos, acelerando la reparación de cualquier tejido dañado y previniendo lesiones. Si usted tiene problemas en los brazos, como síndrome al túnel del carpo o lesiones por estrés repetitivo, es importante que aprenda a reposicionar sus hombros. Encorvar los hombros mientras utiliza sus brazos, como al tipiar, tocar un instrumento musical, usar una consola de juegos o jugar un deporte con raqueta, es especialmente problemático (fig.1-4). Mientras la actividad incrementa la necesidad de sangre, la arquitectura de los hombros comprometida reduce el suministro. Un buen posicionamiento de los hombros le permite trabajar y ejercitar mayor tiempo sin dolor o lesiones (fig.1-5).

Como parte del stretchsitting, usted aprenderá también a estirar y alinear su cuello. Su cuello no solo se sentirá más confortable, sino que los nervios que emergen de su columna cervical funcionarán mejor. Si tiene hormigueo o adormecimiento en la parte baja de sus brazos por ejemplo, las técnicas enseñadas son cruciales para su recuperación.

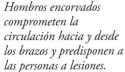

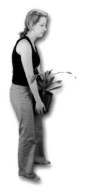 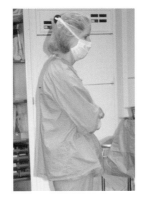

fig.1-4

Hombros encorvados comprometen la circulación hacia y desde los brazos y predisponen a las personas a lesiones.

Compresión en el cuello puede causar daños a los discos y nervios cervicales.

fig.1-5

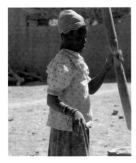 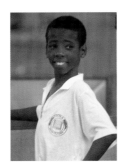

Hombros bien alineados permiten una buena circulación hacia y desde los brazos, y protegen de lesiones.

Hombros bien alineados permiten una buena circulación hacia y desde los brazos, y protegen de lesiones.

Como cada nervio que se distribuye hacia los brazos se origina en el cuello, al restaurar la arquitectura saludable del cuello, puede ayudar a aliviar los problemas de los nervios en los brazos. En este capítulo usted aprenderá también las bases de la alineación saludable de los pies. (el capítulo 6 explica más de cómo la forma de los pies se

relaciona a la postura: la meta aquí es meramente familiarizarse con esta nueva posición de los pies.) Stretchsitting le puede parecer un poco artificial. De alguna manera lo es. Las personas de culturas tradicionales no necesitan sentarse activamente de esta manera, porque ellos ya tienen la longitud necesaria en sus columnas para optimizar la salud de discos y nervios (fig.1-8).

Note algunas diferencias importantes entre stretchsitting y otras maneras comunes de estirar la espalda:

- Stretchsitting es beneficioso para músculos y discos; muchos estiramientos convencionales de espalda comprometen los discos al estirar los músculos (fig.1-6).
- Stretchsitting no quita tiempo de su agenda y le provee horas de efecto terapéutico; los estiramientos convencionales de espalda quitan tiempo y pueden ser realizadas sólo algunos minutos al día.
- Los efectos acumulativos del stretchsitting son mucho más significativos que aquellos de los estiramientos de espalda.

Hay varias razones por las que stretchsitting en la primera técnica que usted aprenderá. Es seguro (si los músculos de su espalda y cuello se contraen fácil, asegúrese de alargar su columna lenta y suavemente). Es fácil de aprender. Ayuda a proteger su columna de lesiones mientras se prepara para capítulos posteriores. Y debiera producir beneficios inmediatamente, especialmente si tiene compresiones en su columna.

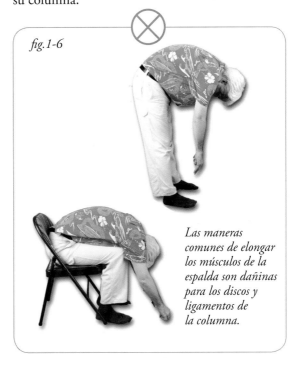

fig.1-6

Las maneras comunes de elongar los músculos de la espalda son dañinas para los discos y ligamentos de la columna.

BENEFICIOS

- Re establece la longitud base de los músculos largos de la espalda, reduciendo dolor de músculos
- Descomprime los discos, previniendo posterior daño y reduciendo dolor de discos
- Descomprime los nervios de la columna, facilitando su función normal y reduciendo el dolor de nervios
- Mejora la circulación alrededor de la columna y hacia los brazos, entregando una mejor salud y reparación de tejidos
- Reduce el estrés en otras estructuras de la columna
- Incrementa el margen de protección para los movimientos del día a día que distorsionan la columna (fig.1-7)

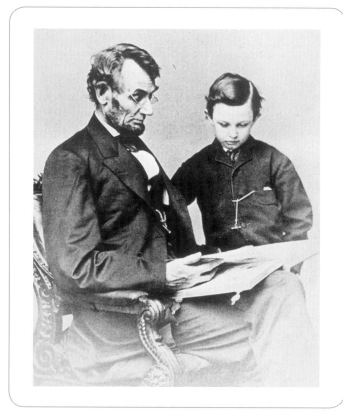

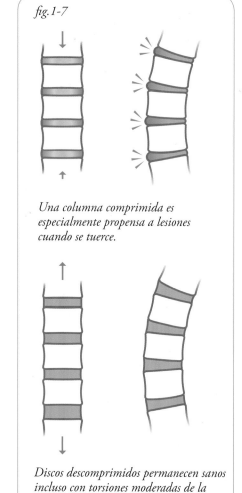

fig. 1-7

Una columna comprimida es especialmente propensa a lesiones cuando se tuerce.

Discos descomprimidos permanecen sanos incluso con torsiones moderadas de la columna.

> *Estoy asombrada de cuánto más cómoda estoy en mi vida diaria y cuando viajo.*
>
> Rebecca Barfknecht, Chief Tecnology Officer, Charles Schwab & Co., San Francisco, CA

> *Por muchos años conviví con un dolor de espalda baja intermitente, que se ha vuelto crónico. Los ejercicios me daban un alivio temporal, pero pasar muchos días todo el día sentado en la oficina traía de vuelta el dolor. Una colega con problemas de espalda mucho más serios me recomendó que viera a Esther. Su elogio por los beneficios era alentador, pero lo dejé de lado como algo que podía resolver por mí mismo. Nunca pensé que tenía una mala postura. Lo que me di cuenta es que la mayoría de las personas (en nuestra sociedad) tienen algún grado de mala postura. Sentí los beneficios desde el día uno. Ahora rara vez tengo dolores de espalda y me siento más saludable y energético por todas partes. Estoy encantado de testificar los efectos positivos de este trabajo.*
>
> John Hamilton, Geólogo (USGS) y músico, Menlo Park, CA

fig.1-8

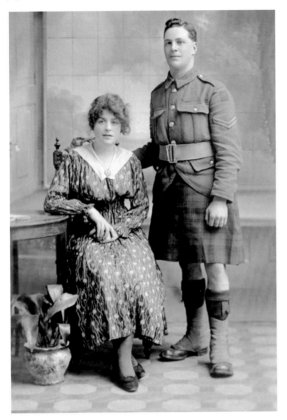

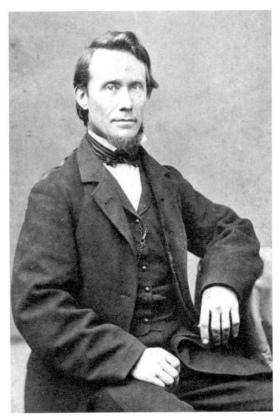

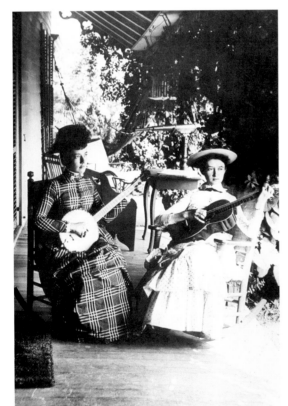

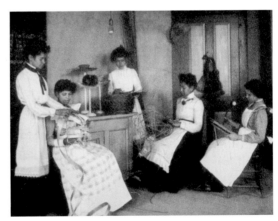

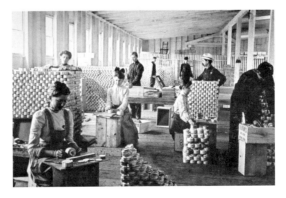

Ejemplos de personas de tiempos precedentes sentados con una longitud base saludable en los músculos de sus espaldas (USA)

EQUIPAMIENTO

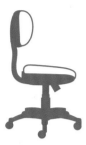

Usted necesitará una silla adecuada, como silla de secretaria o silla plegable.
Lo ideal es una silla con:
- *Un asiento firme*
- *Un respaldo recto y bajo, que si es ajustable, se pueda bloquear en una posición*
- *Un afloramiento a la altura de la espalda media, donde pueda enganchar su columna*

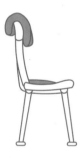

Si su silla carece de un afloramiento, puede crear uno, doblando una toalla o sábana de franela, poniéndola justo debajo de sus escápulas. El material doblado:
- *Ofrece un lugar donde enganchar su espalda media*
- *Da espacio a su trasero de ubicarse detrás de usted en la silla*
- *Provee espacio suficiente para permitirle efectuar una rotación de hombros*

Ver página 228 para información del respaldo que desarrollé para usar en cualquier silla.

1 SIÉNTESE POSICIONANDO SUS GLÚTEOS BIEN ATRÁS EN LA SILLA

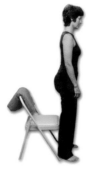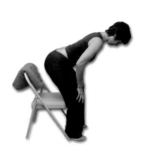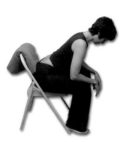

Si la silla tiene un espacio entre el asiento y el respaldo, cuide de no poner su trasero muy atrás. Si lo hace, su espalda se arqueará en los próximos pasos.

2 SEPARE SUS PIES AL ANCHO DE SUS CADERAS Y RELAJE SUS PIERNAS

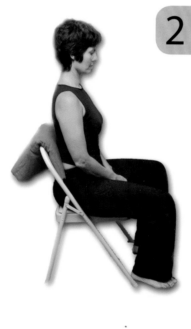

3 ALARGUE SU COLUMNA

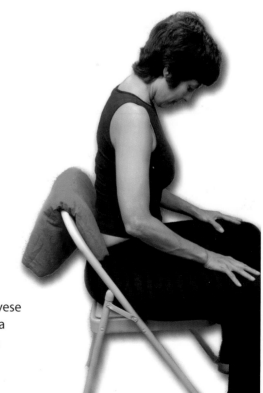

Inclínese desde la cintura y cúrvese ligeramente hacia adelante para alargar su espalda. Esto elimina cualquier arqueo que pudiera tener y previene de introducir alguno en el próximo paso.

4 ALARGUE MÁS SU COLUMNA

Dejando su trasero anclado a la silla. Con ambas manos, tómese de alguna parte (apoya brazos, respaldo o asiento) y empuje con sus brazos. Relaje los músculos del torso, permitiendo a la caja torácica separarse lo más posible de la pelvis.

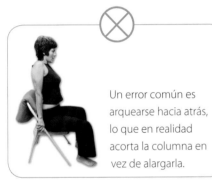

Un error común es arquearse hacia atrás, lo que en realidad acorta la columna en vez de alargarla.

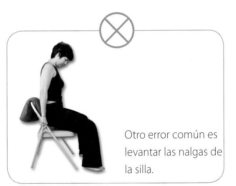

Otro error común es levantar las nalgas de la silla.

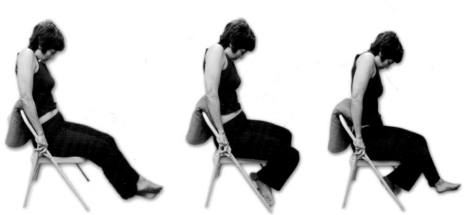

Asegúrese de no contraer los músculos de sus piernas en ese paso. Si cree que están tensas, estírelas hacia adelante, dóblelas por debajo de la silla o use cualquier posición relajada.

ROTANDO LA CAJA TORÁCICA HACIA ADELANTE PARA ALARGAR LA ESPALDA BAJA

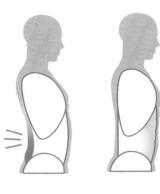

Comprometida　　　*Ideal*

EJEMPLOS PARA ESTIRAR LA COLUMNA EN EL DÍA A DÍA

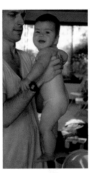
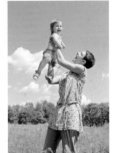

Estas fotos muestran una maniobra familiar para todos nosotros: levantar un bebé, ayudando a alargar su columna.

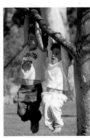
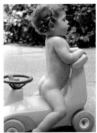

Muchas actividades comunes en la niñez alargan la columna.

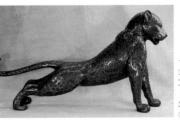

A menudo vemos animales estirando su columna.

© Donald Greig

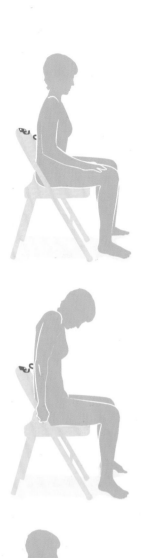

5 PEGUE SU ESPALDA MEDIA AL RESPALDO O COJÍN

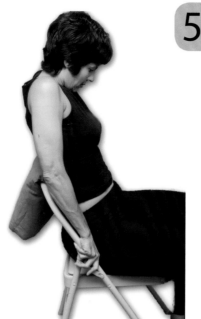

Manteniendo sus brazos estirados, para mantener el largo adicional de su columna, enganche su espalda al respaldo de la silla. Piense en fijar un punto en su espalda media lo más alto posible en el respaldo. Para la mayoría de las personas, esto será como 2,5 cm más alto que lo normal.

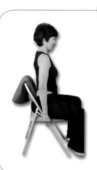

Un error común es enderezarse muy pronto.

6 LIBERE LA TENSIÓN EN SUS BRAZOS

Sienta la silla recibiendo su peso mientras suelta sus brazos.

Puede ayudar imaginando que usted cuelga desde el punto de contacto con la silla, como un cuadro cuelga de un clavo.

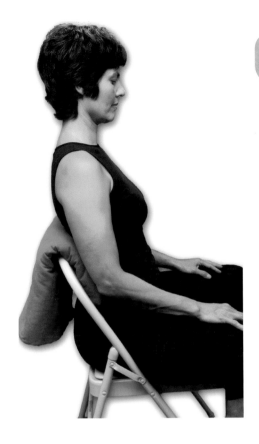

7 ENDEREZCA SU ESPALDA ALTA

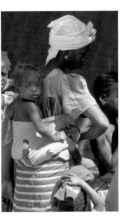

Madre llevando su bebé. La tela estira la espalda del bebé. (Burkina Faso)

Ahora su espalda baja está en tracción. Asegúrese de no arquear la espalda sobre el respaldo ni presionar muy fuerte sobre el respaldo para que no sea incómodo.

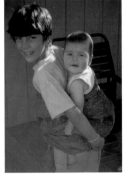

Niña usando la técnica tradicional africana para llevar el bebé. (USA)

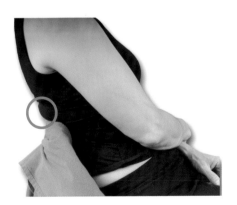

Si su espalda baja se siente elongada, está bien, incluso si se siente extraño al principio. Si no está seguro de haber tenido éxito en estirar su espalda baja, ponga una mano en su espalda, justo arriba del punto de contacto con la silla. Debiera sentir un rollo de piel. La silla estira su piel y facilita la separación de sus vértebras.

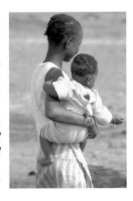

Adolescente llevando un bebé en la cadera, estirando la espalda del bebé con el antebrazo. (Burkina Faso)

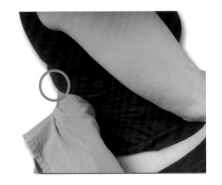

Si está incómodo, intente echarse hacia atrás un poco, para alargar de manera más sutil. Es importante alargar, pero no alcanzar el largo ideal de la noche a la mañana. Proceda suavemente.

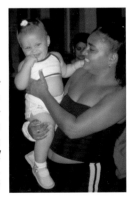

Mujer facilitando un leve estiramiento de la columna al bebé. (Brasil)

MECANISMOS PARA UNA ROTACIÓN DE HOMBROS

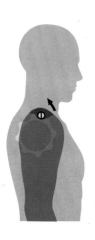

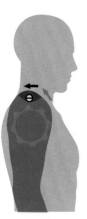

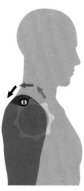

Cuando haga una rotación de hombro, imagine el tejido suave del hombro desplazándose un espacio hacia atrás en una rueda dentada. A no ser que los músculos pectorales estén muy apretados, los hombros tienden a permanecer en esta posición sin un esfuerzo muscular sostenido. (Vea en el Apéndice 1 ejercicios para ayudar a estirar músculos pectorales apretados.)

8 EJECUTE UNA ROTACIÓN DE HOMBROS CON CADA HOMBRO

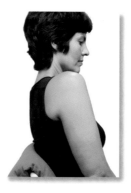

Lleve un hombro hacia adelante, haciéndolo rotar.

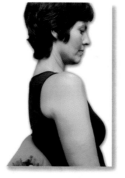

Levante el hombro hacia sus orejas.

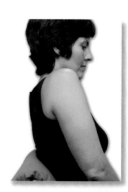

Al igual que con todos los movimientos que usted aprenda en este libro, la rotación de hombros se puede sentir exagerada y torpe al principio, algo que usted no se sentiría cómodo haciendo en público. Con la práctica y el tiempo, el movimiento se vuelve sutil, y usted puede incorporarlo fácilmente al sentarse en una reunión en la empresa, en un restaurante, o en su sofá.

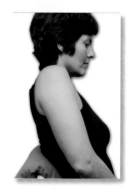

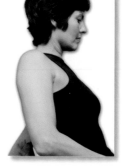

Rote el hombro hacia atrás, tanto como sea cómodo.

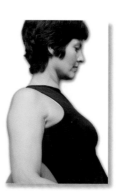

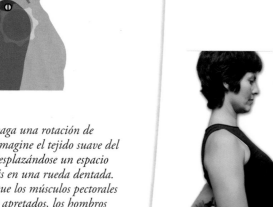

Deslice suavemente la escápula hacia abajo, a lo largo de su columna.

Errores comunes son: sobre-exagerar el movimiento, hacerlo de manera muy abrupta o mover el brazo más que la escápula.

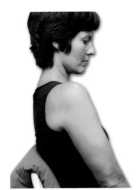
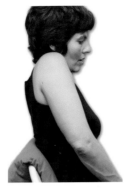
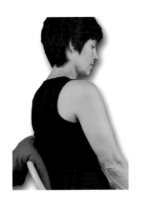

Empujar el hombro muy adelante.

Levantar el hombro muy alto.

Mover excesivamente el brazo.

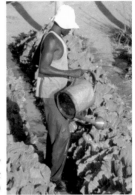

Granjero (Burkina Faso)

Después de ejecutar la rotación de hombro, usted puede notar que su alcance se reduce. Esto es porque sus brazos se originan más atrás que antes. Esta es una posición de base saludable, que usted no querrá comprometer durante las actividades normales. La solución es ajustar la distancia de su tarea. Por ejemplo, cuando está trabajando en un computador, usted puede requerir acercar el teclado. Cuando está manejando su auto, usted podrá necesitar acercar el asiento al volante (siempre manteniendo una distancia segura del airbag).

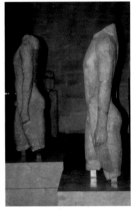

Estatuas (Grecia antigua)

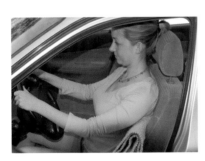
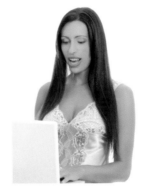

Manejando con los hombros bien posicionados.

Tipeando con los hombros bien posicionados.

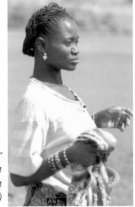

Mujer joven (Burkina Faso)

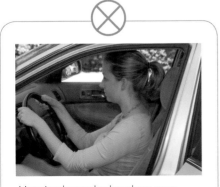
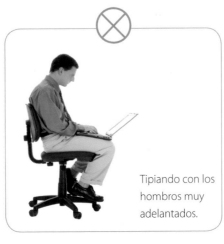

Manejando con los hombros muy adelantados.

Tipiando con los hombros muy adelantados.

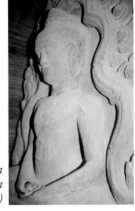

Figura de Buda (Tailandia)

POSTURAS SALUDABLES DE CUELLO ALREDEDOR DEL MUNDO

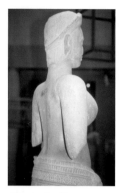

Figura budista (Camboya)

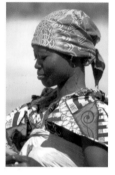

Joven madre (Burkina Faso)

ROTAR LA CABEZA HACIA ADELANTE PARA ALARGAR EL CUELLO

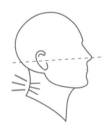

Comprometido

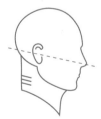

Ideal

9 ALARGUE LA PARTE DE ATRÁS DE SU CUELLO

Aunque usted ha alargado su espalda, su cuello puede aún estar comprimido. Hay muchas maneras de alargar el cuello. Si su cuello es propenso a lesiones, elija la opción A o una versión muy suave de la opción B. Si está buscando hacer progresos rápidos, use ocasionalmente la opción E. De lo contrario, elija lo más confortable para usted. La meta es lograr una posición neutral del cuello, con la nuca hacia atrás y arriba y el mentón en ángulo hacia abajo.

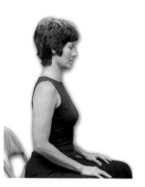

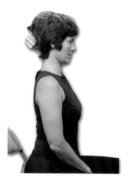

Opción A. Imagine un globo con helio dentro de su cabeza. Conscientemente libere toda tensión en los músculos de su cuello.

Opción B. Agarre un mechón de pelo en la nuca y suavemente tírelo hacia atrás y hacia arriba.

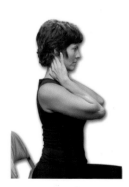

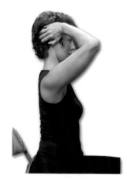

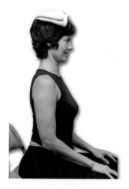

Opción C. Ponga sus dedos a ambos lados en las hendiduras de su cráneo (surcos occipitales) y mueva su cráneo hacia arriba, alejándolo de su cuerpo.

Opción D. Agarre la base de su cráneo con ambas manos y suavemente tire hacia arriba, mientras baja sus hombros.

Opción E. Ponga (o imagine) un objeto liviano en la corona de su cabeza. Empuje contra éste.

44

Si hay alguna rigidez en su cuello, la posición de su cabeza y cuello podrían seguir adelantados. Vea en el Apéndice 1 ejercicios para ayudar a estirar músculos rígidos en el cuello.

Trate de evitar estos errores comunes.

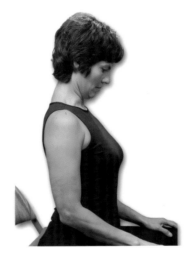

No alargue la parte delantera del cuello en vez de la parte de atrás.

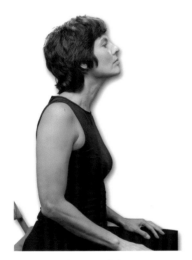

No pegue el mentón al cuello mientras alarga la parte de atrás del cuello.

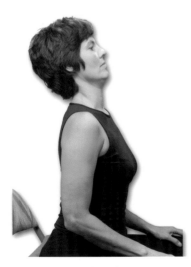

No incline la cabeza hacia atrás intentando alargar el cuello.

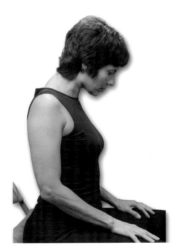

No desplace su cabeza hacia adelante ni incline el mentón hacia abajo al alargar la parte de atrás de su cuello.

POSTURAS SALUDABLES DE CUELLO ALREDEDOR DEL MUNDO

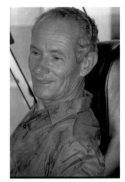

Hombre en Bus (Brasil)

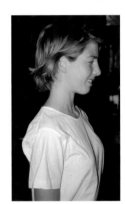

Estudiante (USA)

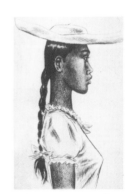

Dibujo de niña (Tahiti)

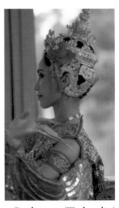

Bailarina (Tailandia)

FORMAS SALUDABLES DEL PIE ALREDEDOR DEL MUNDO

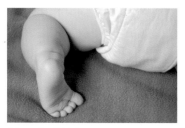

Niño de 6 meses con una pronunciada forma de frijol en el pie (USA)

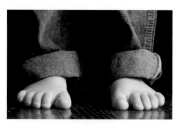

Niño joven mostrando una separación de dedos saludable en los pies (USA)

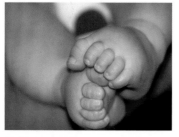

Bebé con un arco transversal pronunciado en los pies (USA)

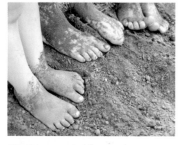

Niños con pies robustos por caminar en superficies naturales (India)

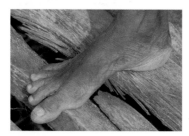

Trabajador con pies musculosos y saludables (India)

10 MIENTRAS ESTIRA LA ESPALDA, CORRIJA DEDOS Y ARCO DE UN PIE EN EL PISO MIENTRAS LEVANTA EL TALÓN

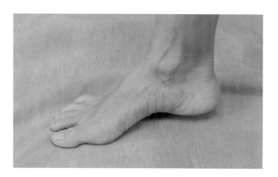

Levante el pie lo justo y necesario para que el talón se despegue del suelo.

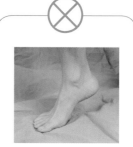

Un error común es levantar muy alto el talón, tensando el pie y dificultando el siguiente paso.

11 GIRE Y PIVOTEE EL TALÓN HACIA ADENTRO, ANTES DE PEGARLO FIRMEMENTE AL PISO

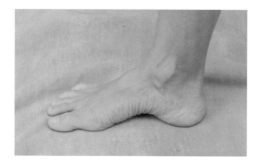

Su meta es crear una forma de frijol con su pie.

12 REPITA ESTA ACCIÓN CON EL OTRO PIE

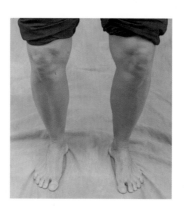

Fíjese que sus rodillas apunten en la misma dirección que los dedos de sus pies.

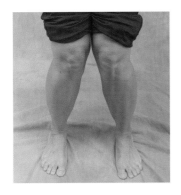

Un error común es aplanar los pies y girar las rodillas hacia adentro, lo que causa una mala alineación en toda la pierna, la pelvis y la columna.

13 RELAJE TODO SU CUERPO

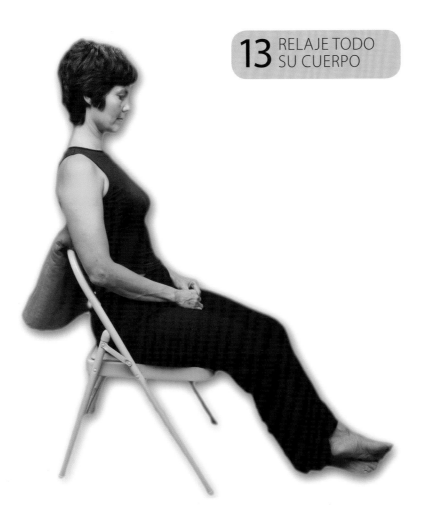

Deje que la silla haga todo el trabajo. Trate de localizar cualquier tensión en su cuerpo y relaje. Reubique sus piernas como quiera.

Si usted cree que ha vuelto a su posición habitual después de un rato, deberá restablecer su posición periódicamente. Simplemente repita los pasos de este capítulo.

SENTÁNDOSE CON UNA COLUMNA ELONGADA

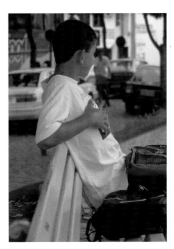

Niño escolar sentado con una leve reclinación mientras alarga su espalda (Brasil)

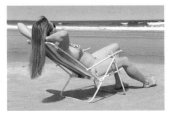

Mujer recostada en una silla de playa mientras elonga su cuello (USA)

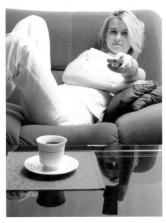

Mujer recostada en un sofá con cojines soportando su columna (USA)

Sentarse elongando no requiere necesariamente sentarse recto. Mientras su columna se estire y se respete la curvatura natural, usted estará cómodo y protegido en distintas posiciones que van desde muy derecho hasta recostado.

INDICACIONES PARA MEJORAR

Con práctica, usted aprenderá a sentarse elongando rápida y fácilmente. Normalmente, esta posición para sentarse, aunque poco familiar, se vuelve muy confortable. Le permite estar sentado por periodos extensos sin retorcerse. Eventualmente, el largo de su espalda en reposo cambiará, su altura será mediblemente mayor y usted estará más cómodo incluso cuando no está con tracción.

Con el tiempo, sus músculos alargados de la espalda contribuirán a mejorar la circulación (que a su vez acelera la recuperación de daños), y le ayudará a descomprimir discos y nervios – todo con el resultado de incrementar el confort y la funcionalidad. Dado que muchos nervios en el cuerpo se originan en la columna, al normalizar esta área, mejorará su bienestar general.

Usted podrá notar cambios graduales en su patrón de respiración. Para seguir esto, ponga atención a qué partes de su cuerpo se mueven durante un ciclo de respiración. Ponga una mano en su pecho y la otra sobre su abdomen para verificar el movimiento relativo entre ambas áreas (fig.1-9). Cuando haya alargado su columna y abierto su pecho, usted probablemente notará más movimiento en su pecho y menos en su abdomen. Aunque la respiración abdominal es natural durante el esfuerzo, la respiración pectoral en descanso expande la capacidad pulmonar y sostiene la arquitectura normal de la caja torácica.

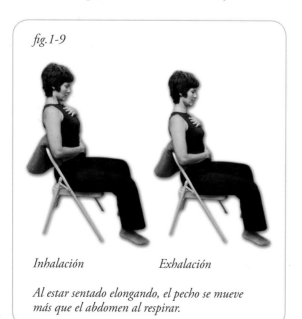

fig.1-9

Inhalación   *Exhalación*

Al estar sentado elongando, el pecho se mueve más que el abdomen al respirar.

SOLUCIÓN DE PROBLEMAS

SENTIR QUE ESTÁ ALARGANDO DEMASIADO

Si usted siente como que estuviera en un estante, puede que se haya estirado muy severamente. Reduzca la elongación separándose levemente del respaldo, dejando que su espalda alta se deslice sobre el respaldo solo un poco (fig.1-10).

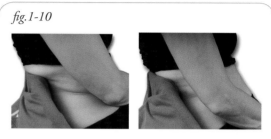

fig.1-10

Si un estiramiento fuerte (con un gran rollo de piel) se siente incómodo, sepárese un poco del respaldo.

INCAPACIDAD DE ALARGAR LA COLUMNA

Si luego de seguir las instrucciones de este capítulo usted no siente una extensión en su columna, revise si se forma un rollito delatador de piel en el punto de contacto con la silla. Si lo encuentra, entonces usted esta sentado elongando, solo que no lo siente aún. Con el tiempo, usted probablemente comenzará a sentir el estiramiento.

Si sus brazos están débiles o lesionados, usted podría no ser capaz de usarlos para alargar su torso. Alcance con sus manos la espalda media y estire la piel hacia arriba antes de apoyarse en el respaldo (fig.1-11). Como alternativa, si su silla es estable, usted puede usar sus piernas para ayudarse a empujar su espalda más arriba contra el respaldo (fig.1-12).

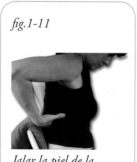

fig.1-11

Jalar la piel de la espalda hacia arriba es otra manera efectiva de alargar la espalda en el "stretchsitting".

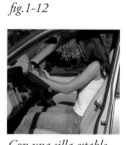

fig.1-12

Con una silla estable o el asiento del auto, el empujar con las piernas puede ayudar a posicionarse para el "stretchsitting".

Si usted aún no es capaz de alargar su columna, entonces puede estar teniendo dificultades en relajar sus músculos abdominales y dorsales para permitir cualquier separación entre la parte alta y baja de su cuerpo. Trate conscientemente de relajar los músculos del torso mientras estira su espalda (excepto aquellos que necesita para curvarse levemente hacia adelante) y proceda muy despacio.

Si sus músculos se sienten muy apretados, se podría beneficiar de ejercicios complementarios. Considere yoga, masajes, acupuntura y ejercicios de estiramiento.

INCOMODIDAD EN EL PUNTO DE CONTACTO

Si el lugar en que su espalda hace contacto con la silla se siente adolorido, usted podría tener una inflamación ahí. Ponga el cojín de soporte un poco más alto o más bajo para evitar este lugar. Si aún tiene problemas, debe considerar pasar al siguiente capítulo hasta que pueda ejecutar este ejercicio con comodidad. Considere masajes o acupuntura para ayudar a reducir la inflamación.

SILLA INADECUADA

Algunas sillas son difíciles de modificar. Intente diferentes combinaciones de sillas y respaldos. No se conforme con una posición sentado que no sea extremadamente cómoda. Una manera de modificar casi cualquier silla es con el respaldo que diseñé para el "stretchsitting" (fig.1-13).

INFORMACIÓN ADICIONAL

REPOSICIONAMIENTO DE HOMBROS

La mayoría de las personas que reconocen tener malas posturas saben que sus hombros se encorvan hacia adelante. Desafortunadamente, las maneras que esas personas conocen para arreglar el problema son inefectivas o dañinas.

Un enfoque para corregir hombros encorvados es jalarlos directamente hacia atrás (fig.1-14). Las personas usualmente mantienen esta posición por 10 segundos antes de volver a la posición original – hasta la próxima vez que se dan cuenta que están encorvados. El movimiento de jalar los hombros hacia atrás involucra contraer los músculos romboides, lo que es un buen ejercicio, pero una mala manera de corregir la postura de uno. Es bueno que las personas no mantengan esta postura por mucho tiempo; si lo hacen, podrían sufrir de inflamación por sobreuso de los romboides.

Otra compensación común, y peor, para hombros encorvados es arquear la espalda baja (fig.1-15). Este enfoque crea dos problemas en lugar de uno. El encorvamiento original se mantiene sin resolver y se compromete la espalda baja. A veces esta combinación de curvatura excesiva es erróneamente percibida como una buena postura, porque la parte superior del cuerpo se ve derecha.

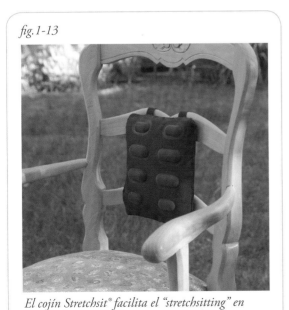

fig.1-13

El cojín Stretchsit® facilita el "stretchsitting" en casi cualquier silla. Para comprarlo, visite www. gokhalemethod.com o llame al profesor local.

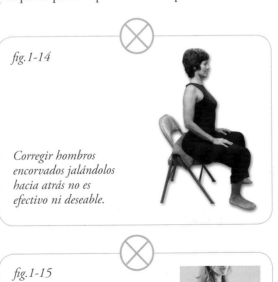

fig.1-14

Corregir hombros encorvados jalándolos hacia atrás no es efectivo ni deseable.

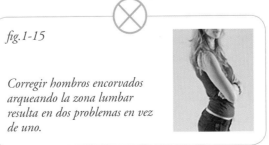

fig.1-15

Corregir hombros encorvados arqueando la zona lumbar resulta en dos problemas en vez de uno.

Ejecutar la rotación de hombros cuidadosamente es la mejor manera de remediar el encorvado. La rotación de hombros influencia la arquitectura del área justo debajo de los músculos pectorales. Esta área, llamada el plexo braquial, es una gran vía para nervios y vasos sanguíneos hacia los brazos. Los hombros encorvados comprometen la arquitectura de esta área, afectando la provisión de sangre hacia y desde los brazos, y la función nerviosa en los brazos. Los síntomas van desde manos frías y piel seca hasta dolor y disfunción de brazos.

La rotación de hombros es relativamente fácil de aprender y ejecutar. Si usted tiene músculos pectorales extremadamente apretados, debería proceder suavemente con la rotación de hombros. En caso contrario, sus músculos sobre estirados pueden presionar y afectar vasos sanguíneos y nervios subyacentes. Para ver ejercicios que lo ayuden a progresar más rápido hacia hombros bien alineados, vea el apéndice 1.

COMENTARIOS SOBRE APOYOS LUMBARES

Una solución común para una silla incomoda es el cojín de soporte lumbar, que soporta e incluso exagera la curvatura lumbar (fig.1-16a). El diseño de estos cojines está basado en nociones mal guiadas acerca de la curvatura ideal de la columna. Incluso si se ponen sobre la columna lumbar, la mayoría de los cojines lumbares no sirven para "stretchsitting" (elongar la columna), ya que no tiene la firmeza o textura apropiada para enganchar la columna.

Diseñé el cojín "Stretchsit®" para un enganche efectivo y para una fijación simple a la mayoría de los asientos y a la altura apropiada (fig.1-16b). El respaldo ayuda a alargar la columna lumbar, haciendo del sentarse una posición cómoda y terapéutica.

SENTADO EN UN AUTO

Este capítulo estaría incompleto sin describir cómo sentarse en el auto. Debido a que muchos de nosotros pasa varias horas a la semana en el auto, es esencial utilizar algunas de esas horas en sentarse bien. Usted recordará el tiempo en que andar en auto era tan cómodo que se llamaban paseos alegres. Con la edad, muchos de nosotros encontramos que incluso un viaje corto causa incomodidad o dolor. Cuando usted tiene éxito en una buena posición, encontrará nuevamente que manejar es un placer, y no llegará a su destino sintiendo dolor o rigidez.

Stretchsitting es especialmente importante cuando se maneja. Usando las instrucciones de este capítulo lo habilitará para elongar su columna en el auto. El espacio adicional que gana entre sus vértebras actúa como un amortiguador contra los movimientos del auto. Incluso puede contrarrestar la compresión adicional que resulta de la tensión muscular cuando se maneja en condiciones estresantes.

Muchos asientos de auto tienen diseños pobres, incluidos aquellos con numerosos ajustes. Esto es porque están hechos reflejando la postura promedio de la gente que los usa. Desafortunadamente, esto también promueve a esta postura promedio. Los asientos son muy cóncavos, tanto horizontal como verticalmente. Empujan los hombros del conductor hacia adelante, encorvando la espalda (fig.1-17). No ofrecen ningún espacio para apoyar la columna y no dan la posibilidad de realizar una rotación de hombros. Sin embargo, usted puede remediar estos problemas instalando un soporte a nivel de la espalda media, justo debajo de los omóplatos.

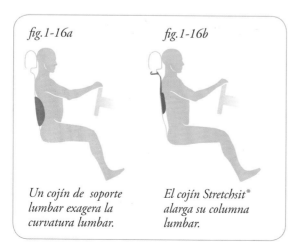

fig.1-16a   *fig.1-16b*

Un cojín de soporte lumbar exagera la curvatura lumbar.

El cojín Stretchsit® alarga su columna lumbar.

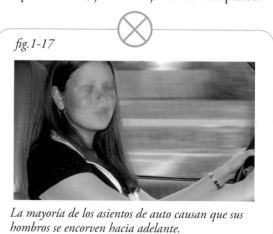

fig.1-17

La mayoría de los asientos de auto causan que sus hombros se encorven hacia adelante.

AMOLDANDO UN RESPALDO

El truco es doblar un poco de tela de una forma apropiada para su espalda (fig.1-18a). Las dimensiones exactas dependen de los contornos del asiento de su auto. Mientras más curvo sea el asiento de su auto, más grueso debe ser el cojín. En autos con asientos de cuero resbalosos, instale la tela doblada verticalmente, enganchando un extremo entre el apoyacabeza y el respaldo (fig.1-18b). El resto de la tela debiera colgar hasta el nivel de la espalda media, en un ancho que quepa entre los omóplatos. Asegúrese que su cabeza se mantenga a la altura del apoyacabeza. También puede utilizar el cojín Stretchsit®, que funciona perfectamente sujetándolo alrededor del apoyacabeza en cualquier asiento de auto (fig.1-18c).

fig.1-18a

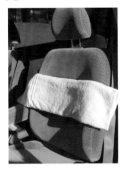

Una toalla doblada puede modificar el asiento de un auto para una postura saludable.

fig.1-18b

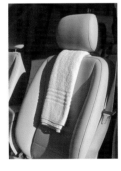

Se requiere un poco de ingenio para modificar asientos de cuero para una postura saludable.

fig.1-18c

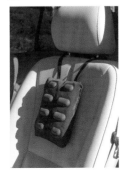

El cojín Stretchsit® tiene una correa que lo sostiene alrededor del apoyacabeza.

Una vez que haya modificado el asiento de su auto, los pasos son similares a los de sentarse elongando en una silla con respaldo:

1. Desplace sus glúteos más atrás en el asiento, relativo a la parte superior de su cuerpo.

2. Alargue su espalda contra el respaldo y póngala en tracción. En vez de usar sus brazos para levantar su torso, usted puede encontrar más útil empujarse con sus piernas (fig.1-12). Esto funciona en el auto, porque los asientos están fijos y son estables.

3. Realice una rotación de hombros para moverlos hacia atrás y hacia abajo. Debido al respaldo, sus hombros no debieran quedar impedidos por los contornos del asiento.

4. Verifique y ajuste la distancia al volante. Usted debe estar lo suficientemente cerca para alcanzar cómodamente el volante sin adelantar sus hombros. Nota: asegúrese de seguir las instrucciones del fabricante para mantener una distancia segura del airbag.

5. Trate de estirar su cuello. Así como puede poner su torso en tracción contra el respaldo, usted será capaz de poner su cuello en tracción contra el apoyacabeza (fig.1-19).

fig.1-19

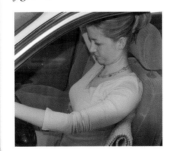

Alargue su cuello contra el apoyacabeza para lograr una suave tracción en el cuello.

VERIFICANDO SU POSICIÓN

Usted puede utilizar la posición del espejo retrovisor para establecer un estándar para su altura sentado. Siéntese siguiendo estas instrucciones y luego ajuste el espejo para que le otorgue una buena visión. Ahora, cada vez que maneje, asegúrese de sentarse de modo que pueda usar el espejo en la posición establecida. ¡No ajuste el espejo, ajuste su manera de sentarse!

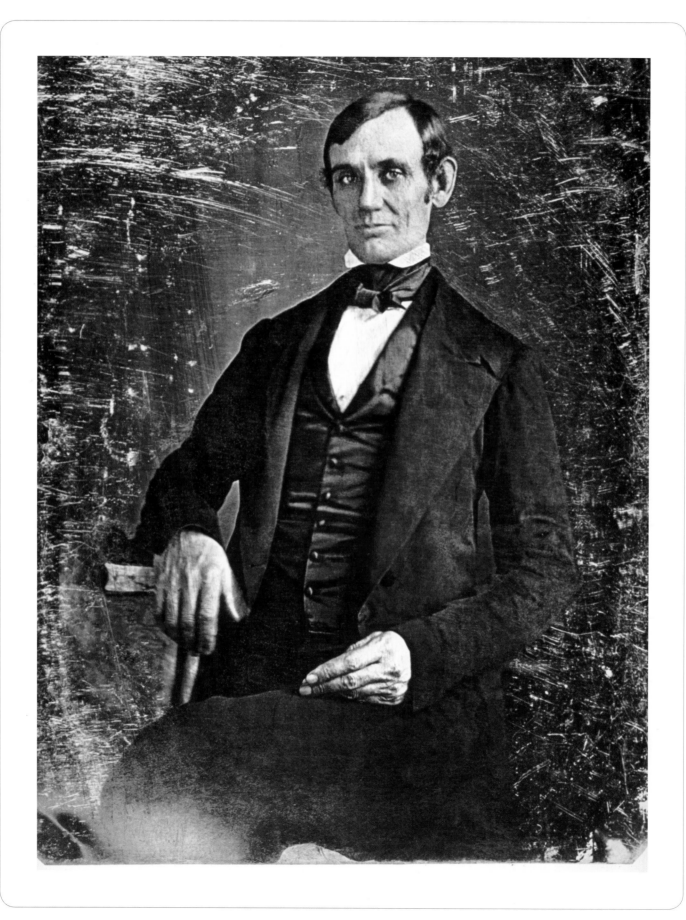

RECAPITULANDO

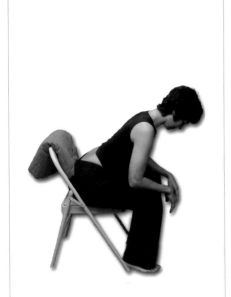

a. Siéntese en la silla, moviendo sus glúteos bien atrás en la silla

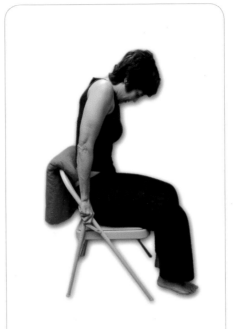

b. Alargue la columna

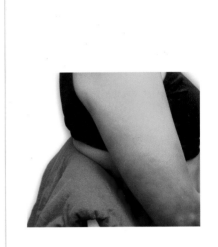

c. Pegue la espalda media a la silla

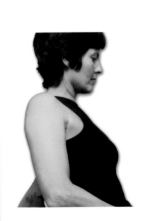

d. Ejecute la rotación de hombros

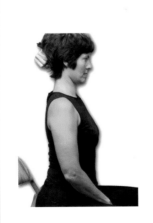

e. Alargue la parte de atrás del cuello

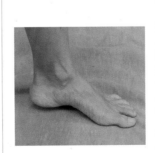

f. Alinee los pies y póngalos en forma de frijol

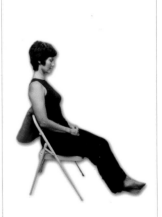

g. Relaje todo el cuerpo

2

ACOSTARSE ELONGANDO SU ESPALDA
(STRETCHLYING ON YOUR BACK)

Acostarse con una espalda alargada

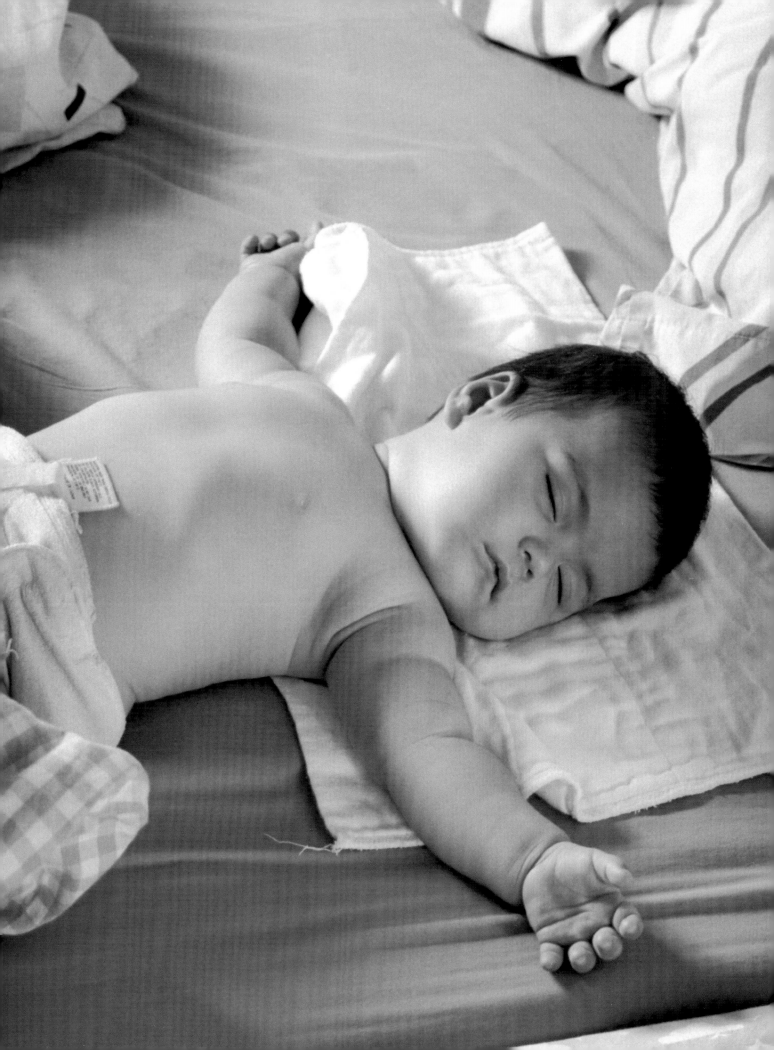

En este capítulo usted aprenderá la técnica de acostarse elongando (stretchlying), para elongar su columna cuando está acostado (fig.2-1). Con esto y la posición sentado que aprendió en el primer capítulo, usted tendrá beneficios terapéuticos por muchas horas al día – mucho más que lo que le provee cualquier régimen de estiramiento. No solo se beneficiará de horas de tracción terapéutica para su espalda, sino que también disfrutará de un mejor sueño.

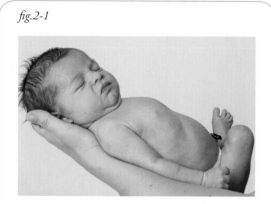

fig.2-1

Acostarse elongando es una manera cómoda y saludable de dormir.

Una buena noche de sueño es la manera natural de restaurar y restablecer el cuerpo, a pesar de que muchas personas experimentan las horas nocturnas como de incomodidad, intranquilidad e incluso de dolor. La mayoría de nosotros entiende la conexión entre emociones y sueño; pocos entienden el rol de la posición al dormir.
Una mala posición para dormir amenaza varias estructuras del cuerpo, las que a cambio le indican al cerebro que cambie de posición. Revolverse y voltearse en la cama es un intento de encontrar una posición saludable en que los músculos se pueden relajar. Si no tiene éxito y se queda en una posición poco saludable, usted amanecerá con molestias y dolores debido a que los músculos no se relajaron durante la noche (fig.2-2).

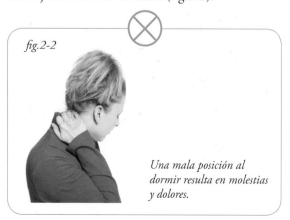

fig.2-2

Una mala posición al dormir resulta en molestias y dolores.

Si usted comienza la noche con su cuerpo en una posición relajada, neutra, no tendrá que revolcarse y voltearse para encontrar una. Usted se sorprenderá de cuánto tiempo se mantienen una posición, y de cuán refrescado y confortable se siente al despertar. De hecho, muchas personas reportan que se despiertan en la misma posición después de toda una noche durmiendo, una vez que aprendieron el "stretchlying".

Cuando ha dominado la técnica, sólo requerirá de unos pocos segundos para ponerse en la posición optima y disfrutar de un mejor sueño.
Si usted normalmente no duerme de espalda, se podrá cuestionar el valor de este capítulo, pero yo lo desafío a aprender el "stretchlying" por diversas razones:

• Puede sorprenderse de quedarse dormido en la posición de "stretchlying".
• Incluso si no se queda dormido, se beneficiará de comenzar la noche con los músculos de la espalda alargados. Estos mantendrán parte del largo incluso luego de moverse desde esa posición.
• Es útil cultivar más de una posición cómoda y saludable para dormir, para acomodarse a determinadas circunstancias como lesiones.
• Muchos ejercicios comunes se ejecutan recostado de espalda; "stretchlying" hace que esos ejercicios sean más seguros.
• Los masajes y otras técnicas de trabajo en el cuerpo requieren recostarse de espalda. Nuevamente, "stretchlying" hace estas técnicas más seguras, más cómodas y más efectivas.

Cuando usted prueba por primera vez una nueva posición para dormir, ésta puede parecer artificial, engorrosa y no conducente a dormir. Se requiere de cierta disciplina para comenzar la noche en una posición extraña, incluso si se siente muy cómoda. Si usted usa esta disciplina por tres o cuatro noches, la extrañeza desaparecerá y será reemplazada por sentimientos positivos.

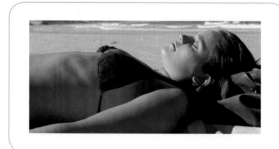

BENEFICIOS

- Mejora la calidad del sueño

- Descomprime los discos intervertebrales

- Descomprime los nervios de la columna

- Mejora la circulación alrededor de la columna

- Re establece el largo en reposo de los músculos de la espalda

- Mejora los patrones de respiración

Noté que empezaba a dormir más facilmente, sin revolcarme y voltearme durante la noche, y cuando despertaba en la mañana, no sentía la necesidad de estirarme para moverme, como lo hacía antes. Mi circulación es mucho mejor ahora y no he tenido una lesión física en años. Todos comentan "Qué buena postura tengo!"

Merrill Page, Estudiante de Stanford, Stanford, CA

El dolor era tan severo que mi cuerpo entero estaba tenso tratando de combatirlo. No había alivio ni en la noche. Ninguna posición aliviaba la pulsación. Me despertaba tan tenso y fatigado como cuando me acostaba. Las personas notaban como cojeaba y arrastraba mi pierna izquierda. Sacar a pasear al perro era una tortura. Tratar de enmascarar el dolor se volvió imposible. El sólo pensar en cirugía me llenaba de pavor.

Una de mis amigas sugirió a Esther Gokhale, quien había ayudado a su jefe a resolver un dolor recurrente. Debo admitir que estaba escéptica. Luego de la primera clase, salí sintiéndome mejor, pero creyendo que el alivio sería por poco tiempo. La semana completa fue una semana con mínimo dolor. Todavía voy donde Esther. Hice un total de seis visitas. Aprendiendo sus desafíos. No he tenido dolor por cuatro semanas. El trabajo no es siempre fácil, pero la recompensa es casi como un milagro.

Smokey Chapman, Palo Alto, CA

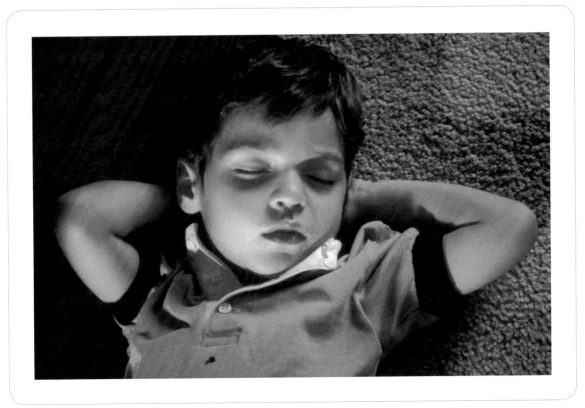

EQUIPAMIENTO

Usted necesita lo siguiente:
- *Dos almohadas, una para la cabeza y la otra para poner bajo las rodillas (Vea información adicional en la página 65 para indicaciones en el alto de las almohadas).*
- *Una cama.*

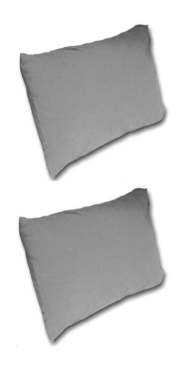

1 SIÉNTESE CON SUS RODILLAS FLECTADAS Y SUS PIES PLANOS SOBRE LA CAMA

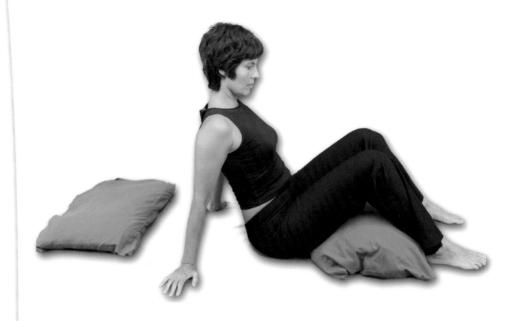

Sus piernas debieran estar sobre (no apoyadas en) la almohada.

2 USANDO SUS CODOS, BAJE SU TRONCO HASTA UN ÁNGULO DE 30° APROXIMADAMENTE

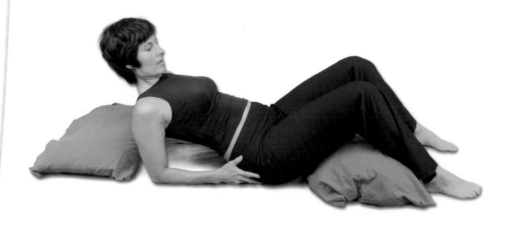

Doble sus brazos de modo que los antebrazos queden apoyados en la cama y sus codos formen un ángulo de 90° con la cama.

3 SUAVAMENTE BAJE SU ESPALDA HACIA LA CAMA MIENTRAS ALARGA SU COLUMNA

Presione sus codos contra la cama y hacia sus pies para ayudar a elongar su columna. Concéntrese en apoyar su espalda en la cama vertebra por vértebra, posicionando cada vértebra lo más lejos posible de la anterior. Cuando sus codos ya no hagan palanca, recuéstese apoyando su cabeza y la parte superior de los hombros en una almohada.

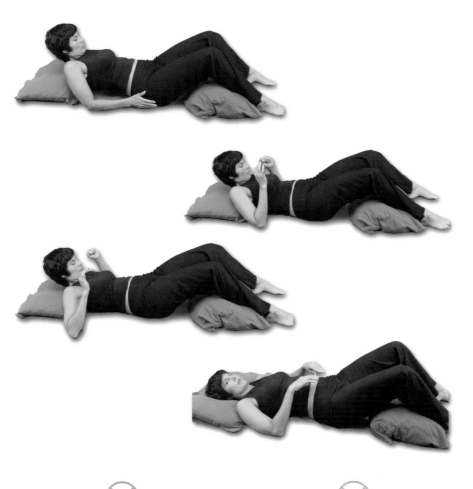

MANERAS IDEALES Y COMPROMETIDAS DE ACOSTARSE DE ESPALDA

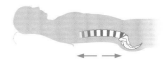

Acostado elongando "stretchlying"

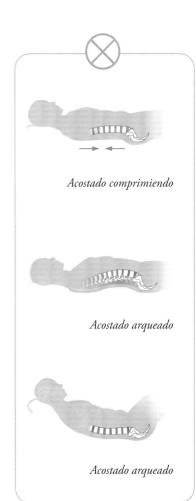

Acostado comprimiendo

Acostado arqueado

Acostado arqueado

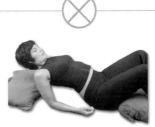

Un error común es arquear la espalda mientras intenta alargarla. De hecho, arquear la espalda la acorta. Concéntrese en posicionar cada vértebra tan separada de la anterior como sea posible.

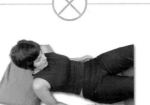

Una tendencia casi universal es llevar la pélvis hacia adentro. Con los discos descomprimidos, esto no hará daño. Sin embargo, si siente cualquier incomodidad, use la maniobra del paso 10.

POSICIONES IDEALES Y COMPROMETIDAS DE HOMBROS Y CUELLO

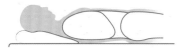

Una almohada bajo los hombros aplana la espalda baja.

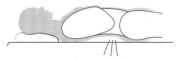

Sin almohada bajo los hombros puede arquearse la espalda.

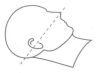

Cuello elongado.

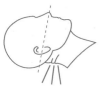

Cuello comprimido.

EJEMPLOS DE POSICIONES SALUDABLES DE CUELLO

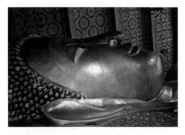

Buda reclinado (Tailandia)

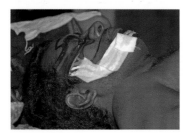

Bailarín Katakali aplicándole maquillaje (India)

60

4 VERIFIQUE LA POSICIÓN DE SU ALMOHADA

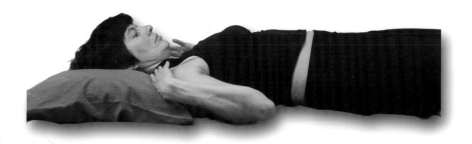

Sus hombros, cuello y cabeza deben estar levemente levantados sobre el borde de la almohada. Usted puede ajustar la posición de la almohada, si después de alongar la columna, usted está muy alto o muy bajo en la almohada.

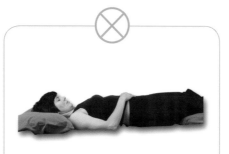

Si está muy bajo en la almohada, puede causar que su cuello se curve hacia adelante.

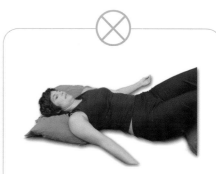

Si está muy alto en la almohada, puede causar que su cuello se arquee.

5 ALARGUE SU CUELLO SUAVEMENTE

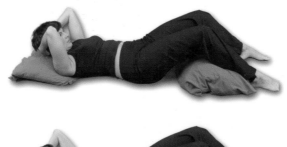
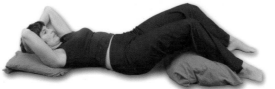

Levante su cabeza de la almohada. Use sus manos para guiar la nuca, alejándola del torso mientras que vuelve a apoyar la cabeza en la almohada. Es importante hacer esto suavemente.

6 DESLICE SUS HOMBROS HACIA ABAJO EN EL SENTIDO DE SU COLUMNA

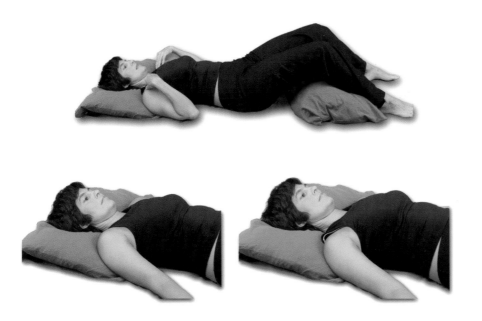

Antes, usted usó sus codos para posicionar su espalda, por lo que sus hombros pueden estar elevados hacia sus orejas. Como no puede realizar una rotación de hombros completa con la almohada debajo de éstos, simplemente deslice sus hombros hacia abajo y extiéndalos abriendo el pecho.

7 POSICIONE SUS BRAZOS CÓMODAMENTE A LOS LADOS

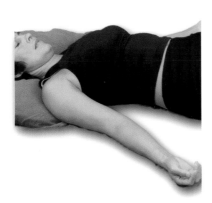
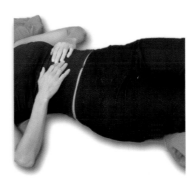
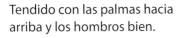

Tendido con las palmas hacia arriba y los hombros bien.

Algunas personas sienten cómodo doblar los brazos, descansando sus manos en el abdomen. Otras prefieren dejar sus brazos sobre o bajo la cabeza.

POSICIONES SALUDABLES DE BRAZOS

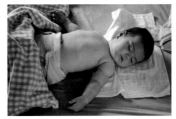

(USA)

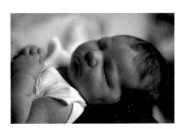

(USA)

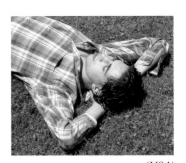

(USA)

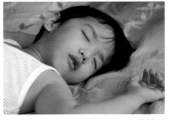

(USA)

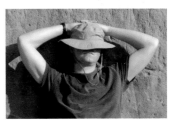

(USA)

COMPENSACIÓN PARA UN MÚSCULO PSOAS TENSO

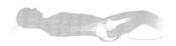

Poniendo una almohada bajo las rodillas, compensa los músculos psoas tensos, que se originan en el frente de la columna lumbar y terminan en el extremo del fémur.

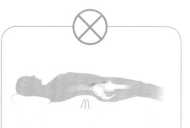

Tenderse con las piernas estiradas causa un arqueo en la columna si los músculos psoas están tensos.

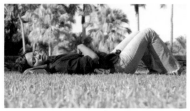

Muchas personas con músculos psoas tensos doblan sus rodillas instintivamente para facilitar una mejor alineación en la espalda baja (USA).

Vea ejercicios para estirar el músculo psoas en el Apéndice 1.

8 EXTIENDA Y RELAJE SUS PIERNAS SOBRE LA ALMOHADA

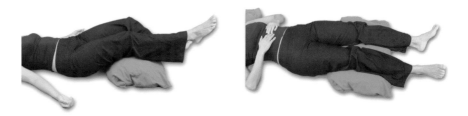

Suavemente rote sus piernas y rodillas hacia afuera desde la articulación de la cadera. La almohada bajo sus rodillas las sostiene en una posición levemente flexionadas, aliviando estrés en su espalda baja.

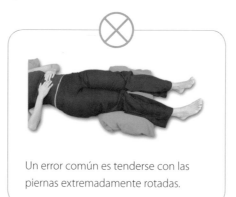

Un error común es tenderse con las piernas extremadamente rotadas.

9 VERIFIQUE EL ESPACIO ENTRE SU ESPALDA LUMBAR Y LA CAMA

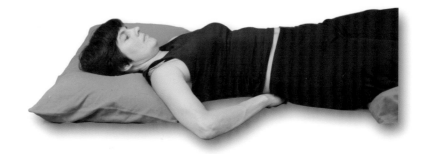

Perciba si su espalda baja está en contacto con la cama o si puede deslizar sus dedos en un espacio natural entre su espalda y la cama. Si no hay espacio, su columna no está en una posición neutra. Puede que usted esté con una fuerte tensión, la que liberará en el próximo paso.

10 SI SU PELVIS ESTÁ HACIA ADENTRO, REPITA LOS PASOS DE ESTE CAPÍTULO, ESTABILIZANDO LA PELVIS CON SUS MANOS EN EL PASO 3

Al alargar su columna en el paso 3, es fácil que sin querer su pelvis se vaya hacia adentro. La manera más efectiva para estabilizar la pelvis con sus manos es con los dedos apuntando hacia sus pies y el pulgar enganchado detrás del borde de su pelvis (cresta iliaca).

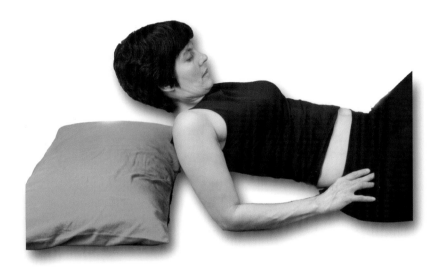

11 RELAJE TODO SU CUERPO

Trate de localizar cualquier tensión en su cuerpo y libérela. Tiéndase en esta posición por dos o tres minutos, dejando que sus músculos se relajen completamente. Si no se queda dormido, podrá estirar su columna un poco más repitiendo los pasos 2-8.

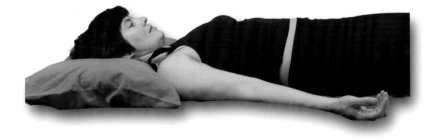

POSICIONES SALUDABLES PARA ACOSTARSE

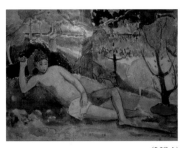

(USA)

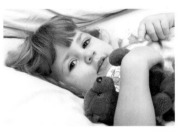

(USA)

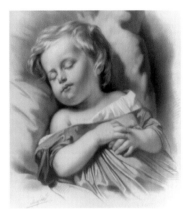

(USA)

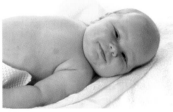

(USA)

INDICACIONES PARA MEJORAR

Cuando se pasa un tiempo considerable en "stretchlying", usted notará las mismas mejoras que con el "stretchsitting": la longitud en reposo de su espalda cambiará, su altura será considerablemente mayor y estará más cómodo incluso si no está en tracción. Se revolcará y volteará menos y experimentará un mejor dormir.

Con el tiempo, sus músculos de la espalda alargados contribuirán a mejorar la circulación (lo que acelera la reparación de daños), y ayudarán a descomprimir discos y nervios. Normalizando esta área debiera mejorar su bienestar general.

Al igual que con el stretchsitting, usted también notará cambios en su patrón de respiración. Para ver esto, preste atención a qué partes de su cuerpo se mueven al respirar (fig.2-3). Ponga una mano en su pecho y otra en su abdomen para verificar su movimiento relativo. Debiera notar mayor movimiento en su pecho y menos en su abdomen, debido a que sus músculos abdominales estirados ahora ofrecen más resistencia a la respiración de abdomen. Mientras que la alineación mejorada de la cabeza, cuello y torso facilita el movimiento del pecho. Con el tiempo, este incremento en la respiración pectoral expandirá la capacidad de sus pulmones y apoyará una arquitectura más saludable en su caja torácica.

fig.2-3

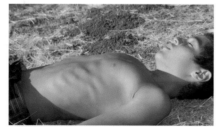

Inhalación

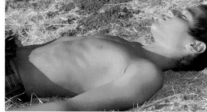

Exhalación
Un patrón de respiración base saludable expande el pecho más que el abdomen.

PROBLEMAS

DOLOR O INCOMODIDAD EN LA ZONA LUMBAR

- Puede que usted tenga los músculos psoas muy tensos, causando que su espalda se arquee. Ponga más almohadas bajo sus rodillas para reducir el arco (fig.2-4).

fig.2-4

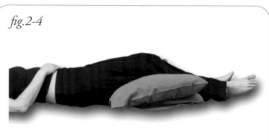

Poniendo almohadas adicionales bajo las rodillas se puede compensar un músculo psoas tenso.

- Puede que usted haya llevado hacia adelante mucho su pelvis al bajar cada vértebra sobre la cama. Si ocurrió esto, repita los pasos 1-8, esta vez poniendo sus mano firmemente en el borde pélvico para mantenerla estable (vea el paso 10).

DOLOR O INCOMODIDAD EN EL CUELLO

- Puede que usted tenga una curvatura excesiva en el cuello. Ajuste la almohada a una altura apropiada a la curvatura de su cuello y columna torácica superior. Quizás tenga que amontonar un poco la almohada para formar un rollo cervical, pero asegúrese de no estar forzando su cuello a encorvarse más de lo que ya está (fig.2-5). Usted está buscando un soporte cómodo y la eliminación de las tensiones. Esto puede requerir experimentar con almohadas de diferentes espesores y dureza.

fig.2-5

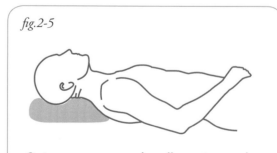

Si tiene una curvatura de cuello excesiva, pueda que no sea capaz de alargarlo mucho. Apoye la curvatura que tenga y lentamente trabaje alargando la parte de atrás de su cuello.

• Puede que haya sobre estirado su cuello. Si se siente incómodo, suelte un poco hasta que se sienta cómodo. Sobre estirar los músculos del cuello, especialmente si se hace en forma abrupta, puede provocar espasmos musculares.

INCOMODIDAD EN EL PUNTO DE CONTACTO CON LA CAMA

Puede que usted tenga una inflamación local que cause molestia. Duerma de lado por ahora (como se describe en el capítulo 4, "Acostarse alargando de lado") y vuelva a esta técnica más adelante.

RONQUIDOS

Aunque una buena alineación ayuda a reducir ronquidos, incluso si se acuesta de espalda, su problema puede ser muy severo para sobrellevarlo de esta manera. Duerma de lado en vez de espalda para tener una buena noche de sueño. Si sospecha de apnea del sueño, consulte a un especialista en sueño.

SENSACIÓN DE VULNERABILIDAD

Puede sentirse expuesto y vulnerable con "stretchlying" de espalda. Concéntrese en la sensación de comodidad en su cuerpo y pronto se acostumbrará a la nueva posición.

INFORMACIÓN ADICIONAL

CAMAS

Las personas me preguntan frecuentemente por recomendaciones para las camas. Después de aprender a tenderse estirando, usted encontrará que tolera una mayor cantidad de superficies. Por ejemplo, una noche en una cama con un leve hundimiento o con una superficie dura no causará daño ni provocará tensiones protectoras en los músculos de la columna (fig.2-6). Al acostarse alargando sus discos están descomprimidos de modo que toleran distorsiones a la forma de columna mucho mejor que con discos comprimidos.

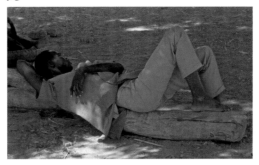

fig.2-6

Con una columna descomprimida, usted tolerará un amplio rango de dureza en el colchón. La "cama" en esta foto es muy-muy dura, pero no causa ningún problema a la persona (Burkina Faso).

Una cama ideal no es ni muy dura ni muy blanda. Cede un poco para acomodar los contornos irregulares de su cuerpo (especialmente importante para mujeres de caderas anchas y cinturas delgadas que duermen de lado), pero no permite que las partes más pesadas se hundan muy profundo en la cama. La cama no debe permitir que su tronco se hunda mucho en relación a sus brazos, o que su cadera se hunda mucho en relación a su tronco. Yo recomiendo un colchón firme, de buena calidad con gran cantidad de resortes.

ALMOHADAS

La almohada correcta para usted depende de cuanta rigidez y curvatura tenga en su cuello (cervical) y en la columna torácica alta. Una buena almohada refleja su postura base actual pero estimula su cuello a moverse en la dirección ideal, aunque gradualmente (fig.2-7). No debe mantener, o peor, exagerar una curvatura poco sana. (fig.2-8, fig.2-9). Una buena almohada tiene suficiente relleno para mantener la forma base, y es suficientemente blanda para acariciar y conducir a relajar y dormir. Una solución es usar dos almohadas, la de abajo rellena con un material firme (como algodón de seda) y la de arriba con un relleno blando (como pluma de ganso o relleno sintético).

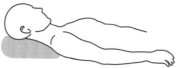
fig.2-7

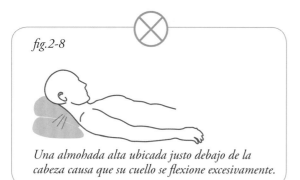

Una almohada ubicada bajo su cabeza y
levemente bajo sus hombros puede servir para
alargar su cuello y espalda baja.

fig.2-8

Una almohada alta ubicada justo debajo de la
cabeza causa que su cuello se flexione excesivamente.

ALMOHADAS CERVICALES / ROLLOS

Las almohadas cervicales o rollos de apoyo
cervical, así como los cojines lumbares están
basados en nociones equivocadas acerca de qué
constituye una curvatura normal y deseable en
la columna humana (fig.2-9). Las almohadas
cervicales y rollos están diseñados para soportar
la curvatura normal en el cuello o crearla si
no existe. Mi enfoque lo desafía a alargar más

que curvar su columna cervical. Una almohada
normal, cuadrada o rectangular de una altura y
dureza apropiada a la forma de su cuello
funciona mejor.

Sólo si tiene una curvatura significativa en su
cuello, y éste es más bien rígido, usted debiera
usar una almohada cervical (o amontone su
almohada debajo de su cuello). En este caso, la
almohada cervical es un dispositivo transitorio,
que permite a la parte excesivamente curvada
del cuello a relajarse sobre una superficie en
vez de quedar sin soporte. El rollo cervical no
debe nunca exagerar la curvatura que usted ya
tiene. Debe tener un espesor intermedio entre la
curvatura de su cuello y la ideal (con poca o sin
curvatura). Con el tiempo usted será capaz de
reducir el espesor del apoyo cervical hasta que ya
no lo necesite más.

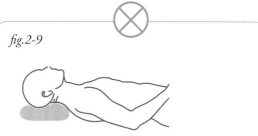
fig.2-9

Las almohadas con apoyo cervical pueden causar
extensión excesiva de su cuello. Úselas sólo para
propósitos transitorios.

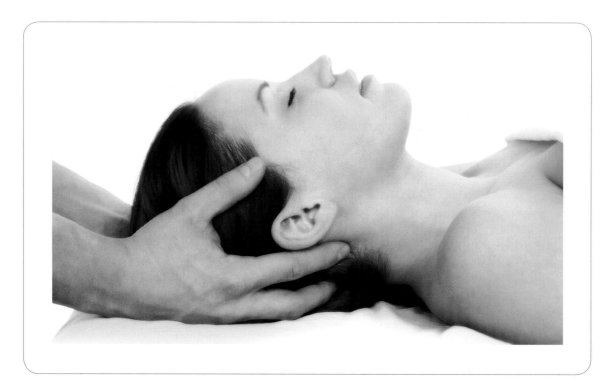

RECAPITULANDO

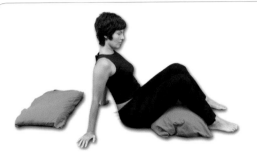

a. Doble las rodillas

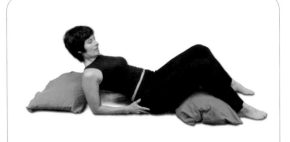

b. Baje el tronco sobre los codos

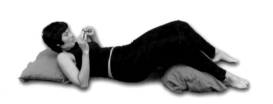

c. Apoye la espalda sobre la cama
vértebra por vértebra

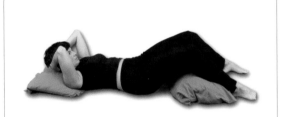

d. Alargue la parte de atrás del cuello

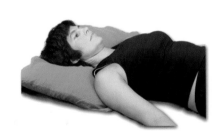

e. Presione los hombros hacia
abajo alejándolos del cuello

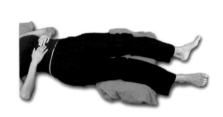

f. Estire y relaje las piernas, usando una
almohada opcional bajo las rodillas

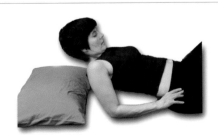

g. Verifique y libere una pelvis
excesivamente adelantada

3

SENTARSE CORRECTAMENTE (STACKSITTING)

*Posicionando la pelvis
como la base de su columna*

Mi hija menor se sienta en el piso cerca de su tina de baño. Note su columna erguida sin esfuerzo; su cabeza, cuello y columna en una línea recta; sus glúteos posicionados tras su columna; y sus omóplatos prominentes detrás de su torso incluso cuando está alcanzando algo en el frente.

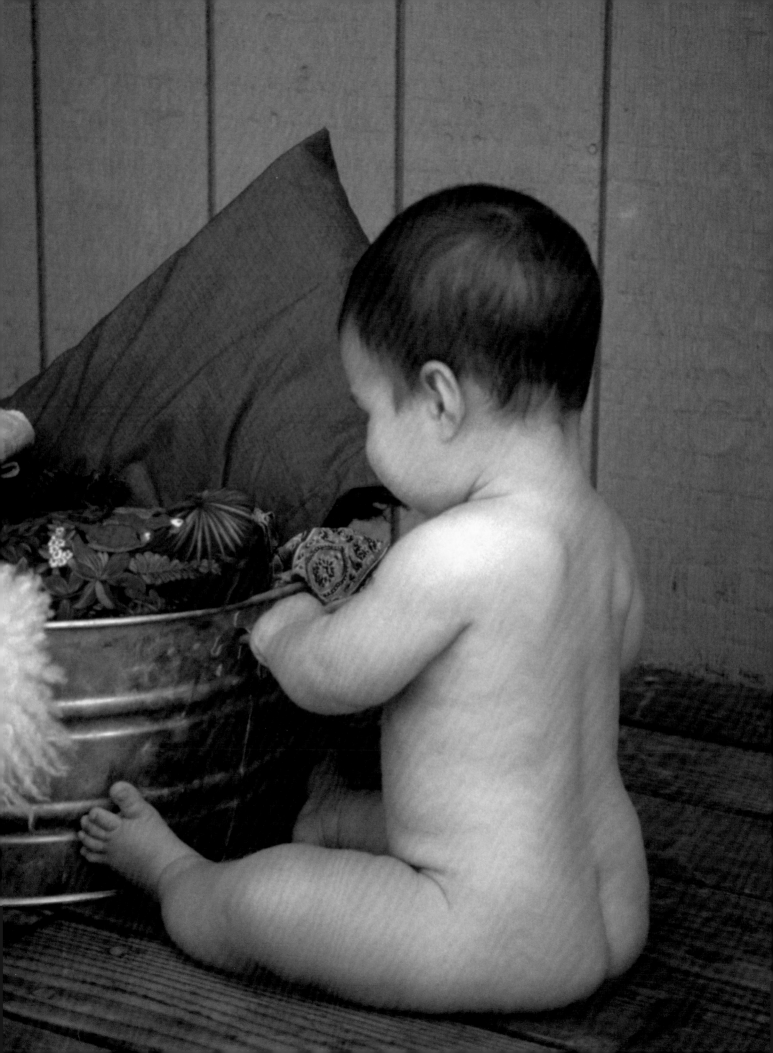

En las siguientes fotografías (fig.3-1), note que la jinete femenina a la izquierda está sentada derecha mientras que el jinete masculino a la derecha está encorvado. ¿Cómo podríamos corregir la postura del hombre? La mayoría de las personas le dirían "siéntate derecho", "enderézate", o jalarían sus hombros y cuello hacia atrás para estar más derecho. Seguro que puede hacer eso, pero requeriría tensión en los músculos de su espalda baja. Estaría derecho, pero tenso, con su espalda baja comprimida y comprometida. Luego de un rato, probablemente volvería a encorvarse. Muchas personas alternan entre músculos tensos y espalda encorvada, y ninguna de estas situaciones es sana.

fig.3-1

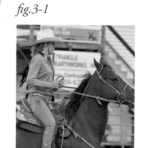 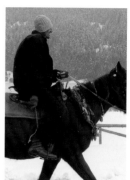

Sentada con buena postura

Sentado con una mala postura

fig.3-2

La pelvis es la base para la parte superior del cuerpo. Con la pelvis bien posicionada, la parte superior del cuerpo puede estar derecha y relajada. Con la pelvis mal posicionada, la parte superior del cuerpo está o relajada pero encorvada o derecha pero tensa.

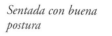

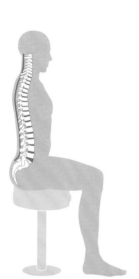 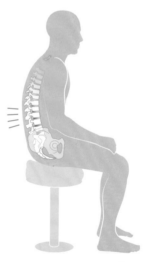 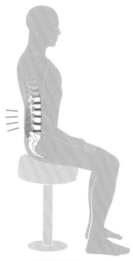

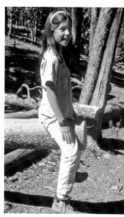 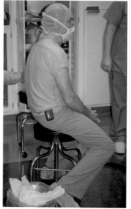 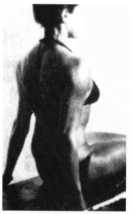

a. Postura derecha y relajada con una pelvis bien posicionada (antevertida)

b. Postura relajada pero encorvada con una pelvis hacia adelante (retrovertida)

c. Postura recta pero tensa, con una pelvis hacia delante. (retrovertida)

Lo que realmente se necesita es un desplazamiento de la pelvis en la base de la columna. Esta parte de su anatomía sirve como base para el resto de la estructura. En nuestra especie, la pelvis está diseñada para estar hacia atrás (antevertida). Cuando su pelvis está antevertida, el resto de su columna se puede alinear bien, de tal modo que usted puede estar derecho y relajado, sin requerir mucha tensión muscular para soportar la columna (fig.3-2a). Cuando su pelvis está mal posicionada, usted estará o relajado pero encorvado (fig.3-2b) o derecho pero tenso (fig.3-2c).

Una manera de medir la posición pélvica es imaginar que usted tiene una cola (fig.3-3). Si mira nuevamente las fotos de los dos jinetes en la fig.3-1, e imagina que ambos tiene colas, la que está sentada derecha tendrá su cola hacia atrás de ella, mientras que el jinete que está encorvado estaría sentado sobre su cola.

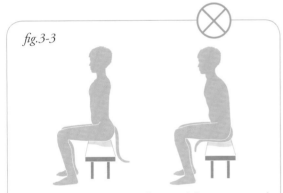

fig.3-3

Imagine que tiene una cola extendida. Ponga su cola detrás de usted para una postura saludable. No se siente sobre ella.

En este capítulo, usted aprenderá más acerca del arte y la ciencia de sentarse. En el capítulo 1, usted aprendió cómo usar el respaldo para poner su espalda en tracción terapéutica mientras está sentado. Pero no siempre hay un respaldo disponible, y a veces, a pesar de haber uno disponible, no es práctico usarlo (por ejemplo cuando come). En este capítulo usted aprenderá a sentarse bien sin un respaldo.

Este capítulo también le permite experimentar un concepto clave de mi método. Contrariamente a la creencia popular, una buena postura no es algo que requiere gran esfuerzo. Es en su mayor parte relajado. Lo que se requiere es el posicionamiento correcto de los huesos, esto permite a los músculos relajarse. Cuando su pelvis está bien posicionada, sus vértebras se apilarán fácilmente con un mínimo de tensión muscular, como una torre de bloques puestos en una base estable (fig.3-4). A esto lo llamo "stacksitting" (sentarse apilando).

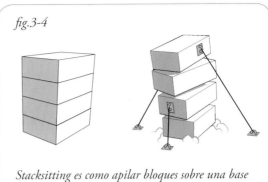

fig.3-4

Stacksitting es como apilar bloques sobre una base sólida. Adelantar su pelvis compromete la torre con una mala base. Requerirá soportes adicionales de sus músculos para permanecer recta.

LA CUÑA

En las personas que han adelantado su pelvis por años, los tejidos circundantes se han adaptado a esta arquitectura. Los músculos y ligamentos en el área de la ingle, así como los músculos isquiotibiales tienden a ser cortos y apretados, mientras que los músculos en las nalgas tienden a ser débiles y poco desarrollados. Para compensar esta posición de base distorsionada, es útil sentarse en una cuña (fig.3-5).

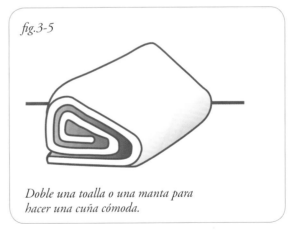

fig.3-5

Doble una toalla o una manta para hacer una cuña cómoda.

Una buena cuña facilita sacar la pelvis (anteversión), y puede transformar dramáticamente su experiencia de sentarse (fig.3-6, fig.3-7a). Puede que usted sienta que su columna se apila inmediatamente sobre esta base, sin esfuerzo y cómodamente, y usted puede sentarse por horas en una sola posición. Una cuña compensará la estructura comprometida del área pélvica, especialmente durante el periodo de transición mientras entrena su cuerpo. Si no tiene una cuña disponible, una alternativa es sentarse en el borde de una silla firme, permitiendo que su pelvis se incline hacia adelante. (fig.3-7b).

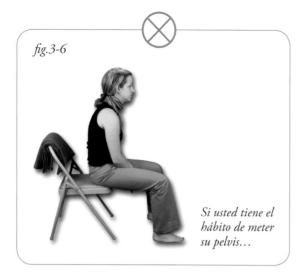

fig.3-6

Si usted tiene el
hábito de meter
su pelvis…

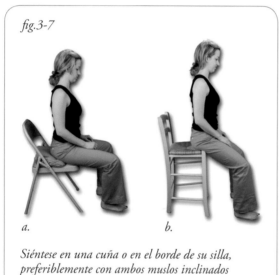

fig.3-7

a.   b.

*Siéntese en una cuña o en el borde de su silla,
preferiblemente con ambos muslos inclinados
hacia abajo.*

LA PELVIS ANTEVERTIDA

Cuando su pelvis está antevertida, los músculos de su
espalda se relajan, lo cual tiene implicancias mucho
más allá de sentarse cómodamente.

Un efecto importante es que mejora la respiración.
Con los músculos de la espalda relajados, hay un
movimiento elástico en la columna (fig.3-8a). Durante
la inhalación, la columna se alarga. Durante la
exhalación, vuelve a su largo de base.

La nueva elasticidad en el torso promueve una buena
circulación, lo que promueve tejidos sanos alrededor
del área de la columna, lo que mejora la salud en
general. Normalizar esta área puede tener un efecto
positivo en todos sus músculos, órganos y
otros tejidos.

Este concepto es tan importante que es bueno que
se repita:

- Los tejidos alrededor de la columna permanecen
  sanos sólo si tiene buena circulación.
- Una buena circulación alrededor de la columna
  ocurre sólo si hay movimiento en esa área.
- La manera natural de proveer movimiento a esta
  área es a través de un buen patrón de respiración.
- Un patrón de respiración saludable sólo puede
  existir si los músculos en el área están relajados.
- Los músculos en esa área se pueden relajar sólo si
  hay un buen apilamiento de los huesos.
- Y los huesos se apilan bien sólo si la pelvis está
  bien posicionada.

Con los músculos del pecho (pectorales) relajados,
la respiración también produce un movimiento
expansivo en el pecho (fig.3-8a). Durante la
inhalación, el esternón se eleva. Durante la exhalación,
vuelve a su posición normal. Al cabo de unos años,
este movimiento incrementa el tamaño de la caja
torácica y la capacidad de los pulmones.

Incidentalmente, podrá notar que su abdomen
participa menos en la respiración, excepto cuando
necesita mayor cantidad de oxígeno para ejercicios
cardiovasculares, para tocar instrumentos, para cantar
y similares.

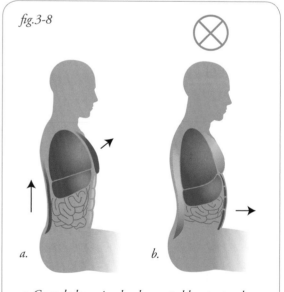

fig.3-8

a.   b.

*a. Cuando los músculos de su espalda y pectorales
están relajados y sus músculos abdominales están
bien tonificados, la acción de su respiración en
reposo será primero en su espalda y pecho. b. Si su
espalda y pecho están apretados y/o sus músculos
abdominales están flácidos, la acción de su
respiración en reposo será principalmente en
el vientre.*

Otro efecto de una anteversión pélvica es que sus órganos pélvicos estarán bien soportados por su hueso púbico (fig.3-9a). Con una pelvis metida (fig.3-9b), la principal estructura soportante bajo los órganos pélvicos es el músculo de Kegel (pubo-coxigeo), que es un músculo débil. En mi experiencia clínica, una pelvis adelantada (retrovertida) predispone a las mujeres a un prolapso de los órganos y a incontinencia urinaria.

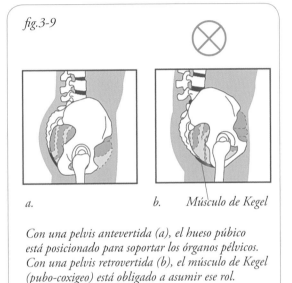

fig.3-9

a.   *b.*   *Músculo de Kegel*

Con una pelvis antevertida (a), el hueso púbico está posicionado para soportar los órganos pélvicos. Con una pelvis retrovertida (b), el músculo de Kegel (pubo-coxigeo) está obligado a asumir ese rol.

Al sacar la pelvis, usted estará también protegiendo el disco en forma de cuña L5-S1 y restaurando la arquitectura y función normales de los órganos pélvicos.

Si usted no está acostumbrado a esta posición, aprender a sacar su pelvis puede ser difícil. "Stacksitting" y "stretchlaying" de lado (capítulo 4) le ayuda a cultivar el hábito. La cuña o la cama mantienen su pelvis en su lugar, de modo que usted no tenga que mantener esta posición conscientemente. Proceda muy despacio y suave. Inicialmente, practique unos pocos minutos varias vaces al día, alargando gradualmente el tiempo hasta que la posición se vuelva cómoda. Cuando no se siente con una cuña, trate de maximizar el tiempo que está sentado en tracción, como aprendió en el capítulo 1.

Atención

Si usted tiene un diagnóstico o cualquier sospecha de un disco herniado en el área lumbar baja (L5-S1), es extremadamente importante que usted no antevierta su pelvis prematuramente. Si lo hace, se podrá pellizcar la porción herniada del disco (fig.3-10). Salte este capítulo y el siguiente (acostarse elongando de costado). Los capítulos 1,2 y 5 le enseñan maneras seguras de alargar su columna, lo que será más cómodo para usted y podrán acelerar la sanación de su disco herniado.

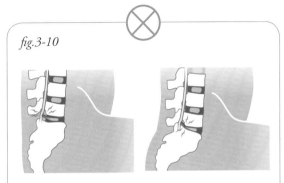

fig.3-10

Atención Si tiene cualquier sospecha de un disco herniado, salte este capítulo y el siguiente, porque antevertir su pelvis puede pellizcar la porción herniada de su disco.

BENEFICIOS

- Le permite sentarse cómodamente por horas

- Le relaja los músculos de la espalda

- Facilita una acción elástica de respirar

- Provee un soporte fuerte a los órganos pélvicos

- Facilita una circulación óptima a través de la espalda

- Permite la reparación y función óptima de los tejidos y órganos del entorno

Hace muchos años yo sufría de dolor de espalda. No podía sentarme en el suelo ni por un minuto, porque mi espalda no lo toleraba. Ahora me puedo sentar en el suelo y jugar con mi niñito. Aún me siento de la manera que me enseñó Esther en conciertos y lecturas, y ya no termino con dolor de espalda o fatiga.

Jessica Davidson, M.D. de Medicina Interna, Fundación Médica de Palo Alto, Palo Alto, CA

EQUIPAMIENTO

Usted necesita lo siguiente:
- *Un espejo tamaño natural*
- *Un piso o silla con un asiento firme y un respaldo recto (o sin respaldo)*
- *Ropa cómoda que se amolde a su cuerpo, que le permita evaluar la posición de su pelvis y la forma de su columna. No use jeans, que pueden distorsionar su posición base y hace difícil evaluar su postura.*

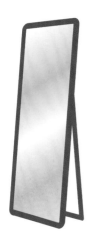

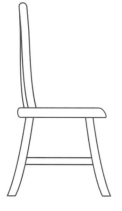

En la primera parte de este capítulo usted analizará cómo se sienta actualmente, Evaluando dónde necesita hacer ajustes. En la segunda parte, usted experimentará el hacer esos ajustes, alcanzando una posición sentado saludable y bien alineado.

EVALUANDO SU POSTURA ACTUAL

1 PONGA LA SILLA DE LADO FRENTE AL ESPEJO, DE MODO QUE PUEDA VER SU CUERPO DE PERFIL

2 SIENTESE EN EL FRENTE DE LA SILLA, ALEJADO DEL RESPALDO

Trate de asumir su postura sentada habitual más que lo que percibe correcto. Su postura puede asemejarse a una de estas imágenes.

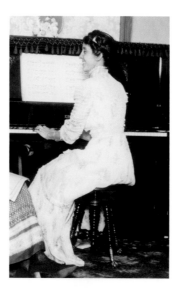

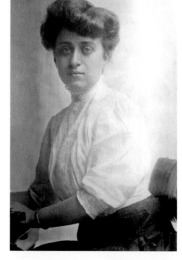

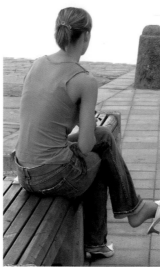

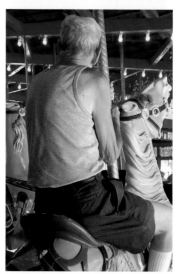

3 MIRE EN EL ESPEJO PARA EVALUAR LA POSICIÓN DE SU PELVIS

Compare la posición de su pelvis con alguna del set de fotos y dibujos de esta página.

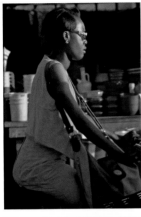

Una pelvis sacada (antevertida) es lo ideal y soporta una columna bien apilada y relaja los músculos de la espalda, cuello y hombros.

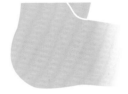

Pelvis ideal (antevertida)

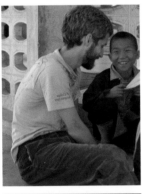

Una pelvis metida (retrovertida) amenaza los discos de la columna lumbar. Tiene como resultado un empuje de cabeza y cuello hacia adelante y debido a eso tensa músculos de cuello y hombros.

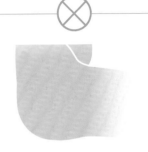

Pelvis metida (retrovertida)

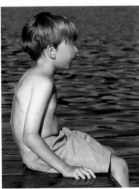

Una pelvis severamente metida es una versión exagerada de una pelvis metida y está asociada con el mismo tipo de problemas.

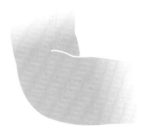

Pelvis severamente metida (retrovertida)

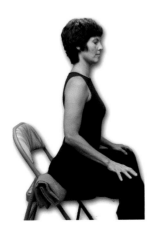

Una pelvis muy sacada resulta en un arqueo y tensión de los músculos de la espalda lumbar. (La mayoría de las personas no sobre rotan su pelvis en forma natural, pero pueden hacerlo al tratar de corregir una pelvis metida.)

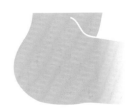

Pelvis excesivamente sacada (excesivamente antevertida)

FORMAS DE SU ESPALDA BAJA IDEALES Y COMPROMETIDAS

4 EVALUE LA FORMA DE SU ESPALDA BAJA

Compare su reflejo en el espejo con alguno del set de fotos y dibujos en esta página.

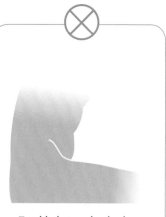

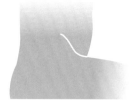

Espalda baja ideal (recta)

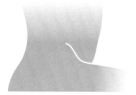

Espalda baja redondeada (cifótica)

Espalda baja arqueada (lordótica)

RECTA

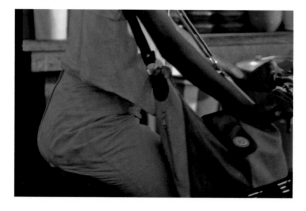

Una espalda baja sana es relativamente plana, tiene músculos relajados y discos descomprimidos.

REDONDEADA (CIFÓTICA)

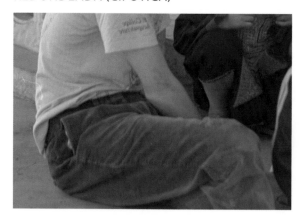

Una espalda baja redondeada (cifótica) causa que los discos se abulten hacia atrás, en la dirección de las raíces de los nervios de la columna.

ARQUEADA (LORDÓTICA)

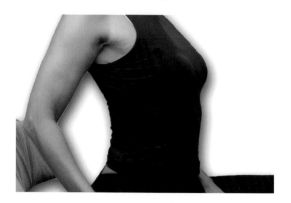

Una espalda baja arqueada (lordótica) tiene músculos apretados, compromete la circulación y comprime los discos.

5 CON SUS DEDOS, EVALÚE EL SURCO DE LA CULUMNA EN SU ESPALDA BAJA

Localice la línea media vertical de su espalda baja. Sienta cada vértebra individual ubicada en el surco creado por el músculo largo (erector spinal) que corre verticalmente a cada lado de la columna. ¿El surco es profundo o superficial? ¿Los montes a cada lado están tensos como un arco o ceden fácil bajo presión? ¿Al desplazar los dedos hacia arriba y abajo por el surco, cambia significativamente la profundidad?

SURCO IDEAL Y PROBLEMÁTICO EN LA COLUMNA

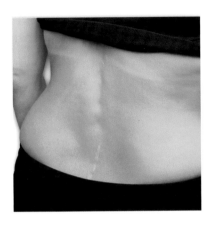

Una espalda baja ideal tiene un leve surco, bultos (vertebras) incrustados, y montes suaves a cada lado del surco.

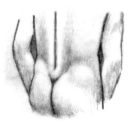

Espalda baja ideal, con leve surco en la columna

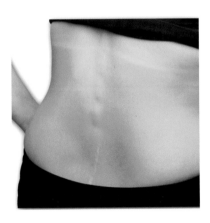

Una espalda baja redondeada (cifótica) no tiene surco, tiene bultos (vértebras) prominentes y no tiene montes o éstos son muy sutiles.

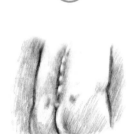

Espalda baja redondeada (cifótica) sin surco

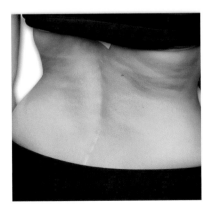

Una espalda baja arqueada (lordótica) tiene un surco profundo y montes musculares tensos a cada lado del surco. Las espinas vertebrales en el centro del surco son difíciles de sentir.

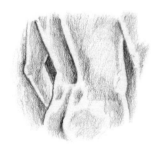

Espalda baja arqueada (lordótica) con surco profundo

Si usted sientes que su pelvis está hacia afuera, que su espalda baja está recta, el surco en su columna es de una profundidad pareja a lo largo de ésta y usted está cómodamente sentado, entonces está bien encaminado a la posición en sedente ideal.

Puede que usted no necesite trabajar los primeros seis pasos de esta sección, partiendo en la página 80. En todo caso écheles una mirada antes de saltar al paso 7 en la página 82.

EJEMPLOS DE SENTADO APILANDO (STACKSITTING)

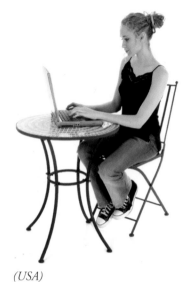

(USA)

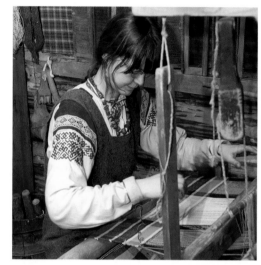

(USSR)

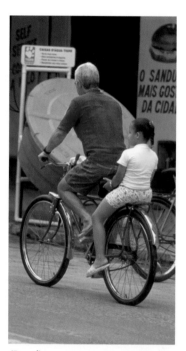

(Brasil)

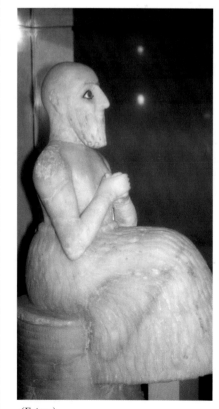

(Egipto)

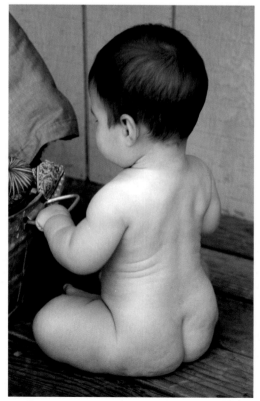

(USA)

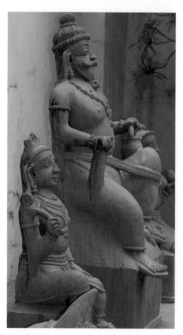

(India)

EJEMPLOS DE SENTADO APILANDO (STACKSITTING)

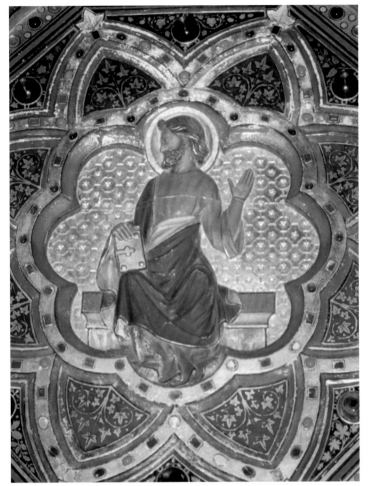

(Francia)

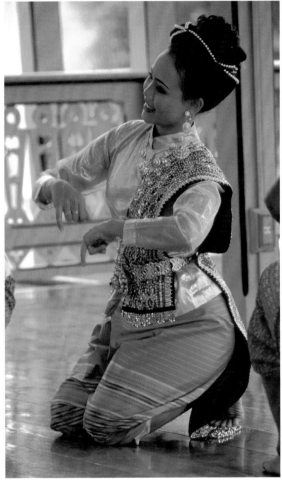

(Tailandia)

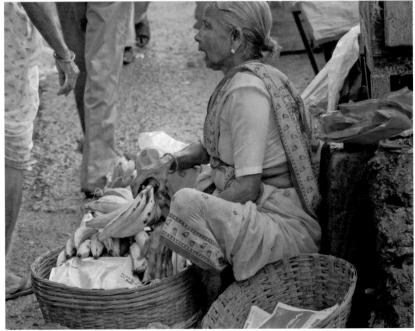

(India)

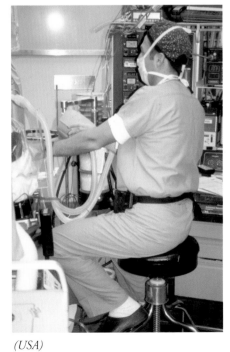

(USA)

EQUIPAMIENTO

Usted necesitará lo siguiente:

- *Un espejo tamaño natural*
- *Un piso o silla con un asiento firme y un respaldo recto (o sin respaldo)*
- *Una cuña para el asiento de la silla*

La cuña debe ser de un material suave pero suficientemente firme para proveer soporte a los huesos de los glúteos (isquiones), aunque suficientemente suave para ser cómoda. Los materiales que funcionan bien son sábanas de franela y toallas.

Para hacer la cuña, doble el material al ancho del asiento y a la mitad del largo, y significativamente más grueso atrás que adelante. La meta es que sea cómoda y que provea una pendiente donde descansarán los isquiones. Esta pendiente ayuda a su pelvis a posicionarse hacia afuera.

La mayoría de las cuñas que se comercializan son muy blandas o muy firmes, no se ajustan fácilmente y no proveen la pendiente correcta.

Yo desarrollé una cuña especialmente diseñada para ayudarlo al "stacksit".

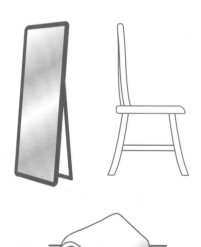

AJUSTANDO SU POSTURA SENTADO

1 PONGA UNA CUÑA EN LA SILLA

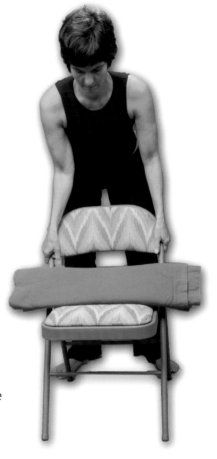

Ponga la cuña de tal forma que le ayude a sacar su pelvis cuando se siente.

En situaciones que no pueda usar una cuña, usted se puede sentar en el borde de la silla, con sus muslos inclinados hacia abajo (ver fig.3-7b de la página 72).

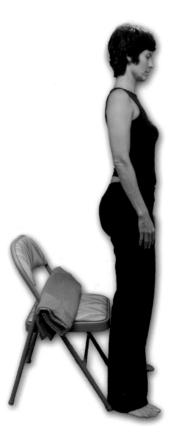

2 PÁRESE CON SU ESPALDA HACIA LA SILLA Y LOS PIES SEPARADOS AL ANCHO DE SUS CADERAS

Esta postura amplia le ayudará a aprender el "stacksit". Más adelante usted será capaz de variar la postura de sus pies y aún sentarse bien.

3 SI ES POSIBLE, PONGA SUS PIES EN FORMA DE FRIJOL

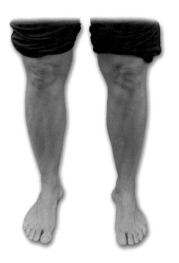

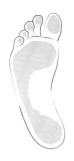
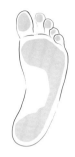

Este paso alinea pies y piernas de manera óptima, pero si tiene problemas con esto, sálteselo por ahora. Usted aprenderá más de esto en los siguientes capítulos.

Los pies en forma de frijol organizan de manera óptima los huesos y el tejido blando de sus pies, piernas y caderas.

4 INCLÍNESE DESDE SUS CADERAS Y LUEGO DOBLE SUS RODILLAS, BAJANDO HACIA EL BORDE DELANTERO DE LA CUÑA

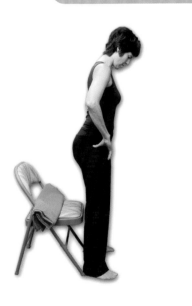

Esto lleva su pelvis hacia afuera y la posiciona entre sus piernas. Puede ser difícil lograr esta posición al principio, aunque usted la usa automáticamente cada vez que se sienta en el WC. Trate de recrear esta posición.

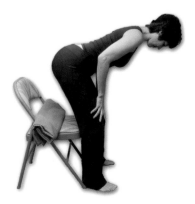

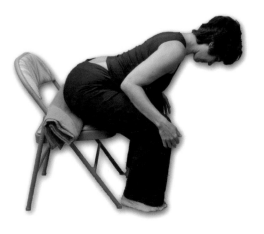

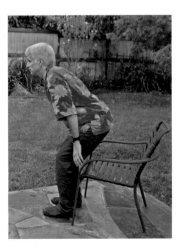

Inclinarse desde la articulación de la cadera cuando inicia la acción, le ayuda a posicionar la pelvis para el "stacksitting" (USA).

EJEMPLOS DE STACKSITTIING

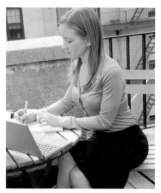

(USA)

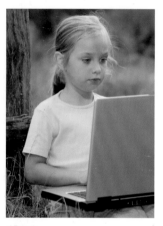

(USA)

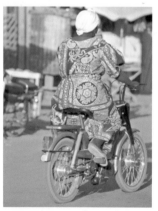

(Burkina Faso)

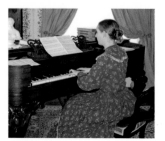

(USA)

5 ANCLE SU CAJA TORÁCICA

Contraiga los músculos abdominales superiores para llevar la parte anterior de la caja torácica hacia abajo y hacia adentro, para así alargar y enderezar la espalda baja. Esta maniobra es difícil de aprender, pero muy importante que la domine. Use sus músculos abdominales para mantener una alineación sana en los siguientes tres pasos. Si usted tiene problemas en localizar estos músculos, refiérase al ejercicio de la página 198 en el apéndice 1.

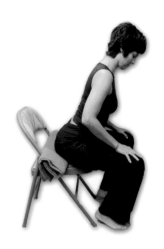

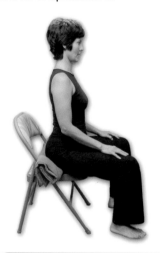

6 MANTENIENDO SU PELVIS HACIA AFUERA Y SU CAJA TORÁCICA ANCLADA, ENDERECE SU TRONCO

Gire solo desde las caderas para volver a la posición erguida.

7 EJECUTE UNA ROTACIÓN DE HOMBROS CON CADA HOMBRO

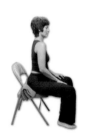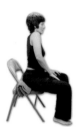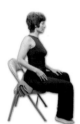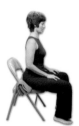

Note que los músculos abdominales trabajan para mantener el borde inferior frontal de la caja torácica anclado. En el "stretchsitting", el respaldo previene el arqueo de la espalda baja. Acá son los músculos abdominales los que cumplen ese rol.

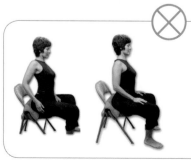

Un error común es mover la caja torácica al mover los hombros, causando que la espalda baja se arquee.

8 ALARGUE SU CUELLO

Utilice una de las maneras que aprendió en el capítulo 1 (p.44), para elongar su cuello. Resista la tendencia a arquearse.

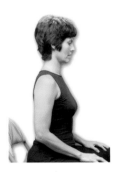

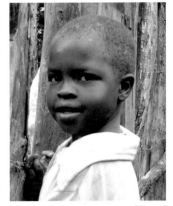

(Kenya)

Opción A
Imagine dentro de su cabeza un globo de helio tratando de escapar. Conscientemente relaje cualquier tensión en los músculos de su cuello que se opongan al empuje del globo.

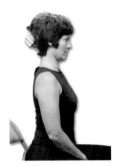

Opción B
Agarre un mechón de cabello en la nuca y suavemente tire de éste hacia atrás y hacia arriba.

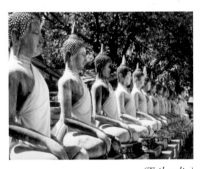

(Tailandia)

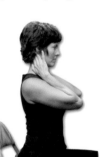

Opción C
Ponga sus dedos a ambos lados de la base del cráneo (en los surcos occipitales) y mueva su cráneo hacia arriba, alejándolo de su cuerpo.

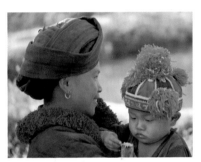

(Tailandia)

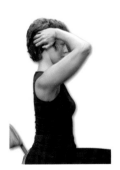

Opción D
Agarre la base de su cráneo y suavemente jale hacia arriba.

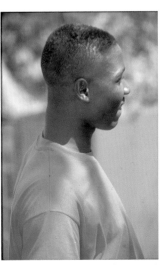

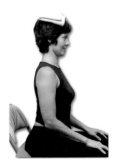

Opción E
Ponga (o imagine) un objeto liviano en la corona de su cabeza. Empuje hacia éste. Esto activa el músculo largo del cuello para ayudar a alargar su cuello.

(Burkina Faso)

PIEZAS DE ARTE MOSTRANDO "STACKSITTING"

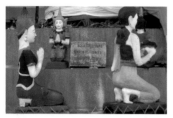

(Tailandia)

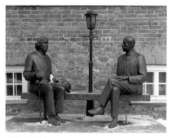

(Estonia)

9 RELAJE SU CUERPO COMPLETAMENTE

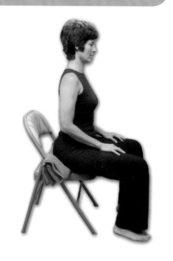

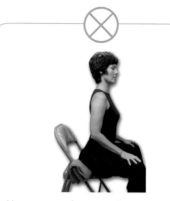

Un error común es terminar con una pelvis muy sacada y una espalda baja arqueada.

Mire en el espejo para ver si usted alcanzó la combinación deseada de una pelvis hacia afuera y una espalda baja relativamente derecha.
Si es así, salte al paso 14.

10 SI USTED SOBRE CORRIGE Y SU PELVIS QUEDA SEVERAMENTE HACIA AFUERA, VUELVA ATRAS

Una pelvis muy sacada fuerza a arquear la espalda baja. Usted puede aflojar el arco realizando lo siguiente:
- Desplace su peso a la izquierda y levante su glúteo derecho derecha, luego reposicione los huesos del asiento un poco más adelante.
- Repita esta acción con el glúteo izquierdo.

11 SI SIENTE QUE ESTÁ ARQUEADO, REALICE EL "ANCLA DE COSTILLAS"

EL ANCLA DE COSTILLAS

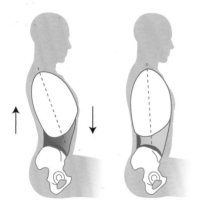

Una manera sana de aplanar la espalda baja.

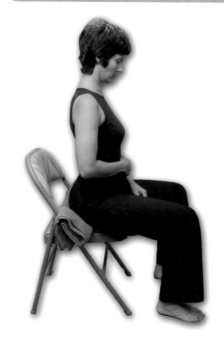

Tal como aprendió en el paso 5, rote la parte inferior delantera de su caja torácica hacia abajo y hacia atrás, hasta que se alinee con el contorno de su abdomen. Usted usará varios músculos abdominales, especialmente el oblicuo interno. Puede ayudar si utiliza una de sus manos para guiar el movimiento. Si tiene problemas con este movimiento, refiérase a la página 198 del apéndice 1 para ver una manera de ejecutar el movimiento tendido de espalda, con el piso como guía.

12 SI SE OBSERVA QUE ESTÁ ENCORVADO, PUEDE QUE NECESITE SACAR MÁS SU PELVIS

Hay varias maneras de corregir la posición de su pelvis. Comience con la opción A y póngase derecho para ver si aún se arquea o encorva. (Asegúrese que no se esté arqueando por sacar mucho la pelvis). Si es necesario, intente la opción B. Continúe por las opciones hasta que tenga éxito en sacar su pelvis.

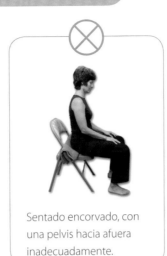

Sentado encorvado, con una pelvis hacia afuera inadecuadamente.

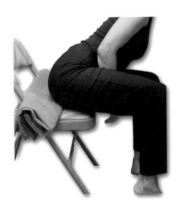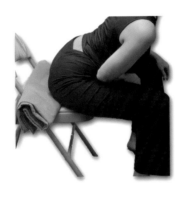

Opción A
Inclínese hacia adelante desde las caderas con la espalda derecha y apoye los codos en sus muslos. Desplace su peso hacia el glúteo izquierdo. Lleve el glúteo derecho hacia atrás, más arriba sobre la cuña. Luego repita para mover su glúteo izquierdo más arriba sobre la cuña.

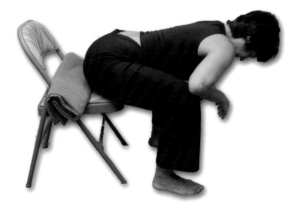

Opción B
Inclínese hacia adelante desde las caderas con la espalda derecha y apoye los codos en sus rodillas. Levante ambos glúteos un poco mientras saca un poco más la pelvis. Luego reposicione los huesos del asiento sobre la cuña.

EJEMPLOS DE UNA ANTEVERSIÓN PÉLVICA SANA CUANDO ESTÁ SENTADO

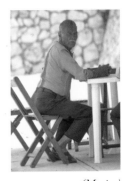

(Mexico)

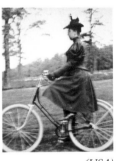

(USA)

EJEMPLOS DE STACKSITTING CON UNA CUÑA

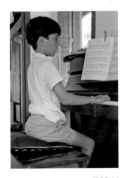

(USA)

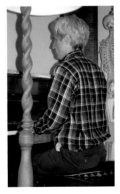

(USA)

85

EJEMPLOS DE NIÑOS LLEVADOS CON BUENA POSICIÓN PÉLVICA

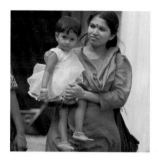

(India)

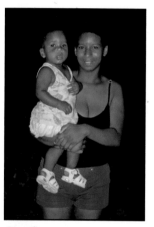

(Brasil)

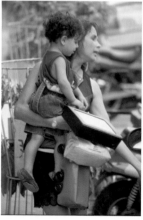

(Brasil)

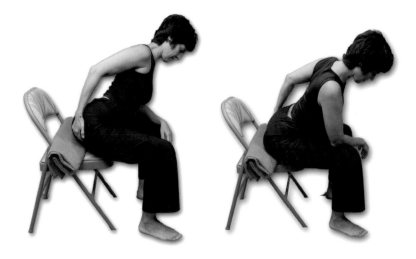

Opción C

Desplace su peso hacia el glúteo izquierdo. Con su brazo derecho, alcance por atrás su glúteo derecho abajo. Agarre el músculo y jale hacia atrás mientras vuelve a bajar sobre la cuña. Repita al otro lado.

Opción D

Inclínese hacia adelante y agarre el músculo de ambos glúteos. Levántese un poco de la silla y tire el cuero hacia arriba y hacia atrás. Luego vuelva a bajar sobre la cuña.

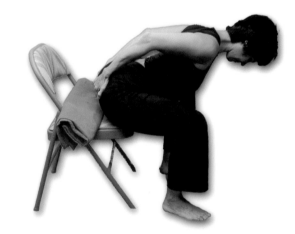

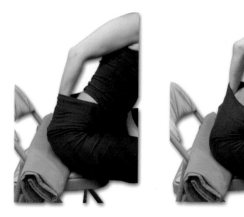

Opción E

Inclínese hacia adelante desde las caderas con una espalda derecha y apoye su codo izquierdo en el muslo. Desplace su peso hacia el glúteo izquierdo y agarre la piel de su glúteo derecho por debajo de sus pantalones. Ponga el isquión derecho nuevamente sobre la cuña. Luego repita con el glúteo izquierdo. ¡Obviamente este movimiento es mejor hacerlo en privado!

13 VUELVA A UNA POSICIÓN RECTA, RELAJANDO SU CUERPO UNA VEZ MÁS

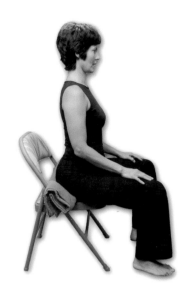

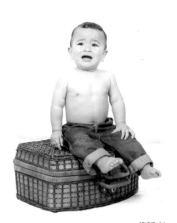

(USA)

Si usted aún se encuentra encorvado, comience de nuevo, usando una cuña más alta. Quizás deba experimentar con distintas cuñas hasta que encuentre una que lo ayude a alcanzar la posición óptima sentado.

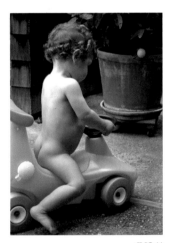

(USA)

14 ROTE SUS HOMBROS HACIA ATRÁS Y ALARGUE SU CUELLO

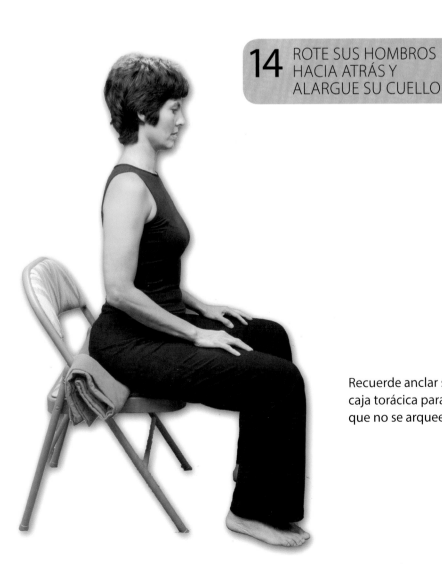

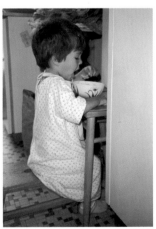

Recuerde anclar su caja torácica para que no se arquee.

(USA)

INDICACIONES PARA MEJORAR

En la medida que sus músculos y ligamentos se ajusten a la nueva alineación pélvica, se sentirá más cómodo en "stacksitting" y será capaz de sentarse con facilidad por periodos más largos.

Cuando usted haya adoptado una postura más derecha relajada, notará que su patrón de respiración mejora, incrementando la capacidad pulmonar y promoviendo una buena circulación.

PROBLEMAS

DOLOR EN LA ESPALDA BAJA
Si al realizar cualquiera de estos movimientos causa dolor o empeora algún dolor, pare inmediatamente. Proceda con el capítulo 5, donde aprenderá a mantener el largo de su columna. Después de dominar eso, vuelva acá.

DOLOR EN LA ESPALDA BAJA
Si el "stacksitting" ha hecho un cambio significativo de su poción sentado normal y se siente incómodo, intente con una posición que sea intermedia entre su posición acostumbrada y la posición ideal. Avance en el sentido de lo ideal, pero no espere alcanzarla la primera vez que lo intenta.

Si usted ha hecho un mal uso de su espalda en el pasado, su cuerpo ha aprendido mecanismos de protección, como dolor, contracción muscular e inflamación. El dolor inhibe la imprudencia, la contracción muscular limita la movilidad (previniendo movimientos que causen daños mayores) y la inflamación acelera la sanación. Ahora que usted está cambiando la manera de moverse, ya no necesita estos niveles de protección, pero su cuerpo requiere algún tiempo para adaptarse. Continúe practicando sus hábitos de postura mejorados hasta que su cerebro perciba que el área ya no es sujeto de mal uso repetitivo o amenaza, y gradualmente ajustará las instrucciones que envía a la espalda baja. Trate el área suavemente. Intente con tratamientos reconfortantes, como masajes y baños calientes, para mimar su espalda y que se relaje. O considere la acupuntura para restablecer el área, normalizando los mensajes eléctricos entre el cerebro y el cuerpo.

NO DISPONE DE CUÑA
Puede improvisar una cuña con un suéter o chaqueta doblado, o en caso de apuro, el borde de una bolsa o zapato (fig.3-11). O como se mencionó antes, use el borde del asiento como cuña (fig.3-7b). Permitiendo que al menos un muslo se incline hacia adelante, le ayuda a alcanzar la anteversión pélvica, lo que a cambio, facilita la alineación en toda la parte superior de su cuerpo. A veces las personas creen que pueden simular el efecto de una cuña empujando sus glúteos hacia atrás, pero si usted ha estado metiendo la pelvis la mayor parte de su vida, la arquitectura de su cuerpo ya se ha adaptado a esta alineación. Si usted trata de anvertir su pelvis sin una cuña, usted seguramente arqueará su espalda baja, al menos en las primeras etapas del entrenamiento. Después de un tiempo, la posición base de su pelvis se asentará en una posición sana, sin ayuda externa.

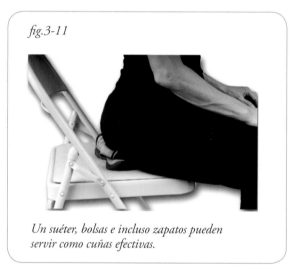

fig.3-11

Un suéter, bolsas e incluso zapatos pueden servir como cuñas efectivas.

MOVIMIENTO NO ELEGANTE
Una inclinación hacia adelante al sentarse ayuda a antevertir su pelvis y minimiza la presión en las rodillas, pero no siempre es bonito. Algunas personas no son felices llevando su trasero hacia atrás e inclinándose hacia adelante al sentarse. Para una serie de movimientos más elegantes, trate poniendo un pie detrás del otro y bajo la silla (fig.3-12). Luego baje directo sobre la silla doblando principalmente sus rodillas. Justo antes de sentarse, empuje su pelvis hacia atrás (aunque esto va a crear un arqueo momentáneo). Tan pronto como se relaje en la silla ya no tendrá el arqueo. Esta técnica le dará la anteverión pélvica necesaria sin tener que doblar todo su cuerpo hacia adelante para alcanzarla.

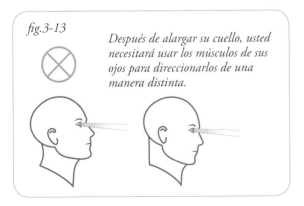

fig.3-12

Para un enfoque más elegante de stacksitting, saque la pelvis activamente sólo momentáneamente.

CAMBIANDO LA LÍNEA DE VISIÓN

Cuando usted alarga la parte de atrás de su cuello, su cabeza rota naturalmente un poco hacia abajo. Este giro hacia abajo cambia su línea de visión y usted podrá encontrar que está mirando al suelo. En vez de distorsionar su cuello para mirar hacia adelante, simplemente eleve sus ojos (fig.3-13).

fig.3-13

Después de alargar su cuello, usted necesitará usar los músculos de sus ojos para direccionarlos de una manera distinta.

INFORMACIÓN ADICIONAL

DIRECTRICES CONFLICTIVAS

Permitir una sana anteversión de la pelvis es quizás la postura más básica y duradera que usted aprenderá, pero entiendo que estas directrices pueden estar en conflicto directo con lo que le han enseñado en otros lugares. El pensamiento médico y lego actual aún fomenta una pelvis metida, retrovertida. A pesar de que esto comprime la porción anterior del disco en forma de cuña L5-S1, comprometiendo su integridad (fig.F-25 en página 21). También lleva a otras numerosas distorsiones a través de los sistemas músculo-esquelético y orgánico (fig.3-2 en pag. 70). Siga mis directrices como experimento y después evalúe cómo funcionaron para usted.

DIFERENCIA ENTRE METER LA PELVIS Y ARQUEAR LA ESPALDA

Algunas personas confunden una pelvis sanamente hacia afuera, con un insano arqueo en la columna lumbar. Hay una diferencia importante. Arquear la espalda forma una curva en el área lumbar alta, mientras que antevertir la pelvis, crea una curva en el área lumbar baja (fig.3-14). Arquear la espalda es de hecho insano: restaurar el arco natural en la L5-S1 es crucial para una postura saludable.

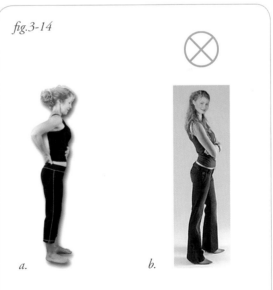

fig.3-14

a.　　　　　　*b.*

Hay una diferencia importante entre tener un arco lumbo-sacral saludable (a), en que la zona lumbar baja es relativamente plana, y un arqueo insano (b), en que el ángulo lumbo-sacral es pequeño y la zona lumbar alta tiene una curvatura significativa.

SILLAS

Una buena silla debe permitirle sentarse estirando, o sentarse apilando, o preferiblemente, ambas. Muchas sillas comerciales inducen a meter la pelvis y/o a encorvar los hombros y no son conducentes a una sentada saludable (fig.3-15). Evite una silla con un asiento bajo si usted tiene músculos isquiotibiales y/o músculos rotadores externos de la cadera apretados, ya que causará que meta la pelvis y debido a eso distorsionará su alineación. Evite una silla tan alta que sus piernas cuelguen por sobre el suelo, ya que esto puede distorsionar su espalda (fig.3-16). Si su silla no lo soporta bien, siéntese en el borde, permitiendo a su pelvis que salga y que sus muslos se inclinen hacia abajo (fig.3-17).

Frecuentemente me preguntan si las sillas danesas para arrodillarse son adecuadas para una buena postura. Para las personas que las usan bien, estas sillas pueden proveer una buena opción por periodos cortos de tiempo, porque el asiento inclinado hacia adelante alienta una anteversión pélvica. Sin embargo, cuando no se usa bien, el asiento inclinado puede tambien contribuir a un arqueo significativo en la espalda baja. Apoyando el peso sobre las rodillas por periodos prolongados puede ponerles presión excesiva a éstas y a las articulaciones de las caderas (ya que el hueso del muslo se presiona sobre la cavidad de las caderas).

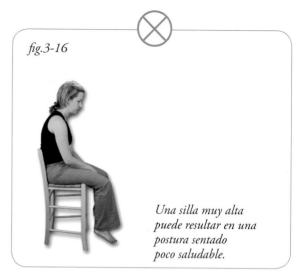

fig.3-16

Una silla muy alta puede resultar en una postura sentado poco saludable.

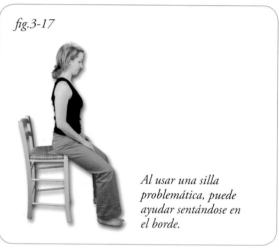

fig.3-17

Al usar una silla problemática, puede ayudar sentándose en el borde.

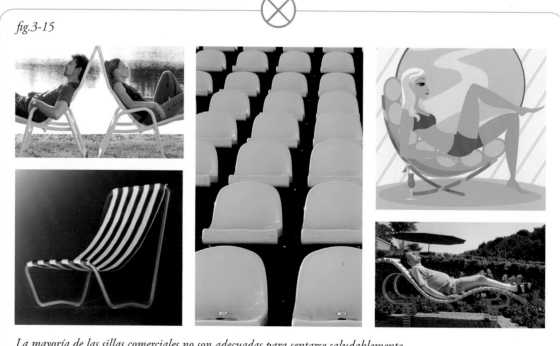

fig.3-15

La mayoría de las sillas comerciales no son adecuadas para sentarse saludablemente.

SUELO

Sentarse en el suelo causa que la mayoría de los occidentales metan su pelvis y redondeen su espalda baja o se arqueen para estar erguidos (fig.3-18). Esto es porque la flexibilidad necesaria para sentarse bien en el suelo es rara en occidente.

Si sus músculos isquiotibiales y rotadores externos de la cadera son extremadamente flexibles, usted será capaz de sentarse en el suelo y aún preservar su anteversión pélvica (fig.3-19).

Cuando usted se sienta en el suelo (por ejemplo, para jugar con niños pequeños), es recomendable que use un cojín para sentarse, como el tradicional zafu japonés, o un piso bajo (fig.3-20a). Si sus rodillas están sanas, usted se puede sentar con sus glúteos sobre sus talones en la posición "seiza" japonesa (fig.3-20b). Otra alternativa es usar uno o ambos brazos para apoyarse y alargar su columna (fig.3-20c).

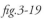

fig.3-18

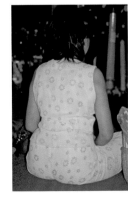

a. Metiendo la pelvis y redondeando la espalda baja al sentarse en el suelo

b. Arqueando la espalda para sentarse recta en el suelo

Sentarse con las piernas cruzadas en el suelo y sin apoyo, es problemático para la mayoría de las personas en las sociedades industrializadas modernas.

fig.3-19

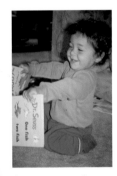

Sentado apilando con las piernas cruzadas y sin apoyo en el suelo requiere un alto grado de flexibilidad en las caderas (Tailandia).

fig.3-20

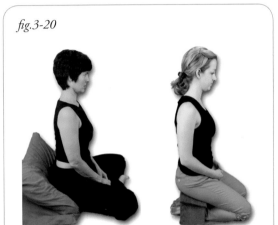

a. Usando un cojín se facilita el stacksitting en el suelo.

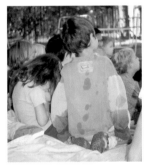

b. Sentarse en la posición "seiza" japonesa facilita el stacksitting, pero requiere rodillas sanas.

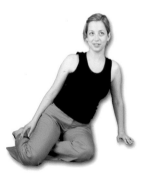

c. Usar los brazos para alargar la columna facilita sentarse en el suelo.

Estas son algunas opciones saludables para sentarse en el suelo.

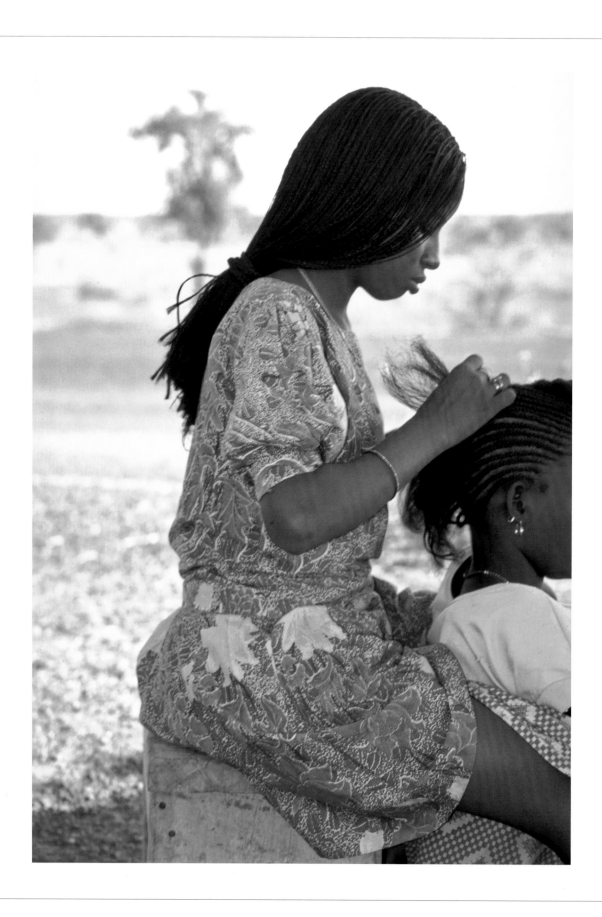

RECAPITULANDO

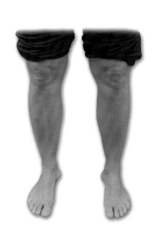

a. Realice una forma de frijol en cada pie; rote los pies y piernas hacia afuera; permita que la pelvis se asiente

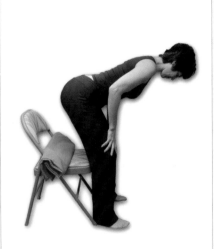

b. Saque la pelvis e inclínese hacia adelante desde las caderas

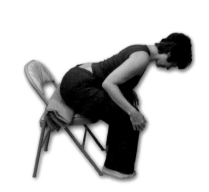

c. Ponga la parte de atrás de los glúteos sobre la cuña

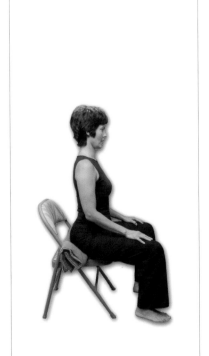

d. Apile la columna cómodamente

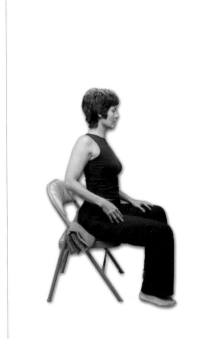

e. Ejecute la rotación de hombros con cada hombro

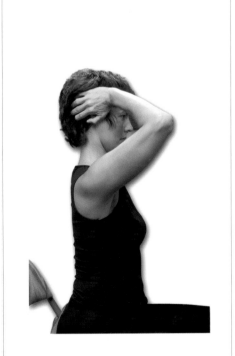

f. Alargue la parte de atrás del cuello

4

ACOSTARSE ESTIRANDO
DE COSTADO
(STRETCHLYING ON YOUR SIDE)

Acostado con una espalda alargada

Este hombre de Burkina está tomando una siesta en su puesto. Logró ponerse muy cómodo con equipamiento mínimo. Note que sus rodillas están dobladas y su ingle suave, su torso es una línea recta, su cabeza está alineada con su columna, y su hombro superior no está encorvado hacia adelante a pesar de que está usando su brazo superior como parte de su almohada.

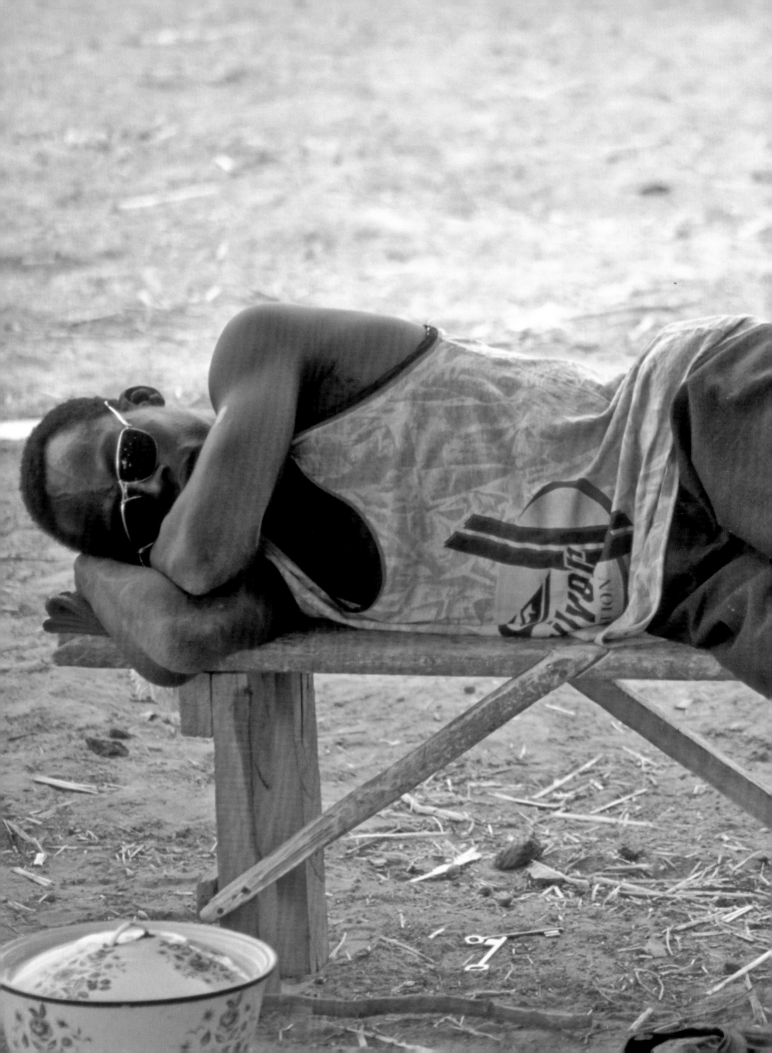

En el capítulo 2 usted aprendió una forma saludable de acostarse de espalda, que también pone en su columna una suave tracción. En este capítulo usted aprenderá otra posición saludable, descansada y terapéutica para dormir,: acostarse estirando de costado. Muchas personas están obligadas a dormir de lado, para reducir la apnea del sueño, ronquidos o dolor de articulaciones y no hay nada malo en esto. Investigaciones antropológicas indican que para la mayoría de la historia humana, es muy probable que nuestros ancestros durmieran de lado. Esta posición permite a los miembros de una familia arrimarse unos a otros para mantener el calor, por seguridad, y economizar espacio en el suelo y cobertores. Personas de muchas partes del mundo, hoy todavía tienden a dormir de lado (fig.4-1). Es con certeza una posición natural para nosotros, una que hemos adaptado por millones de años.

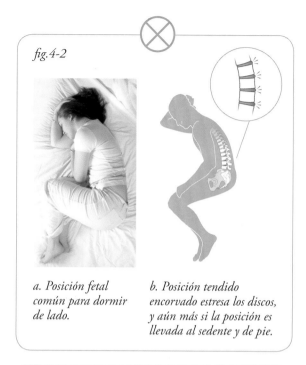

fig.4-2

a. Posición fetal común para dormir de lado.

b. Posición tendido encorvado estresa los discos, y aún más si la posición es llevada al sedente y de pie.

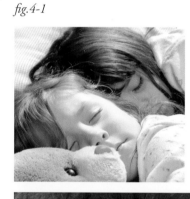

fig.4-1

Acostarse de lado es una postura común para dormir a lo largo del mundo.

fig.4-3

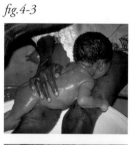

a. Recién nacidos africanos son masajeados a diario para estirar sus columnas.

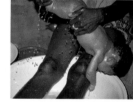

b. Parte del ritual de masaje incluye suspender el bebé cabeza abajo.

Un problema es que muchas personas que duermen de lado, asumen una posición fetal, en la cual encorvan su columna hacia adelante en forma de "C" (fig.4-2a). La forma de "C" encorvada comprime la parte anterior de los discos, forzando el contenido de los discos (núcleo pulposo) hacia atrás y poniendo presión sobre la fibrosis exterior (fibrosis anular), causando que se desgaste con el tiempo (fig.4-2b). Esta postura encorvada, si se traslada a la posición de pie o sentado, es un contribuyente principal de desgaste.

¡Sus días fetales pasaron! Es tiempo de que se estire y alargue su columna. En muchos países africanos, masajean y alargan a los recién nacidos cada día, por una mujer especializada en este cuidado (fig.4-3a). Este ritual de masaje va tan allá como sostener de los tobillos al bebé cabeza abajo, para alargarlo (fig.4-3b), aunque yo no tengo suficiente información ni experiencia para recomendar esto.

Otro problema es que las personas que habitualmente arquean sus espaldas, llevan esto a su posición para dormir de lado (fig.4-4a). El músculo erector de la columna permanece tenso, reduciendo la circulación en el área y comprimiendo los discos (fig.4-4b).

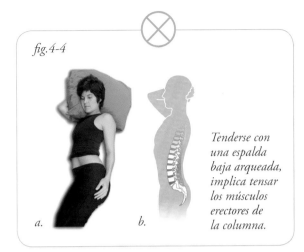

fig.4-4

a.   *b.*

Tenderse con una espalda baja arqueada, implica tensar los músculos erectores de la columna.

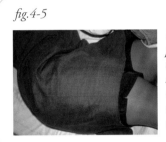

fig.4-5

Un arco lumbo-sacro pronunciado y una columna alargada son características clave para acostarse elongando de costado.

En este capítulo usted aprenderá a acostarse de lado con un arco lumbo-sacro (ángulo L5-S1) pronunciado y una espalda alargada (fig.4-5). Esto mantiene la salud de sus discos, de sus raíces nerviosas y el resto de su tejido en la columna.

La posición apropiada no sólo es cómoda, sino terapéutica. Acostarse en una posición neutra ayuda a los músculos del área a normalizar un largo base mayor y así mejorar la circulación, la que acelera la sanación. Usted alarga su columna igual que como lo hace tendido de espalda y obtiene beneficios similares.

Inicialmente, la nueva posición puede parecer incómoda, pero luego su cuerpo se adaptará y usted disfrutará de un sueño reparador que además es terapéutico. Tenderse de lado ofrece una tercera manera de poner su espalda en una suave tracción por varias horas, complementando los beneficios descritos en los capítulos 1 y 2.

Adicionalmente, la posición refuerza la práctica de sacar su pelvis (anteversión). Un beneficio inmediato de esta maniobra es suavizar el pliegue inguinal, mejorando la circulación hacia las piernas y pies. Usted podrá notar que sus pies están más tibios al beneficiarse de mayor suministro de sangre.

Incluso si usted normalmente duerme de espalda, lo alentamos a trabajar a través de este capítulo. Siempre es útil ser capaz de dormir bien en más de una posición, en caso que usted se vea forzado a cambiar de posición debido a una lesión, embarazo u otra causa.

Cuidado

Para algunas personas, los movimientos enseñados en este capítulo constituyen un cambio mayor en sus posturas actuales. Si usted es una de esas personas, proceda muy despacio y suave. Muévase en la dirección de lo ideal, pero no espere lograrlo en el primer intento. **Si usted siente que al ejecutar cualquiera de estos movimientos, se intensifica su dolor, pare de inmediatamente.** Proceda al capítulo 5, el cual le ayudará a mantener el largo de su columna. Luego de dominar esa técnica, vuelva acá.

Si usted tiene un diagnóstico o cualquier sospecha de un disco herniado en el área lumbar baja (L5-S1), es extremadamente importante que no antevierta su pelvis prematuramente. Hacerlo puede pellizcar la porción herniada del disco (fig.3-10 en página 73). Salte este capítulo por ahora. Los capítulos 1, 2 y 5 le enseñan maneras seguras de alargar su columna, que serán más confortables y pueden acelerar la sanación del disco herniado.

BENEFICIOS

- Normaliza los músculos a una longitud de base mayor
- Descomprime los discos y las raíces nerviosas
- Promueve una mejor circulación y acelera la sanación
- Mejora la calidad del sueño
- Crea memoria muscular para una pelvis antertida y una columna alargada

Aprender a acostarme elongando fue un avance fenomenal, aunque notablemente simple.

Charles Bacon,
Senior Research Geologist, USGS,
Menlo Park, CA

EQUIPAMIENTO

Usted necesita lo siguiente:
- *Una o más almohadas para poner bajo su cabeza*
- *Posiblemente una almohada o cuña para poner entre sus rodillas*
- *Posiblemente una toalla pequeña enrollada para poner bajo su cintura*

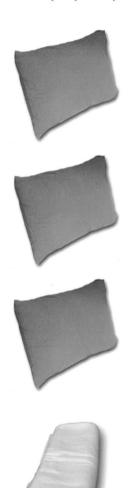

1 TIENDASE DE LADO EN SU CAMA COMO ACOSTUMBRA A HACERLO

Tenga una almohada adicional a mano.

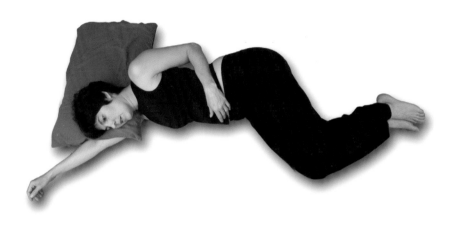

2 POSICIONE SU PELVIS: ELEVE SUS CADERAS DE LA CAMA Y LLEVE SU PELVIS HACIA ATRÁS REALIZANDO UNA ANTEVERSIÓN

Usted sentirá que sus glúteos están está muy atrás, con una gran flexión de cadera. Note que esto puede causar que su espalda baja se arquee, lo que corregirá en los próximos pasos.

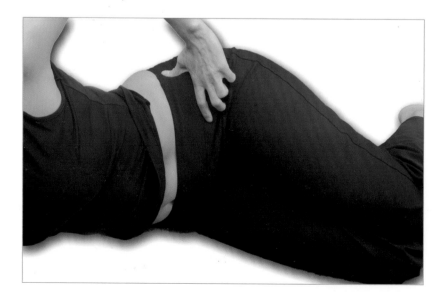

3 POSICIONE SUS BRAZOS PARA QUE LE SIRVAN DE PALANCA. LUEGO ÚSELOS PARA LEVANTAR SU TRONCO DE LA CAMA

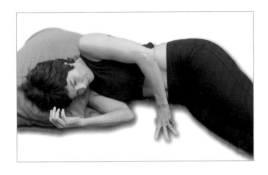

Deje sus caderas ancladas a la cama y mantenga sus piernas relajadas. Contraiga sus músculos abdominales lo suficiente para prevenir que su espalda baja se arquee.

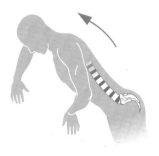

Empuje hacia abajo con ambos brazos para elongar la columna.

4 EMPUJE SU TRONCO ALEJÁNDOLO DE SUS CADERAS USANDO AMBOS BRAZOS PARA ALARGAR SU ESPALDA BAJA

Para lograr un estiramiento efectivo, es importante la dirección del empuje. Puede ayudar si visualiza una barra a la altura del pecho, la que debe rodear, y sentir su vientre moviéndose hacia su columna.

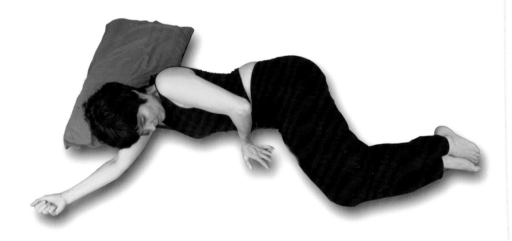

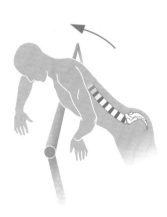

Imagine una barra a la altura del pecho para ayudarlo a empujar en la dirección correcta.

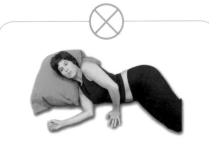

Un error común es arquear la espalda mientras trata de alargarla.

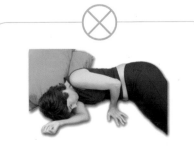

Otro error común es meter la pelvis mientras alarga la espalda.

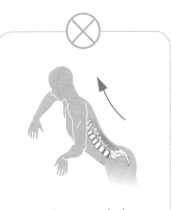

PEmpujar en la dirección equivocada puede causar que se arquee la espalda baja.

FORMA DE ZIG-ZAG

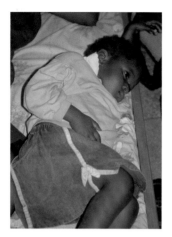

Niña joven descansando (Burkina Faso)

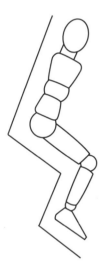

El cuerpo forma un zig-zag parejo con ángulos de 120° aproximadamente

5 TIENDA SU TORSO ALARGADO DE VUELTA EN LA CAMA

Si usted deja su cadera anclada a la cama, al estirar su espalda baja correctamente, su tronco quedará más adelante que de costumbre en la cama.

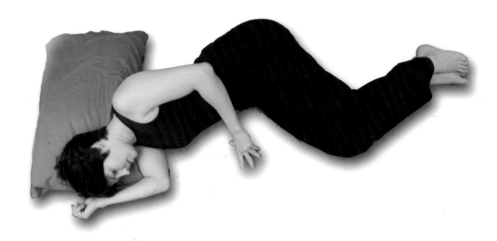

6 EVALÚE LA FORMA DE SU CUERPO COMPLETAMENTE

Idealmente, la parte de debajo de su cuerpo formará zig-zag parejos con ángulos aproximados de 120° en la ingle, rodillas y tobillos.

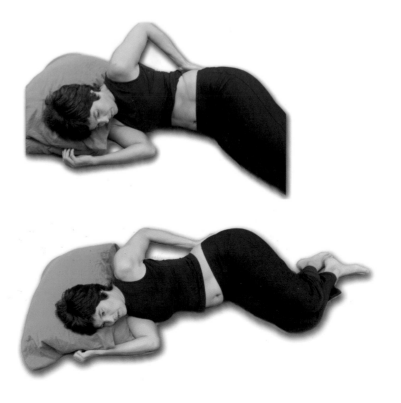

7 SI ES NECESARIO, ACOMODE SUS PIERNAS

Si sus rodillas están muy elevadas (hacia el pecho), sus isquiotibiales pueden estar tensos, causando que su pelvis se meta. Bajar sus rodillas permite sacar su pelvis.

Si sus piernas están muy extendidas, su músculo psoas puede estar tenso, causando que su espalda baja se arquee. Doblando sus rodillas permite que se afloje el músculo psoas y se alargue la columna lumbar.

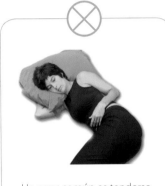

Un error común es tenderse con las rodillas muy altas.

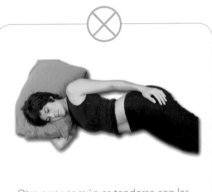

Otro error común es tenderse con las piernas muy estiradas.

8 SI SU ESPALDA BAJA ESTÁ REDONDEADA, SAQUE UN POCO MÁS SU PELVIS

Para sacar más la pelvis, eleve sus caderas un poco sobre la cama. Lleve su brazo superior hacia atrás para agarrar sus glúteos. Jale su piel hacia atrás y hacia arriba para ajustar la pelvis mientras baja sus caderas a la cama. Usted puede requerir tensar los músculos de su espalda baja para hacer esto, pero luego liberará esa tensión.

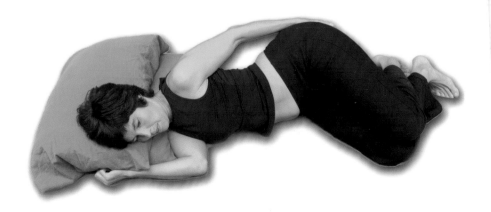

LAS RODILLAS NO DEBEN ESTAR NI MUY ALTAS, NI MUY EXTNDIDAS

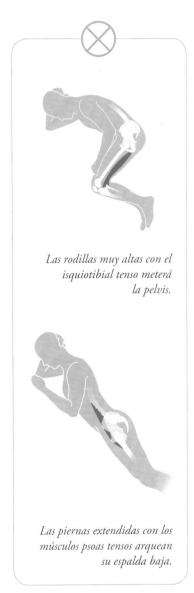

Las rodillas muy altas con el isquiotibial tenso meterá la pelvis.

Las piernas extendidas con los músculos psoas tensos arquean su espalda baja.

9 SI SU ESPALDA BAJA ESTÁ AÚN REDONDEADA, SAQUE AÚN MÁS SU PELVIS

Para hacer esto, tiéndase diagonal en la cama. Eleve su cadera de la cama y saque la pelvis hacia la anteversión. A continuación, manteniendo la pelvis clavada a la cama, use sus brazos para desplazar su tronco hacia atrás. Usted desplazó su tronco hacia atrás en relación a la pélvis, obteniendo una mejor inclinación pélvica.

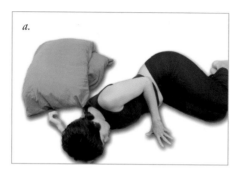
a.

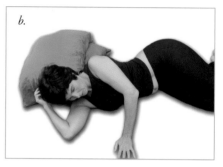
b.

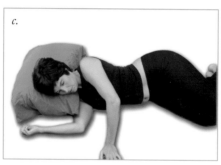
c.

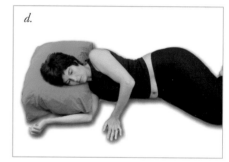
d.

10 SI SU ESPALDA BAJA ESTÁ ARQUEADA, ALÁRGUELA MIENTRAS RETIENE LA INCLINACIÓN PÉLVICA

Con su brazo superior, alcance por el frente el lado opuesto. Ponga su mano en la parte de debajo de su caja torácica. Con sus dedos presione la piel hacia atrás y arriba, alentando la caja torácica a rotar hacia adelante. Esto es similar a anclar su caja torácica y alargar su espalda baja.

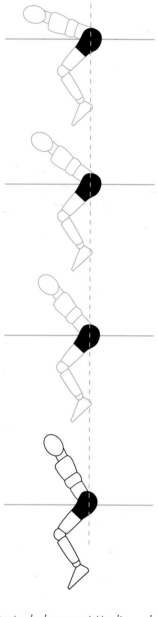

Partiendo de una posición diagonal y orientando su tronco hacia atrás desde las caderas puede ayudar a sacar la pelvis.

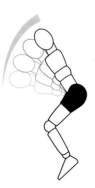

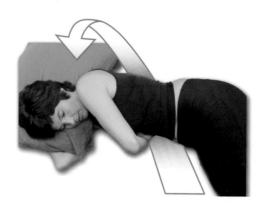

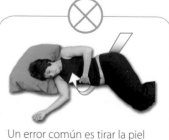

Un error común es tirar la piel hacia adelante causando un arqueo.

11 APOYE SU CABEZA EN UNA ALMOHADA

Puede que requiera más de una almohada para acomodar el ancho de su hombro inferior.

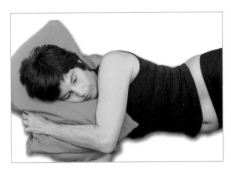

Cabeza por sobre la horizontal

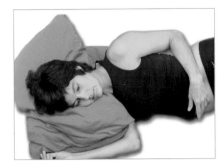

Cabeza horizontal

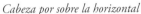

Asegúrese que su cabeza no se inclina hacia abajo, lo que comprometerá la posición subsecuente de sus hombros.

12 ALARGUE SU CUELLO

Eleve su cabeza un poco sobre la almohada y deslice su cabeza hacia atrás y arriba para alargar la parte de atrás del cuello. Puede ser útil agarrar el cabello en la nuca y suavemente jalar hacia atrás y hacia su corona. Sea moderado en esta acción. Un estiramiento leve es cómodo y alienta a sus músculos a estirarse y relajarse; un estiramiento severo o repentino puede causar contracción y espasmo muscular.

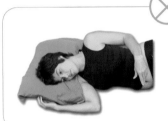

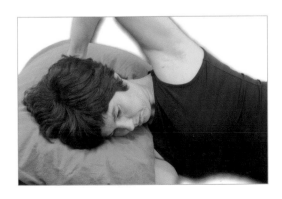

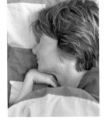

Un error común es elevar la mejilla causando compresión en el cuello (columna cervical).

ACOSTADO ESTIRANDO CON LA CABEZA POR SOBRE LA HORIZONTAL

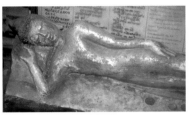

(Tailandia)

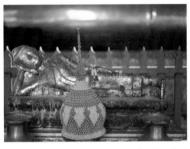

(Tailandia)

Todas las imágenes de Buda reclinado, muestran su cabeza un poco elevada de la horizontal. Esta posición es particularmente saludable al proveer una amplia holgura en el trapecio superior, facilitando una buena posición de hombros.

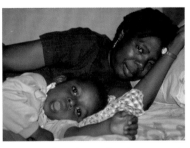

Miembros de una familia reposando (Burkina Faso)

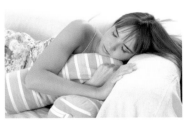

(USA)

EL HOMBRO SUPERIOR NO DEBE CAER

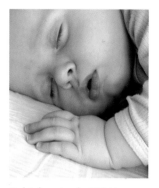

Bebé durmiendo (USA)

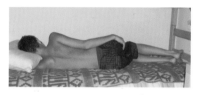

Niño tendido (USA)

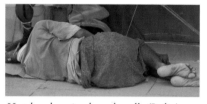

Hombre durmiendo en la calle (India)

Tener el hombro superior retrotraído permite al plexo braquial funcionar apropiadamente, asegurando una buena circulación hacia y desde el brazo. También reduce el estrés en la columna torácica. En adición, una buena posición de hombros al dormir le ayuda a acostumbrarse a una posición de hombros sana durante las horas de vigilia.

13 EJECUTE UNA ROTACIÓN DE HOMBRO CON SU HOMBRO SUPERIOR

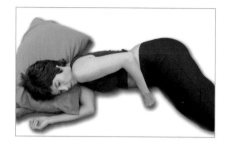

Lleve su hombro superior un poco adelante, luego un poco arriba hacia su cuello, y luego atrás y abajo.

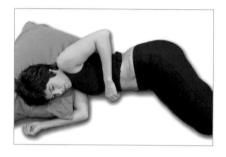

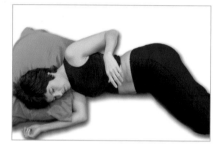

14 ACOMODE SU BRAZO SUPERIOR

Aquí hay varias opciones saludables para posicionar su brazo superior de una manera que prevenga a su hombro superior redondearse hacia adelante.

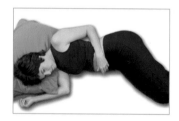

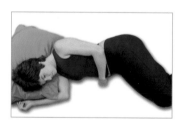

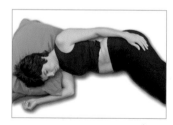

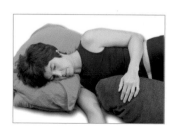

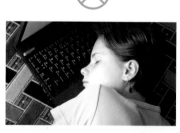

No permita que su hombro superior caiga hacia adelante. Esto estresa la columna torácica superior y refuerza el mal hábito de encorvarse.

15 ACOMODE SU BRAZO INFERIOR PARA ESTAR CONFORTABLE

EL BRAZO INFERIOR SE POSICIONA COMO SEA CONVENIENTE

Puede intentar poner su brazo inferior al frente de su cuerpo, detrás de su cuerpo, o debajo o sobre la cabeza.

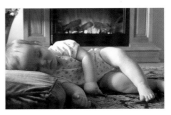

(USA)

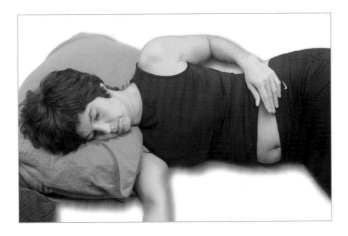

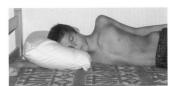

(USA)

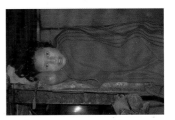

(Tailandia)

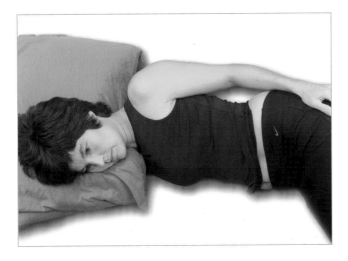

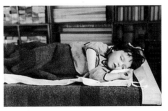

(USA)

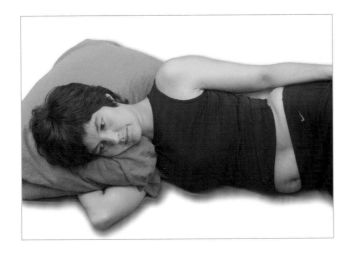

INDICACIONES PARA MEJORAR

Así como acostarse estirando de espalda, acostarse estirando de costado puede parecer incómodo al principio. Luego usted sentirá que se mueve hacia la posición rápido y fácil, y la siente cómoda.

Acostarse estirando de costado provee los mismos beneficios que acostarse estirando de espalda: mejora la circulación, y descomprime discos y nervios. Todos estos beneficios contribuyen a incrementar su confort, funcionalidad y bienestar general.

Usted probablemente notará cambios en su patrón de respiración. Los músculos abdominales estirados ofrecen cierta resistencia a la respiración del abdomen, resultando en un mayor movimiento en el pecho y menos en el abdomen. Con el tiempo, este incremento en la respiración pectoral expandirá su capacidad pulmonar y creará una arquitectura normal de su caja torácica.

Si usted pasa gran parte de la noche acostado estirando, ya sea de espalda o de lado, el largo en reposo de su espalda se incrementa, usted será mediblemente más alto y estará más cómodo incluso cuando no está en tracción.

SOLUCIÓN DE PROBLEMAS

USTED NO SE PUEDE QUEDAR DORMIDO
Puede que tenga que entrenar su cuerpo para usar esta nueva posición para dormir. Intente con una meditación respiratoria o ejecute una exploración del cuerpo (vea el Glosario). Si algún tiempo después de asumir la posición de acostado estirando, usted sigue despierto, vuelva a una posición más familiar para quedarse dormido. Eventualmente su cuerpo se acostumbrará a estar cómodo y sin dolor, y asumirá esta u otra posición saludable incluso durante el sueño.

SU CUERPO NO SOSTIENE LA POSICIÓN POR TODA LA NOCHE
¡No se preocupe por esto! Es normal cambiar de posición durante la noche. Cuando comienza la noche con su espalda en una posición alargada, usted obtendrá algún beneficio toda la noche. Los músculos de su espalda quedan levemente elongados, permitiendo una mejor circulación, función nerviosa y rehidratación de los discos.

USTED ESTÁ INCÓMODO EN ESTA POSICIÓN
Estirar su columna y sacar su pelvis son habilidades difíciles de aprender. Repase las instrucciones. Repitiendo los movimientos los hace más familiares y ayuda a incrementar su dominio sobre éstos.

Puede que usted requiera una columna más neutral (recta), quizás por una lesión reciente en la espalda o una cintura significativamente más angosta que sus caderas. Si su espalda está sana y usted alarga su espalda mientras está acostado, una pequeña inclinación o torsión en la cintura no causará problema alguno. Sin embargo, si sus discos están comprimidos, la presión adicional de la inclinación o torsión puede causar incomodidad. Intente una de estas sugerencias:

- Ubique una almohada pequeña o una toalla enrollada entre su cintura y la cama (fig.4-6). Esto elimina la inclinación en la cintura que resulta si sus caderas son mucho más anchas que su cintura. Use el soporte hasta que su espalda se normalice.
- Ponga una almohada entre sus rodillas o muslos (fig.4-7). Esto elimina la torsión en su espalda que resulta si sus caderas son más anchas que sus rodillas. Use este soporte hasta que su espalda se normalice.

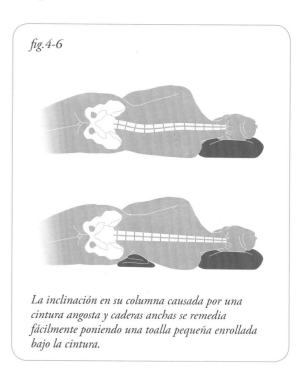

fig.4-6

La inclinación en su columna causada por una cintura angosta y caderas anchas se remedia fácilmente poniendo una toalla pequeña enrollada bajo la cintura.

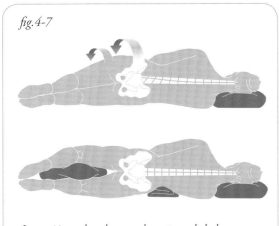

La torsión en la columna al acostarse de lado, causada por ser más angosto en las rodillas que en las caderas, se remedia fácilmente con una almohada entre las rodillas.

INFORMACIÓN ADICIONAL

DURMIENDO BOCA ABAJO

Aunque muchas personas optan por dormir sobre sus estómagos, esta posición puede presentar problemas. Primero, una almohada común impone un ángulo cercano a los 90° sobre el cuello, lo que puede estresarlo o dañarlo. Para que dormir boca abajo sea más sano, ponga la almohada de modo que no fuerce un ángulo agudo en el cuello. Por ejemplo, ponga solo la mitad posterior de la cabeza sobre la almohada, permitiendo que la cara se incline hacia abajo (fig.4-8). Mucha gente tiene también la tendencia de arquear la espalda cuando está acostada boca abajo. Poniendo una almohada pequeña bajo el abdomen reduce el arqueo (fig.4-9). Antes de acostarse boca abajo, vale la pena alargar su columna clavando sus codos en a cama mientras recuesta su torso (fig.4-10). Los niños pequeños duermen algunas veces boca abajo en cuclillas (fig.4-11).

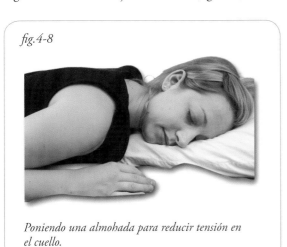

Poniendo una almohada para reducir tensión en el cuello.

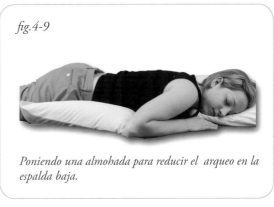

Poniendo una almohada para reducir el arqueo en la espalda baja.

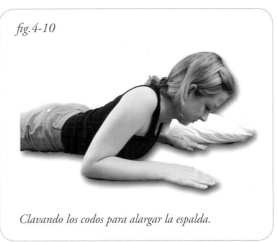

Clavando los codos para alargar la espalda.

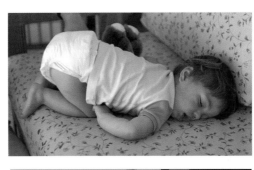

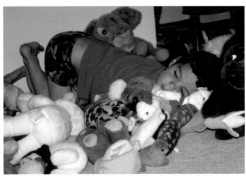

Los niños pequeños tienen suficiente flexibilidad para dormir cómodamente sobre sus estómagos. A veces una manera original para mantener sus espaldas bien alineadas.

QUÉ HACER CON SUS PIERNAS

Muchas personas que duermen de lado sienten muy cómodo extender la pierna de abajo, flectar la rodilla de la pierna de arriba y torcer la columna para apoyar la rodilla de arriba en la cama (fig.4-12). Si usted tiene discos comprimidos, una columna torcida puede ser peligroso. Esta posición puede ser más saludable si se alarga la columna adecuadamente antes de torcerla, y se pone una almohada bajo la rodilla flectada (fig.4-13).

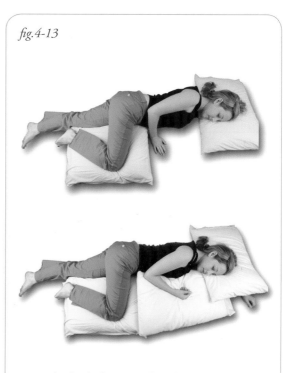

fig.4-13

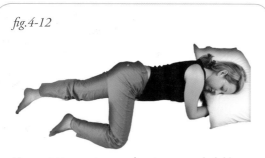

fig.4-12

Una posición común para dormir que es saludable para una espalda alargada e insana para una espalda comprimida.

Poniendo almohadas para reducir la torsión ayuda a proteger la columna.

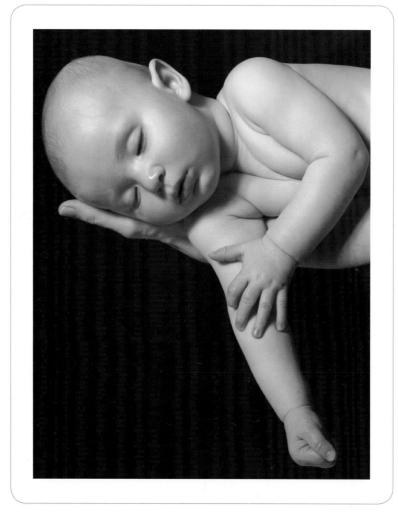

RECAPITULANDO

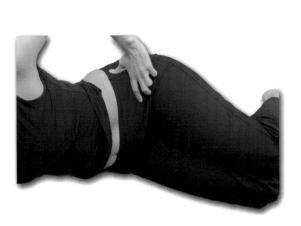

a. Saque sus glúteos, posicione su trasero bien atrás y doble las rodillas en 120° en forma de zig-zag

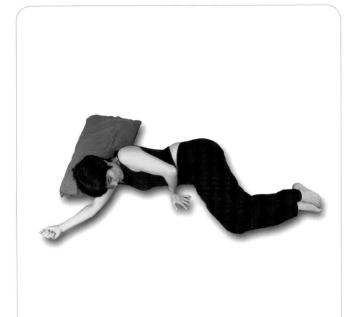

b. Alargue la columna

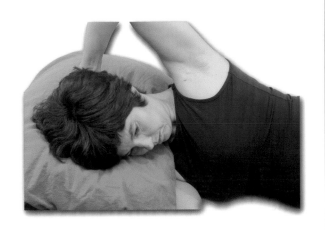

c. Alargue el cuello sobre la almohada

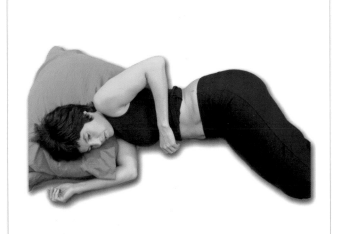

d. Ejecute una rotación de hombros con el hombro superior

5

USANDO SU CORSÉ INTERNO (USING YOUR INNER CORSET)

Usando sus músculos para proteger y alargar su columna

Mi hijo se estira para alcanzar un juguete. Note que sus músculos abdominales se contraen para ayudarlo a elongar su torso para alcanzar el juguete, su espalda no está arqueada y su cabeza gira de modo que sus ojos permanecen en un plano perpendicular a su cuerpo.

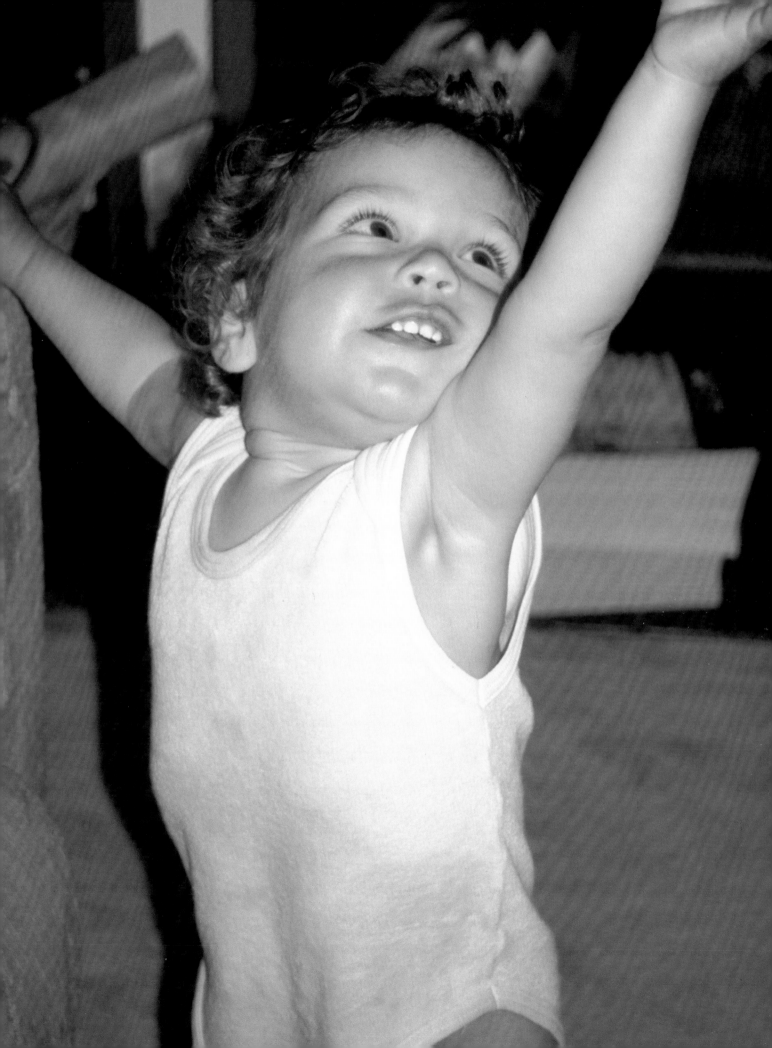

En los capítulos anteriores, usted aprendió varias maneras efectivas para alargar y proteger su columna:

- Usar un objeto externo, como un respaldo o una cama para poner su columna en tracción.
- Posicionar su pelvis de modo que las vertebras se apilen sobre ésta, sin tensar o acortar los músculos que están alrededor.
- Respirar con los músculos alrededor de la columna relajados, para luego alargar la columna con cada inhalación.

En este capítulo usted aprenderá una técnica más poderosa que le dará longitud adicional, que estará disponible para usted todo el tiempo y que le proveerá un soporte fuerte para proteger su columna elongada. Esta técnica incluye contraer ciertos músculos en su abdomen y espalda para hacer un "corsé interno". Esta contracción hace que el torso se angoste y crezca, alargando con esto la columna (fig.5-1).

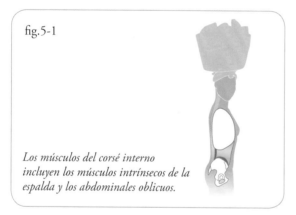

fig.5-1

Los músculos del corsé interno incluyen los músculos intrínsecos de la espalda y los abdominales oblicuos.

El corsé interno es importante en situaciones en que sus discos pueden estar desafiados, como:

- Llevando una mochila, una maleta u otro objeto pesado (fig.5-2a).
- Corriendo, caminando o realizando otra actividad aeróbica con alto impacto (fig.5-2b).
- Practicando casi cualquier deporte, tenis, volleyball, basketball, o incluso nadar.
- Haciendo posturas de yoga que incluyen torcerse, inclinarse de lado o hacia atrás (fig.5-2c).
- Bailando de una manera que incluye impacto, torcer la columna o doblarse.
- Viajando en un vehículo por un camino de piedras y con malos amortiguadores, montando una bicicleta de montaña o navegando en aguas movidas (fig.5-2d).

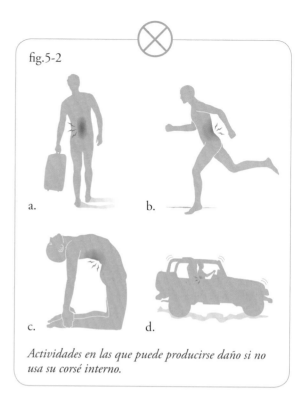

fig.5-2

a.

b.

c.

d.

Actividades en las que puede producirse daño si no usa su corsé interno.

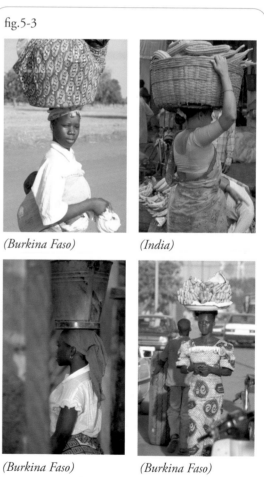

fig.5-3

(Burkina Faso)

(India)

(Burkina Faso)

(Burkina Faso)

Estas mujeres están usando su corsé interno activamente para elongar y proteger su columna mientras llevan un peso significativo sobre sus cabezas.

Cuando una mujer de una villa africana o india lleva una carga pesada sobre su cabeza (fig.5-3), ella no se queda pasiva bajo ese peso. Esto causaría una compresión de sus discos. En cambio, ella contrae activamente su corsé interno; su torso se vuelve más esbelto y su columna se alarga. De esta manera ella protege sus discos del peso que carga. Periódicamente, al llevar una carga por mucho rato, ella podrá levantar la carga por sobre su cabeza con sus brazos estirados (fig.5-4). Esta acción estira los músculos de su espalda y re-contrae su corsé interno.

La literatura médica documenta que en ciertas poblaciones, como la tribu Bhil en India Central, los discos de una persona de 50 años se ven

similares a los de una persona de 20 años (fig.5-5).El uso apropiado y frecuente de los músculos del corsé interno es quizás la razón por la que estas poblaciones no experimentan virtualmente ninguna degeneración de los discos con la edad. En nuestra cultura, por otro lado, es considerado normal tener una degeneración significativa de los discos a los 50. Si usamos nuestros músculos para proteger nuestros discos, como lo hacen los Bhil, podríamos evitar el deterioro y daño que erróneamente aceptamos como normal.

Con el Método Gokhale®, como con enfoques convencionales, hay énfasis en usar y fortalecer los músculos abdominales. En nuestra cultura, cuando las personas usan su musculatura

fig.5-4

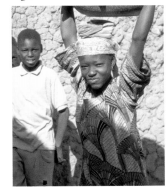

Es común entre las personas que llevan peso sobre sus cabezas, estirar los músculos de su espalda y recontraer su corsé interno periódicamente.

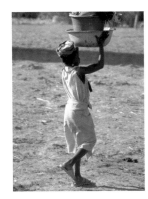

Poniendo el canasto del lavado sobre la cabeza (Burkina Faso)

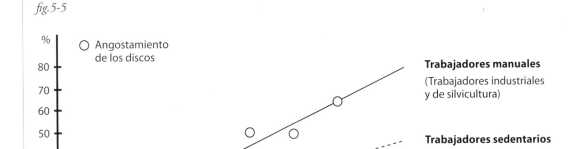

fig.5-5

Este gráfico muestra una gran diferencia en el angostamiento de los discos con la edad en tres poblaciones distintas. Hay muy poco angostamiento en las personas de la tribu Bhil en India Central, más angostamiento de los discos entre los trabajadores sedentarios de occidente y altos niveles de angostamiento entre los trabajadores industriales y de silvicultura occidentales.

abdominal, ellas tienden a usar todos sus abdominales a la vez, metiendo la pelvis y encorvando sus hombros en el proceso (fig.5-6a). El resultado puede ser una postura insana (fig.5-6b).

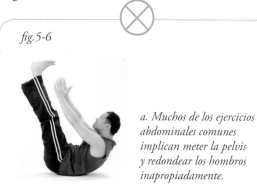

fig.5-6

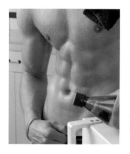

a. Muchos de los ejercicios abdominales comunes implican meter la pelvis y redondear los hombros inapropiadamente.

b. Hacer ejercicios abdominales convencionales puede provocar cambios posturales poco saludables a largo plazo.

En este capítulo usted aprenderá a aislar los músculos abdominales oblicuo y transversal del músculo recto abdominal, de modo que usted podrá alargar y soportar su columna sin distorsionarla. Aprender esto puede ser desafiante, especialmente para algunos atletas muy entrenados que deben superar hábitos firmemente arraigados para aislar la acción de los distintos músculos abdominales.

La mejor manera de fortalecer y mantener estos músculos es utilizarlos en el curso de las actividades diarias. Cuando aprenda a usar por primera vez sus abdominales de esta nueva manera, intente ejercitar su corsé interno hasta 20 veces al día, durante un minuto cada vez. Esto le ayudará a establecer el nuevo patrón y alcanzar un nivel mayor de fortaleza muscular. También le dará a su largo músculo de la espalda (erector espinal) una elongación periódico y a sus discos una descompresión periódica.

Cando ya haya integrado este nuevo patrón a su vida diaria, usted se dará cuenta de que muchas de las actividades tradicionales consideradas dañinas para la espalda, ahora son desafíos saludables para los músculos de su corsé interno.

BENEFICIOS

• Estira su columna de manera más segura y con una acción más fuerte que cualquier otra técnica

• Estabiliza su columna en caso de lesión

• Protege su columna en acciones que incluyen compresión, impacto o distorsión

• Provee una plataforma estable aumentando el poder de acción de brazos y piernas

• Mejora la elegancia y apariencia de su torso

Antes de conocer a Esther Gokhale, había perdido la esperanza de encontrar alivio para mi constante dolor causado por una lesión severa en mi columna y a multi nivel. Trabajé por años con numerosos médicos y terapeutas físicos, recibí varias inyecciones de cortisona, intenté con cada prescripción antiinflamatoria disponible y soporté dolorosos diagnósticos y procedimientos terapéuticos para frenar dolores fuertes y evitar una cirujia. Estaba convencida de haber explorado cada opción de tratamiento, pero no era así. Después de recibir la aprobación de amigos de confianza de las técnicas de Esther, decidí verla para aliviar el dolor.

Inicialmente me molestaba su consejo de revisar la manera en que yo posicionaba y movía mi cuerpo. Me sentí defraudada porque había seguido fielmente mi terapia física prescrita y el régimen de ejercicios para la casa. No obstante, me enseñaron y lentamente reaprendí como sentarme, estar de pie, caminar e incluso como acostarme.

Descubrí y fortalecí áreas que ni siquiera sabía que necesitaban atención. Con la guía de Esther, trabajé de maneras nuevas. Mis amigos comenzaron a decirme que me veía estupenda. Gracias Esther, por aliviarme del dolor y por la nueva conciencia de mi cuerpo.

Patti Fry
Menlo Park, CA

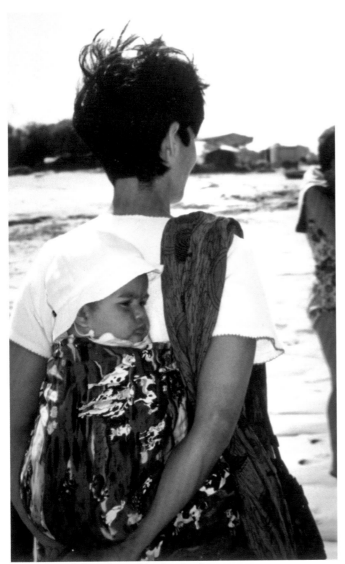

Llevando un bebé en la espalda al estilo africano

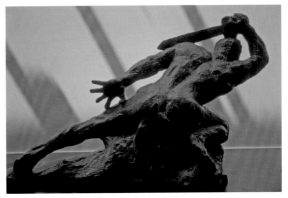

Escultura de un gladiador (siglo 19, Francia)

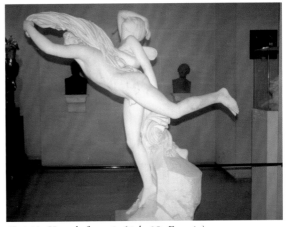

Posición Yoga de fantasía (siglo 19, Francia)

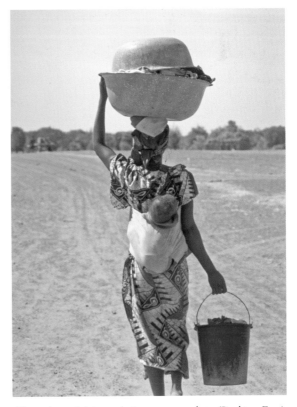

Llevando un bebé, una bañera y una cubeta (Burkina Faso)

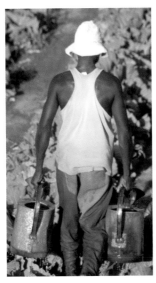

Regando cultivos (Burkina Faso)

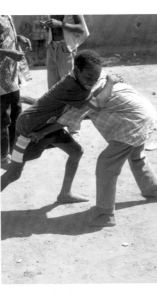

Juego de lucha libre (Burkina Faso)

EQUIPAMIENTO

Usted requerirá lo siguiente:
- *Un espejo de cuerpo completo*
- *Una silla con un asiento firme*
- *Una cuña*

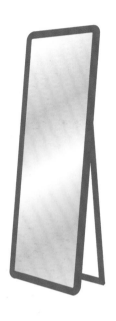

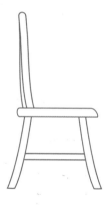

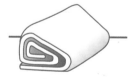

1 SIENTESE APILANDO DE PERFIL AL ESPEJO

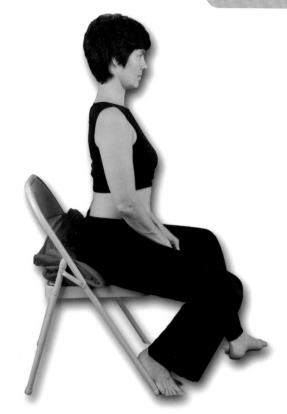

Es importante empezar con una posición sentada relajada saludable antes de contraer su corsé interno.

2 PONGA LOS DEDOS DE SU MANO IZQUIERDA DE MODO QUE PUEDAN CONTROLAR EL SURCO DE SU COLUMNA

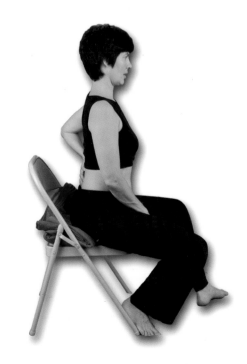

Use un toque suave para verificar toda su zona lumbar. Idealmente usted tendrá un surco parejo (ver pág.77 y 133).

3 LEVANTE Y ESTIRE SU BRAZO DERECHO HACIA ARRIBA Y UN POCO ADELANTE, COMO SI ESTUVIERA ALCANZANDO UN ARMARIO ALTO

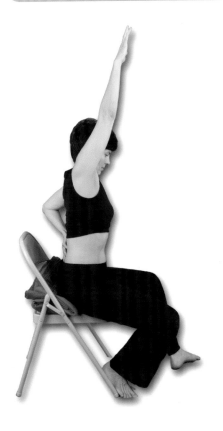

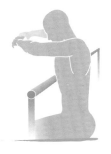

Imagine alcanzar por arriba una barra a la altura de su pecho, para ayudarlo a contraer correctamente los músculos de su corsé interno.

Intente encontrar la dirección de estiramiento que alargue su espalda más que su abdomen. Use sus dedos para controlar que se mantenga el surco en su columna. Puede ayudar si imagina que se está estirando hacia arriba por sobre una barra a la altura de su pecho.

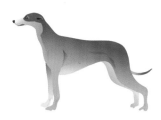

El área abdominal magra de un galgo provee una imagen útil para ayudarlo a contraer su corsé interno.

4 LEVANTE SU BRAZO IZQUIERDO, MANTENIENDO AMBOS BRAZOS PARALELOS Y ESTÍRESE HACIA ARRIBA TODO LO QUE PUEDA

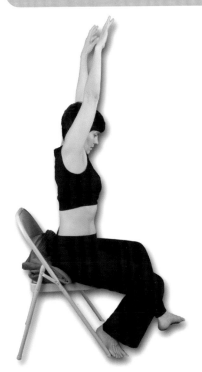

Tome conciencia de los músculos de su abdomen. Contráigalos de modo que su abdomen se sienta más liso que de costumbre. El contorno de su caja torácica puede volverse más prominente, como el de un perro galgo.

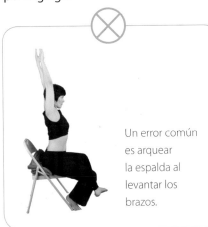

Un error común es arquear la espalda al levantar los brazos.

EJEMPLO DE CONTRAER EL CORSÉ INTERNO MIENTRAS SE LEVANTAN LOS BRAZOS

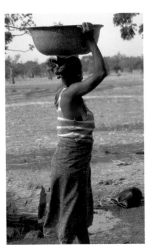

(Burkina Faso)

USANDO SU CORSÉ INTERNO PARA PROTEGER LA ESTRUCTURA DE SU COLUMNA

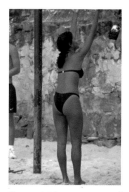

Preparándose para una flexión de brazos (Brasil)

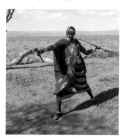

Cazando con una lanza (Tanzania)

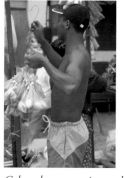

Colgando mercancías en el puesto (Brasil)

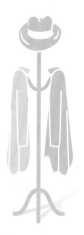

Una percha provee una imagen útil para ayudarlo a mantener un torso estable mientras relaja hombros y brazos.

5 BAJE LENTAMENTE SUS BRAZOS Y RELAJE LOS HOMBROS

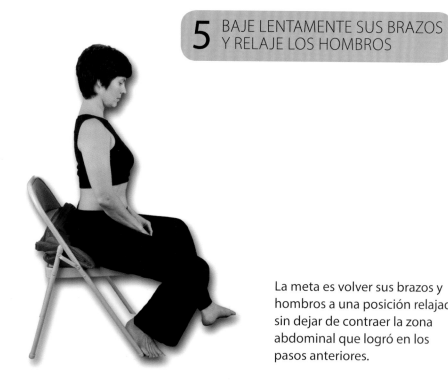

La meta es volver sus brazos y hombros a una posición relajada, sin dejar de contraer la zona abdominal que logró en los pasos anteriores.

6 REPITA LOS PASOS 2-5 ESTANDO DE PIE

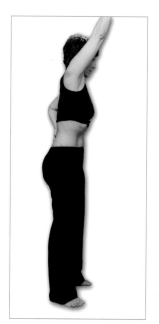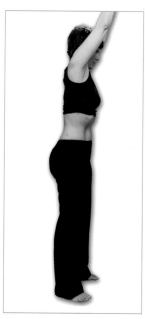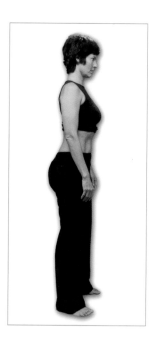

Tal como antes, sea cuidadoso en alargar en vez de arquear o encorvar la espalda. Puede que le ocurra, como a muchos principiantes, que al relajar sus brazos y hombros, sus músculos abdominales también se relajen. Si pasa eso, comience nuevamente y proceda con cuidado. Imagine que usted es una percha: La columna es el soporte central, alto y robusto, y la faja de los hombros es un abrigo que cuelga.

7 PRACTIQUE MANTENER SU CORSÉ INTERNO MIESTRAS SE MUEVE

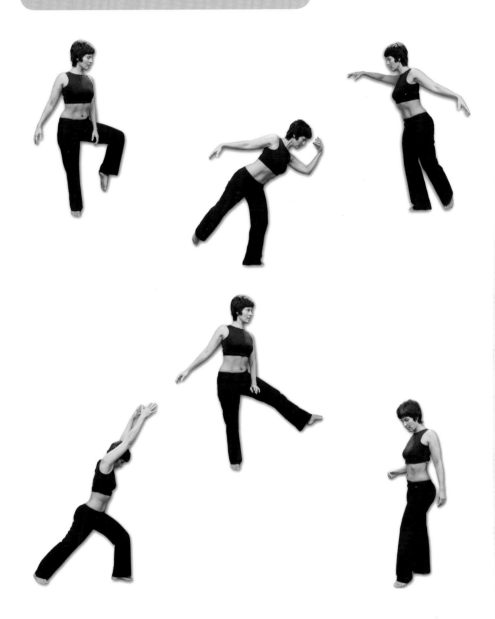

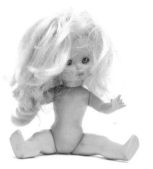

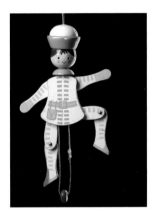

Imagine que usted es una marioneta o una muñeca con un torso estable y miembros libres para moverse.

Puede sentirse un poco como una marioneta, el torso está relativamente quieto y estable, mientras los miembros están disponibles para moverse.

EJEMPLO DE MOVER LOS MIEMBROS MIENTRAS MANTIENE EL TORSO ALTO Y ESTABLE

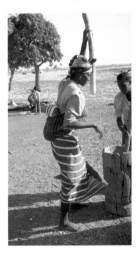

Moliendo mijo (Burkina Faso)

8 PRACTIQUE RELAJAR Y CONTRAER LOS MÚSCULOS DEL CORSÉ INTERNO REPETIDAS VECES

Con tiempo y práctica usted no requerirá de sus brazos para encontrar esta acción. Su cuerpo aprenderá a hacerlo muy rápido cuando se necesite.

EJEMPLOS DE CONTRACCIÓN
DEL CORSÉ INTENRO:

DISFRUTANDO
ACTIVIDADES
JUVENILES

(Brasil)

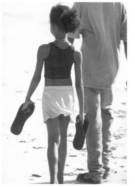

EJECUTANDO
LABORES
MANUALES

(Brasil)

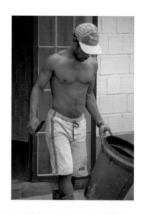

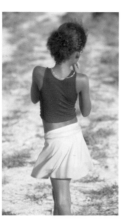

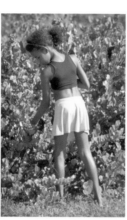

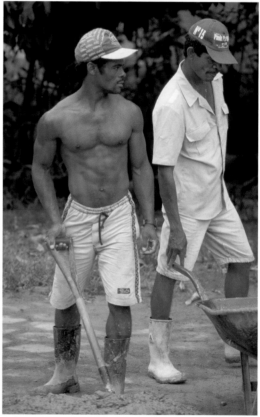

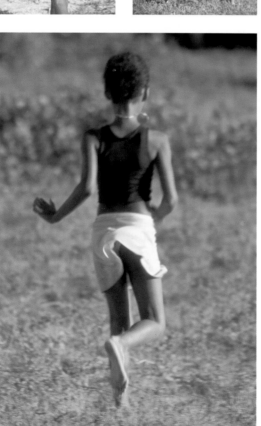

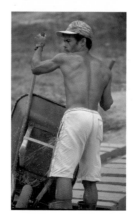

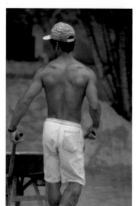

PRACTICANDO CAPOEIRA, UN
ARTE MARCIAL DESAFIANTE
(Brasil)

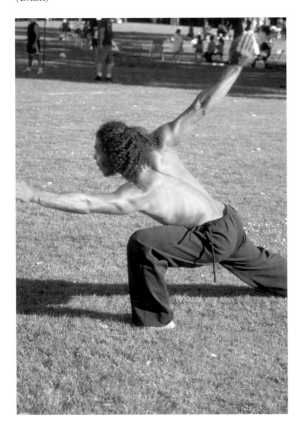

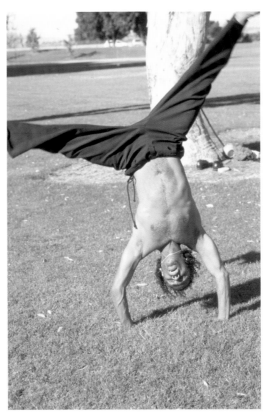

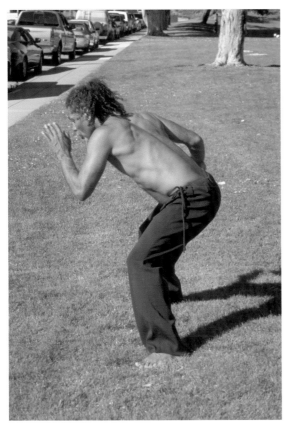

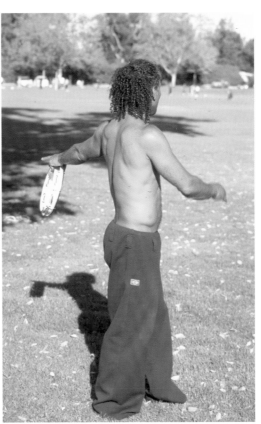

INDICACIONES PARA MEJORAR

Usar el corsé interno puede ser difícil de aprender, porque sus músculos abdominales pueden estar débiles, usted no está acostumbrado a aislarlos y el largo músculo de su espalda (erector espinal) puede estar resistiendo la acción. Con práctica, en la medida que los músculos de su corsé interno se fortalezcan, y el largo músculo de su espalda se vuelva más flexible, el patrón será más fácil de mantener. Tampoco necesitará levantar los brazos para contraer el corsé interno.

Una vez que usted comience a usar sus músculos abdominales durante sus actividades diarias, éstos se tonificarán rápidamente. Luego de un tiempo, usted será capaz de ver el contorno en su abdomen, incluso cuando no esté contrayendo los músculos (fig.5-7).

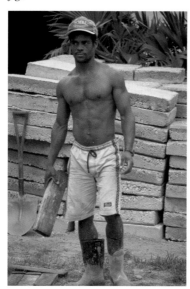

fig.5-7

Los contornos de los músculos abdominales de este trabajador son evidentes, incluso cuando está relajado (Brasil).

SOLUCIÓN DE PROBLEMAS

ARQUEANDO LA ESPALDA LUMBAR

Este es el error más común cuando se aprende a alargar el torso (ver pág.117). Monitorear el surco de su columna con una mano al comenzar a alargar su espalda, le ayudará a detectar el arqueo y a prevenirlo. Si sus músculos abdominales necesitan fortalecerse, encontrará ejercicios adecuados en el Apéndice 1. Yo recomiendo hacer esos ejercicios regularmente hasta que sus músculos abdominales alcancen un nivel mayor de fortaleza.

DIFICULTAD AL RESPIRAR

Si usted está acostumbrado a respirar con su abdomen y no con su pecho, tal vez se le haga difícil inhalar profundamente al mismo tiempo que contrae su corsé interno. Al contraer el corsé interno, sus músculos abdominales resisten la expansión abdominal durante la inhalación y los músculos entre sus costillas (intercostales) pueden estar tensos por falta de elongación en el pasado, por lo que resisten la expansión del pecho durante la inhalación. Es por esto que usted será obstaculizado en su habilidad de inhalar fácilmente.

Forzando un par de inhalaciones profundas, usted elongará sus músculos intercostales, haciendo que las inhalaciones posteriores sean más fáciles. Pronto será capaz de respirar profunda y fácilmente mientras contrae su corsé interno.

INFORMACIÓN ADICIONAL

ALARGANDO AL CONTRAER

Usted se puede preguntar cómo es que se puede alargar su columna al contraer los músculos. La respuesta es en dos partes.

Primero, contraer los músculos abdominales causa que el abdomen se vuelva más delgado. Como el abdomen tiene un volumen fijo, debe volverse más alto, cambiando la forma de un cilindro bajo y ancho, a un cilindro alto y delgado (fig.5-8). Esta acción alarga la columna, separando las vertebras y descomprimiendo los discos. La espalda lumbar se siente reforzada, tal como si usted estuviera usando una faja como la que usan los trabajadores al llevar objetos pesados. Usted usa un corsé interno hecho de su propia musculatura.

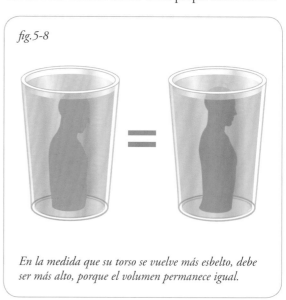

fig.5-8

En la medida que su torso se vuelve más esbelto, debe ser más alto, porque el volumen permanece igual.

Segundo, ciertos músculos, debido a su geometría, al contraerse, causan que la columna se alargue. Por ejemplo, los músculos largos del cuello están localizados al frente de la columna cervical. Cuando estos músculos se contraen, fuerzan a la columna cervical a alargarse (fig.5-9).

Los músculos más profundos de la espalda (rotadores) tienen una geometría más compleja. Cuando se usan sólo a un lado de la columna, los músculos rotadores cusan una rotación de la columna. Cuando se usan a ambos lados a la vez, estos músculos causan que la columna se elongue. Es difícil visualizar como trabaja ésto, pero sabemos por estudios con electro-miografías que estos músculos están involucrados en alargar la columna.

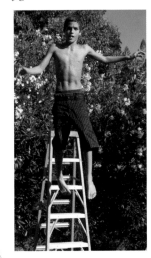

fig.5-10

Los músculos del corsé interno se contraen automáticamente en situaciones de alto estrés, como al saltar.

usar el mismo mecanismo protector. Esto puede llevar a daños acumulativo de la estructura de la columna, daños que hemos llegado a considerar parte del envejecimiento en nuestra cultura. Aprendiendo a usar el corsé interno en estas situaciones, usted protegerá su espalda de estos daños. Al mismo tiempo usted estará ejercitando sus músculos abdominales.

ALCANZANDO SOBRE SU CABEZA

Una orientación convencional para pacientes con dolor lumbar es evitar alcanzar objetos por sobre su cabeza, como por ejemplo alcanzar un vaso de una repisa alta o guardar equipaje en un compartimiento superior. Si se hace sin cuidado, esta es de hecho una maniobra peligrosa. Sin embargo, anclando la caja torácica (ver Apéndice 1) y contrayendo el corsé interno, usted puede alcanzar arriba de manera más segura con el beneficio adicional de fortalecer los músculos abdominales (fig.5-11).

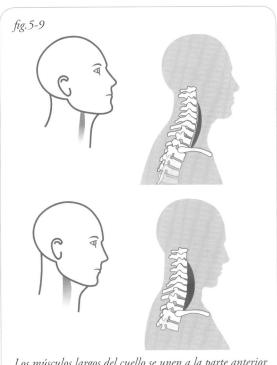

fig.5-9

Los músculos largos del cuello se unen a la parte anterior del cuello (columna cervical). Cuando se contraen, provocan que el cuello se estire y por eso se alarga.

SALTANDO

A pesar de que el uso de su corsé interno puede parecer una acción artificial, usted lo usa automáticamente cada vez que su columna está sujeta a estés extremo. Por ejemplo, cuando usted salta desde una altura significativa, usted aprieta su corsé interno en forma instintiva para proteger su columna (fig.5-10).

En situaciones de estrés moderado, sin embargo, la mayoría de las personas no tienen el instinto de

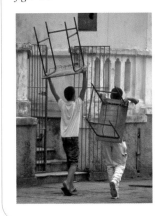

fig.5-11

Alzar objetos por sobre su cabeza puede ser una manera útil de contraer los músculos del corsé interno.

PROTEGIENDO SU CUELLO

Así como el corsé interno protege los discos lumbares vulnerables, contrayendo los músculos largos del cuello protege los frágiles discos cervicales. Las personas de culturas tradicionales hacen esto cuando llevan pesos importantes sobre sus cabezas. Para aprender esta acción, ponga un objeto suave y liviano sobre su cabeza, así como una toalla doblada (fig.6-13a en la pág.144). Un error común es poner el peso muy adelante en su cabeza, causando que el mentón se levante y el cuello se comprima (fig.6-13c). Imagine que este objeto es pesado y empuje activamente hacia él (fig.6-13b). Sea moderado en esta acción y sólo sostenga el empuje por unos pocos segundos.

USANDO UN CORSÉ EXTERNO

Mucha gente asume que los corsés son incómodos y malos para la salud. De hecho, algunos corsés, como los usados en el siglo 18, protegen y soportan la espalda (fig.5-12). Es cierto que en la época victoriana algunos corsés se volvieron extremos y muy poco saludables (fig.5-13). Aún así, un corsé moderado es un dispositivo saludable; trabajadores que trasladan objetos pesados, usualmente utilizan cinturones con soportes en la espalda (fig.5-14). La profesión médica también prescribe corsés para pacientes con dolor de espalda, para corregir distorsiones o proteger tejidos dañados. Versiones simples de éstos se pueden encontrar en tiendas de artículos médicos y pueden ser útiles si usted tiene una lesión.

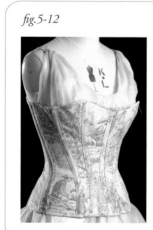

fig.5-12

Este corsé antiguo es moderado y saludable.

Con corsés internos o externos, algunas personas temen perdida de flexibilidad y salud en la columna. Es interesante que entre los Dinkas, de Sudán del Sur, las personas jóvenes usen corsés con nervaduras rígidas de metal, para mostrar su estatus (fig.5-15).

Estos corsés son usados día y noche por años. La única manera de remover un corsé Dinka es cortándolo, lo que se hace sólo cuando se necesita uno más grande. Los corsés no permiten una flexión apreciable, extensión, inclinación lateral o torcer la columna. El excelente físico de los Dinka es testimonio del poco movimiento de la columna que realmente se necesita para mantener una buena salud músculo-esquelética.

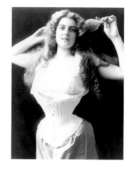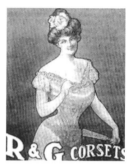

fig.5-13

Algunos corsés en la era victoriana (siglo 19) se volvieron extremos y comprometían la salud.

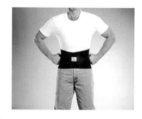

fig.5-14

Los cinturones para la espalda modernos proveen soporte para desarrollar labores manuales pesadas o en caso de lesión.

fig.5-15

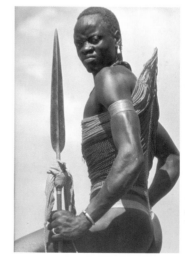

Un corsé Dinka de Sudan. Estos son usados día y noche por años. Note que el área de L5-S1 puede asumir su curvatura normal.

Note que el corsé Dinka llega sólo hasta el nivel del disco L5-S1. Es interesante contrastar el corsé Dinka con algunos corsés y dispositivos modernos más extensos. En mi experiencia clínica, la mayoría de los pacientes, si es que necesitan un corsé, les hace mejor uno que deje la pelvis libre para tomar una posición antevertida. Desafortunadamente, muchos de los dispositivos médicos disponibles, así como el corsé rígido TLSO (fig.5-16), no solo fijan la pelvis, sino que la fijan en posición retrovertida. De acuerdo a la literatura médica, el TLSO ha fallado en demostrar algún resultado positivo sustancial.

Un caso de estudio interesante de mi práctica es el de K, que llegó a mi cuidado a la edad de 13 años. Ella sufría de cifoescoliosis, una condición en que su columna tiene curvas excesivas, en ambos sentidos, lateral y de adelante hacia atrás. Su padre, un médico, fue proactivo en organizar el cuidado de su hija. Sin embargo, luego de que siete meses de terapia física y dos corsés rígidos TLSO hechos a la medida, que supuestamente debían usarse 20 horas al día por 2 años, no tuvieron éxito, los doctores recomendaron cirugía. La familia no quería este camino. Yo enseñé a K como sentarse, acostarse, pararse, inclinarse y caminar de las maneras descritas en este libro. Reestableciendo la anteversión pélvica y aprendiendo a inclinarse desde las caderas fueron elementos particularmente importante en su entrenamiento. La retroalimentación inmediata en comodidad y apariencia mejorada motivaron su fuerza. Al cabo de dos meses su pronóstico era radicalmente diferente (fig.5-17). No se habló más de cirugía,

corsés rígidos, terapia física o cualquier otra intervención. K está ahora en la universidad y continúa pareciendo a las personas como una joven mujer particularmente buena moza y de buena postura.

fig.5-17

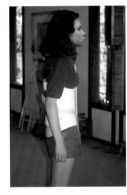
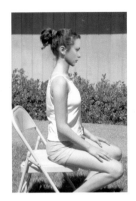
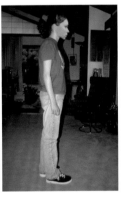
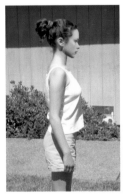
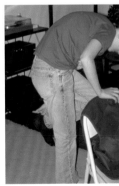
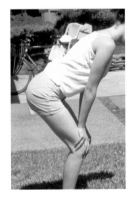

K (13 años y caracterizada) con corsé TLSO que no produce resultados satisfactorios.

K después de 3 meses de entrenamiento, con una apariencia y pronóstico mucho mejor (note el leve arco en la segunda fotografía, que más tarde corrigió).

fig.5-16

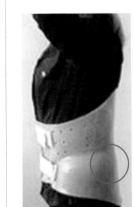

Un ejemplo de un corsé rígido TLSO, usado para niños con escoliosis. Note el efecto aplanador del área de las L5-S1.

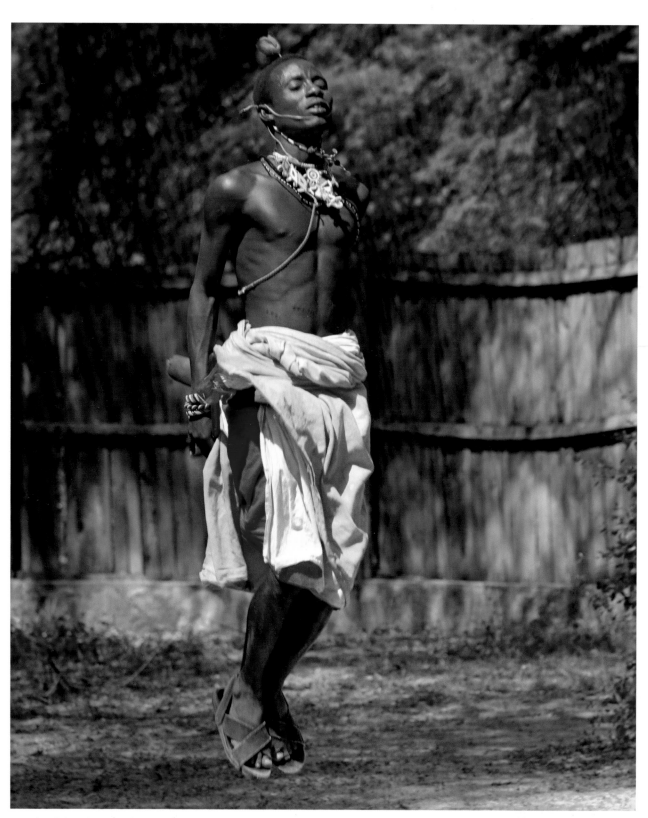

Hombre de la tribu Samburu saltando (Kenya)

RECAPITULANDO

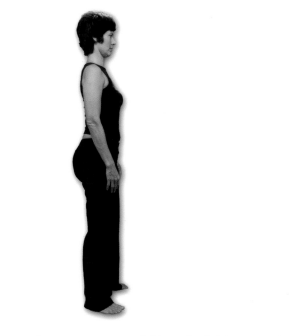

a. Empiece con una posición saludable sentada estirando (stacksitting) o de pie.

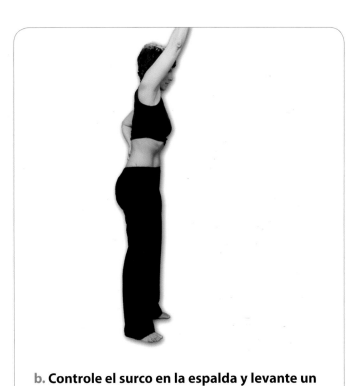

b. Controle el surco en la espalda y levante un brazo bien alto.

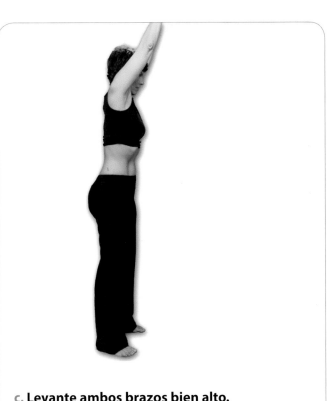

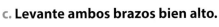

c. Levante ambos brazos bien alto.

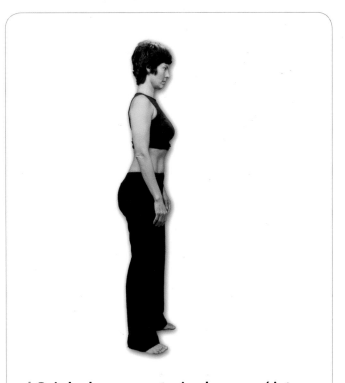

d. Baje los brazos manteniendo su corsé interno.

6

PARÁNDOSE CORRECTAMENTE (TALLSTANDING)

Apilando sus huesos

Esta mujer de Burkina estaba sacando agua de un pozo cerca de Ouahigouya cuando la observé. Note que su columna está apilada sobre sus piernas y su pelvis está antevertida (lo que causa que su sacro se incline hacia atrás). Su espalda y cuello están elongados y bastante derechos, su peso recae principalmente sobre sus talones, sus hombros no están desplazados hacia adelante, a pesar de que ella está trabajando con sus brazos al frente, y sus muñecas permanecen bien alineadas mientras sostiene la cuerda.

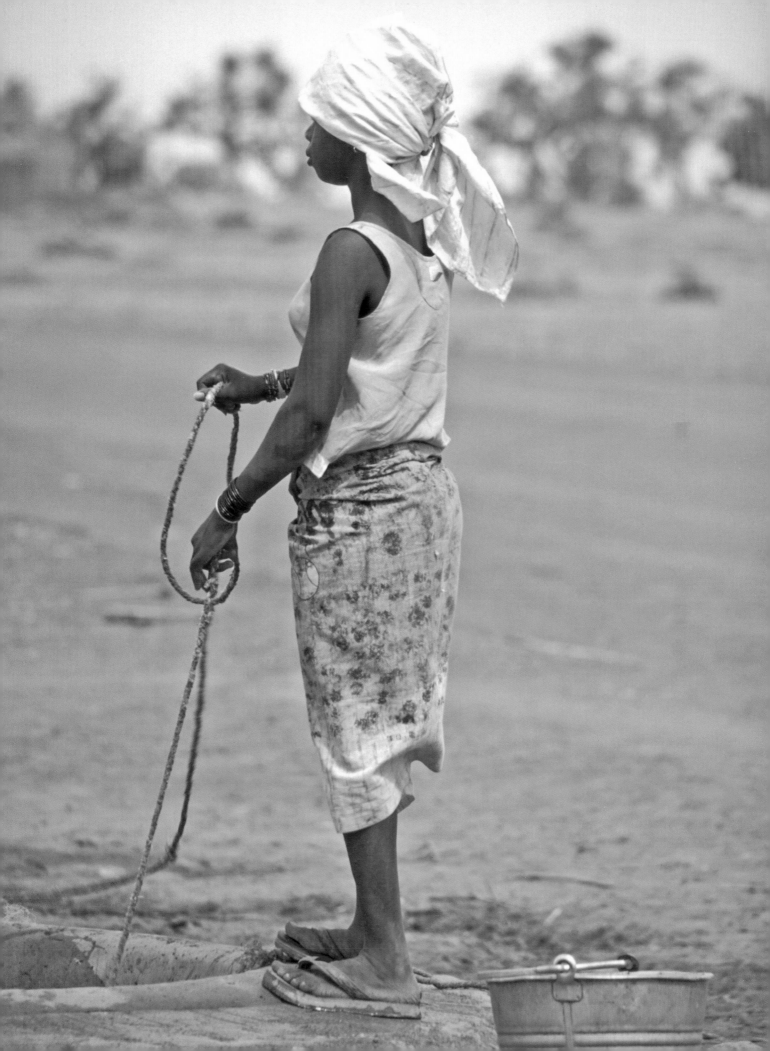

Muchas personas se sienten incómodas si están de pie por periodos largos de tiempo. Si van a un museo, les duele la espalda; si van a una fiesta, les duelen los pies. Por otro lado, muchas otras personas están cómodamente de pie todo el día para ganarse la vida. Unos pocos, como los cazadores de focas Inuit (esquimales), están de pie sin moverse por largos periodos.

Aprendiendo cómo estar de pie (tallstand), usted será capaz de estar parado por largos periodos sin sentirse nervioso o incómodo. Tal como sentarse saludablemente, estar de pie saludablemente requiere sacar la pelvis y apilar las vertebras. Las caderas se alinean sobre los talones, los que cargan la mayor parte del peso del cuerpo, y las rodillas y el área de la ingle permanecen blandas (fig.6-1). Esta posición facilita una circulación de la sangre saludable hacia y desde las piernas. Estar de pie se convierte en una posición cómoda e incluso descansada.

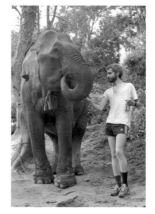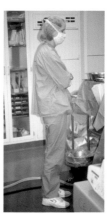

fig.6-2

Una mala postura de pie usualmente incluye una pelvis metida, que está empujada hacia adelante, afectando las arterias, venas y nervios femorales.

Empujar las caderas hacia adelante usualmente se acompaña con una excesiva curvatura en la columna, lo que tensiona las vertebras y produce un estrés inapropiado en las articulaciones de las caderas (fig.6-3). Eso desplaza el peso hacia adelante, sobre las delicadas articulaciones de la parte delantera del pie, distorsionando la forma de arco natural del pie, y contribuyendo a problemas como juanetes, fascitis plantar y artritis del pie (fig.6-4). Esta postura también crea la tendencia a bloquear las rodillas, lo que tensiona el ligamento de la rodilla dejándolo propenso a lesiones y predispone a las personas a artritis en las rodillas (fig.6-5).

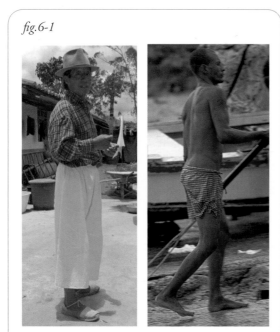

fig.6-1

(Ecuador)   (Brasil)

Una postura erguida saludable incluye una pelvis antevertida y vertebras y huesos de las piernas bien apiladas.

Las personas que se paran mal, usualmente meten la pelvis y posicionan sus caderas hacia adelante, afectando la arteria y vena femorales, reduciendo el flujo sanguíneo hacia y desde las piernas (fig.6-2). Un flujo sanguíneo reducido hace más lenta la sanación de lesiones en las piernas y contribuye a problemas como pies fríos, síndrome de Raynaud y venas varicosas.

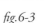

fig.6-3

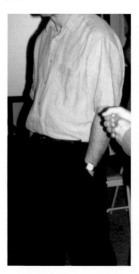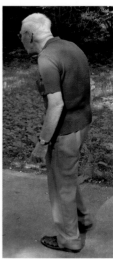

Una pelvis metida resulta usualmente en una curvatura excesiva en toda la columna.

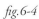

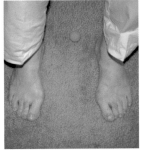

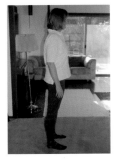

fig.6-4

Una pelvis metida desplaza el peso del cuerpo hacia adelante, poniendo presión excesiva sobre la delicada estructura del frente del pie.

La presión excesiva en el frente del pie puede causar juanetes y otras patologías.

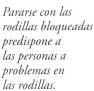

fig.6-5

Pararse con las rodillas bloqueadas predispone a las personas a problemas en las rodillas.

Otro patrón común de estar de pie incorrectamente es arquear la columna lumbar en un esfuerzo por "pararse derecho" (fig.6-6). Esto tensiona los músculos de la espalda lumbar y con el tiempo causa que se adapten a un largo de base más corto. Una espalda lumbar tensionada causa compresión de los discos lumbares y una circulación pobre en el área lumbar en general.

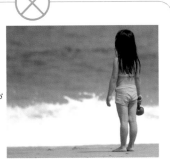

fig.6-6

La indicación de "pararse derecho" resulta usualmente en una espalda lumbar arqueada.

El secreto de estar cómodo de pie es un apilado vertical saludable de los huesos que soportan el peso del cuerpo sumado a una buena alineación de pies y piernas (fig.6-7, 6-8). El apilamiento provee un estrés necesario y saludable a los huesos, ayudando a prevenir osteoporosis. El apilamiento también permite relajarse a los músculos de alrededor de las articulaciones. Los huesos reciben el estrés que necesitan y los músculos se alivian del estrés que no necesitan. Como los músculos pueden relajarse, permiten una buena circulación.

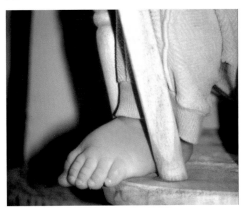

fig.6-7

Una alineación saludable de pie y pierna es una parte importante de estar de pie en forma saludable.

BENEFICIOS

- Previene desgaste en los pies, rodillas y caderas

- Reduce el dolor de espalda por músculos de la espalda tensos o discos comprimidos

- Permite estar de pie por periodos largos, sin fatiga, dolor o daño

- Introduce un estrés saludable a los huesos que soportan el peso y ayuda a prevenir osteoporosis

- Mejor la circulación de la sangre en piernas y pies

fig.6-8

PELVIS SACADA

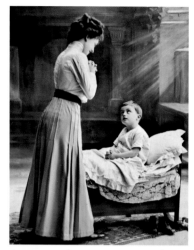

(USA)

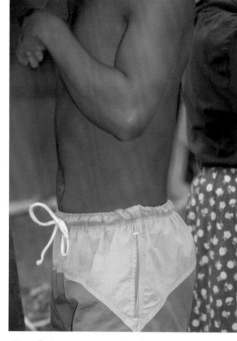

(Brasil)

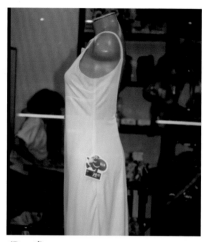

ESPALDA LUMBAR RECTA

(Brasil)

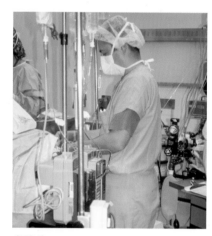

(USA)

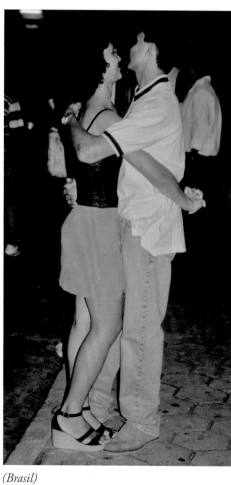

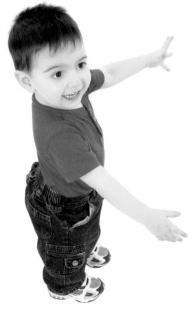

(Camboya)   *(Brasil)*   *(USA)*

fig.6-8 (continuación)

SURCO PAREJO EN LA COLUMNA

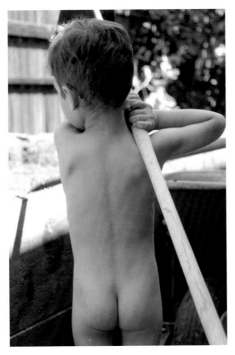

(USA)

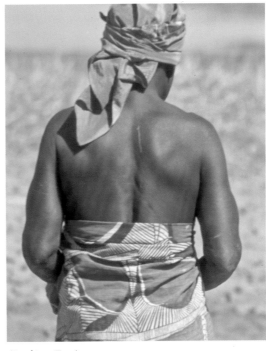

(Burkina Faso)

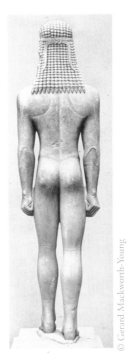

(Grecia)

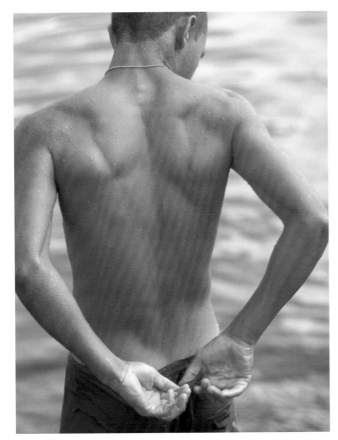

(Brasil)

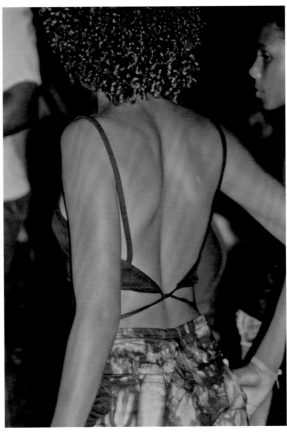

(Brasil)

EQUIPAMIENTO

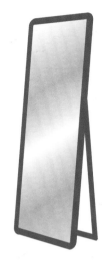

Usted requerirá un espejo de cuerpo entero.

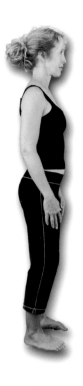

1 PÁRESE EN UN PISO FIRME CON SUS PIES SEPARADOS AL ANCHO DE LA CADERA Y GIRADOS 10° - 15° HACIA AFUERA

Debido a que sus pies son su fundación cuando usted está de pie, es importante que estén bien posicionados. Usted les dará forma en los siguientes pasos.

2 LIBERE EL PESO DE SU PIE DERECHO. FIJE LOS DEDOS Y EL LADO EXTERIOR DEL PIE AL PISO, Y LEVANTE LEVEMENTE EL TALÓN

Deje los músculos del pie relajados al hacer esto.

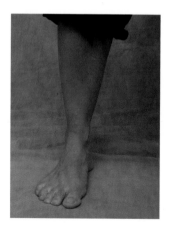
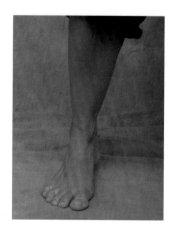

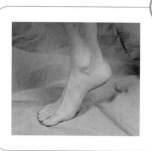

⊗

Un error común es levantar mucho el talón. Esto causa tensión en el pie y evita que tome la nueva forma.

3 DESPLACE EL TALÓN HACIA ADENTRO ANTES DE PLANTARLO FIRMEMENTE AL PISO

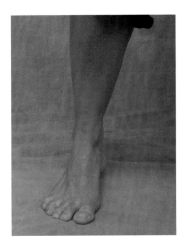

Note que esta acción enfatiza el arco interno de su pie, creando una forma de frijol. También note que sus piernas se rotarán hacia afuera (rotación externa) en este paso. De hecho, centrándose en rotar sus rodillas hacia afuera ayuda a crear la forma de frijol en su pie.

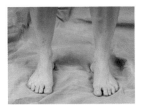
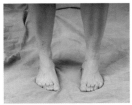

Un error común es desplazar el frente del pie hacia adentro en vez del talón. Esto se convierte fácilmente en una postura de "punta-paloma"

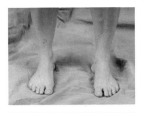
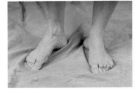

Otro error común es permitir que la parte externa de la planta se desplace hacia afuera al tiempo que el talón se desplaza hacia adentro. Esto solo incrementa el aplanamiento del pie más que cambiar su forma.

4 SI ES NECESARIO, USE SUS MANOS PARA GUIAR EL MOVIMIENTO

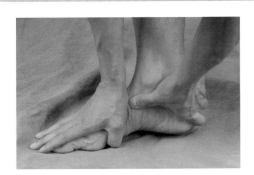

Afirme el frente de su pie con una mano. Agarre el talón con la otra mano, levante el talón del piso y desplácelo con fuerza hacia adentro.

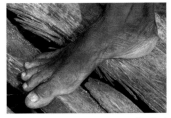

(India)

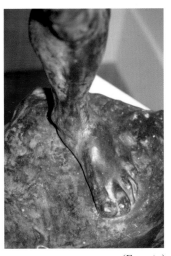

(Francia)

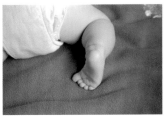

(USA)

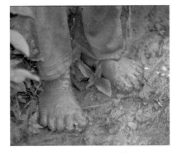

(Tailandia)

Los pies con forma de frijol son una función de músculos tibiales anteriores fuertes (ver Apéndice 1 para ejercicios de fortalecimiento de este músculo).

EJEMPLOS DE ESTRUCTURAS
SALUDABLES DEL PIE
ALREDEDOR DEL MUNDO

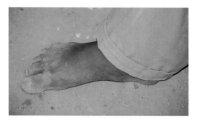

(Burkina Faso)

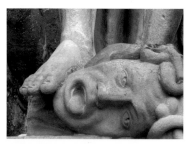

(Alemania)

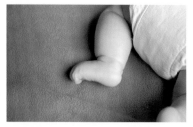

(USA)

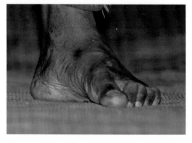

Este bailarín Kathakali del sur de la India mantiene sus pies con la forma de frijol levemente exagerada, con el peso un poco hacia el lado externo del pie.

5 ROTE SU TOBILLO LEVEMENTE HACIA ADENTRO

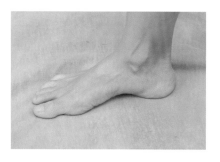

Este movimiento sutil iguala el peso entre la parte interna y externa del pie.

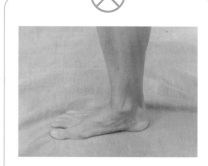

Un error común es aplanar la planta excesivamente. Si usted no puede prevenir esto, use una plantilla (vea pág. 146).

6 ENCOJA EL LARGO DE SU PIE

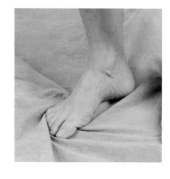

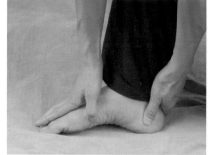

Contraiga los músculos del arco llevando el frente del pie más cerca del talón. Si es necesario, use sus manos para asistirlo.

7 REPITA LOS PASOS 2 A 6 CON EL PIE IZQUIERDO

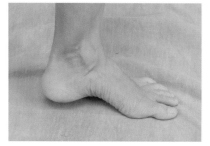

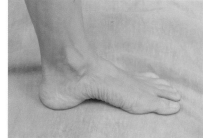

8 VERIFIQUE QUE SUS RODILLAS Y PIERNAS ESTEN LEVEMENTE ROTADAS HACIA AFUERA

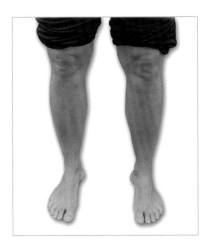

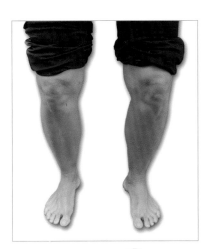

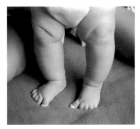

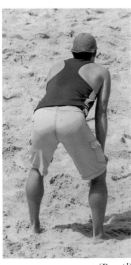

(USA)

Doble un poco sus rodillas y verifique que sus rodillas y pies están alineados. Imagine una línea desde el talón hacia el segundo o tercer dedo. Su rodilla debe apuntar en la dirección de esa línea.

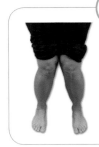

Un error común es rotar las rodillas hacia adentro, con los pies apuntando hacia afuera.

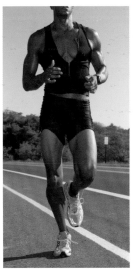

(Brasil)

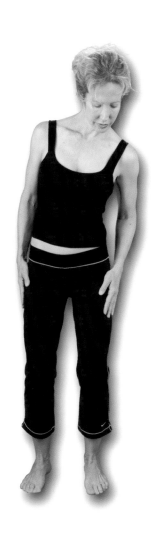

Puede que usted deba mover su cabeza por sobre su rodilla para tener una vista aérea de la alineación.

(USA)

ROTACIÓN EXTERNA DE LA PIERNA

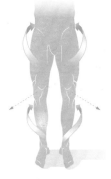

"Envolviendo" los músculos de su pierna hacia afuera rota la pierna completa, resultando en una alineación saludable de las articulaciones de la cadera, rodilla y tobillos, recreando el arco interno del pié. En esta acción se incluyen dos músculos clave que son el tibial anterior (el de los calambres) y el glúteo medio.

POSTURAS DE PIE SALUDABLES ALREDEDOR DEL MUNDO

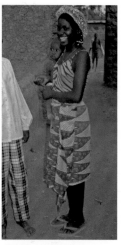

(Burkina Faso)

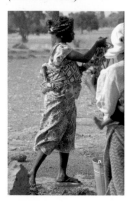

(Burkina Faso)

9 SI ES NECESARIO, "ENVUELVA" LOS MÚSCULOS DE SUS PIERNAS PARA ROTARLAS HACIA AFUERA

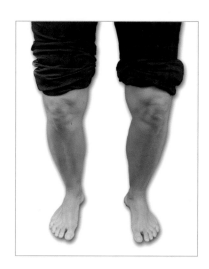

Esta acción involucra sus músculos de piernas y glúteos.

10 ACOMODE SU PESO PARA QUE CAIGA SOBRE SUS TALONES

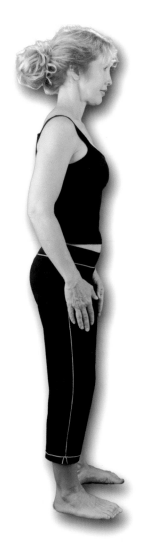

Párese de perfil al frente de un espejo de cuerpo entero. Visualice una plomada desde la articulación de su cadera hasta su pie. El plomo debe caer cerca del talón. Si no es así, desplace su cadera hacia atrás. Simultáneamente lleve su torso hacia adelante (doblando en la cadera, no en la cintura) de modo que no se caiga hacia atrás.

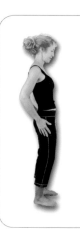

Un error común es poner mucho peso en el frente de los pies. En este caso la plomada caerá significativamente más adelante de su talón.

11 SUAVICE EL ÁREA DE RODILLAS E INGLE

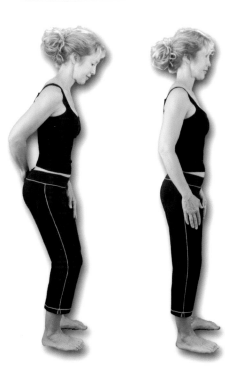

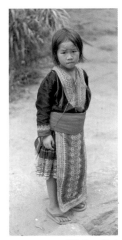

(Tailandia)

Si tiene problemas suavizando el área de la ingle, agáchese un poco flectando igualmente rodillas y articulaciones de la cadera como un acordeón. Note que su torso está ahora paralelo a sus piernas inferiores y que su pelvis se "anida" entre sus piernas. Dejando el peso en los talones, enderécese lentamente hasta justo antes de bloquear rodillas e ingle.

Al principio se podrá sentir que está inclinado hacia adelante, pero una mirada en el espejo lo tranquilizará.

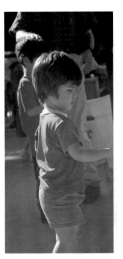

(USA)

12 VERIFIQUE QUE EL PLIEGUE DE LA INGLE ESTÉ BLANDO

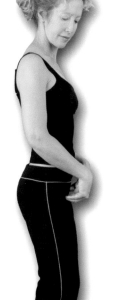

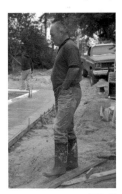

(USA)

Ponga sus dedos donde el tope de la pierna se dobla en la cadera. Si no tiene la ingle bloqueada, usted sentirá el tejido suave antes de sentir el hueso.

PIEZAS DE ARTE MOSTRANDO LA POSTURA DE PIE

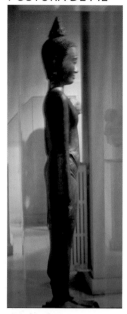

(Tailandia)

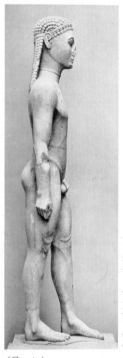

(Grecia)

© Gerard Mackworth-Young

13 RELAJE LOS MUSCULOS DE SU ESPALDA LUMBAR, PERMITIENO QUE SU CAJA TORÁCICA SE UBIQUE EN SU POSICIÓN DE BASE

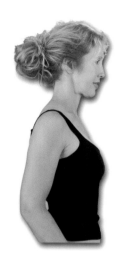

En esta posición, la parte inferior delantera de su caja torácica está nivelada con el contorno del torso. Si es necesario, contraiga los músculos abdominales oblicuos para anclar la parte inferior de la caja torácica.

Para verificar que los músculos de su espalda lumbar estén relajados, respire profundamente. Si su espalda lumbar está relajada, se alargará al inhalar.

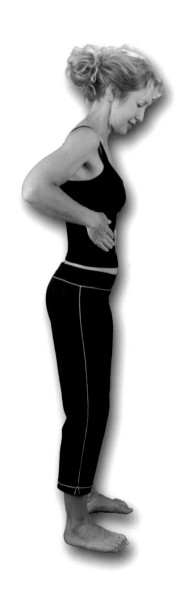

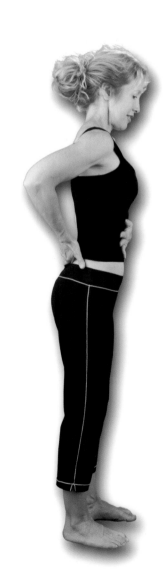

14 EJECUTE UNA ROTACIÓN DE HOMBROS LENTA CON CADA HOMBRO, DEJÁNDOLO EN SU POSICIÓN ATRÁS Y ABAJO

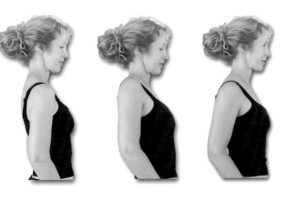

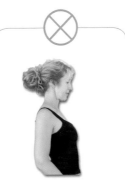

Un error común es arquear la espalda mientras hace la rotación de hombros.

Mantenga el borde inferior de sus costillas ancladas. Asegúrese de no tensar y arquear su columna lumbar involuntariamente al acomodar sus hombros.

15 ALARGUE SU CUELLO; VERIFIQUE Y LIBERE CUALQUIER TENSIÓN

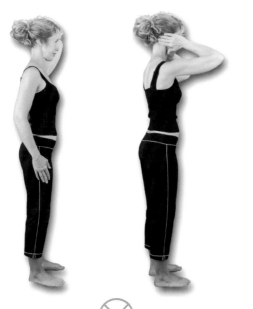

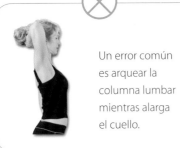

Un error común es arquear la columna lumbar mientras alarga el cuello.

Su cabeza debiera tomar su posición natural con el mentón levemente inclinado hacia abajo.

EJEMPLOS DE LA CORRECTA POSTURA DE PIE ALREDEDOR DEL

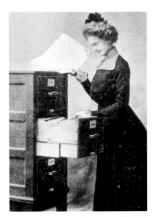

(USA)

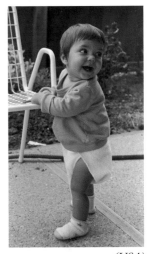

(USA)

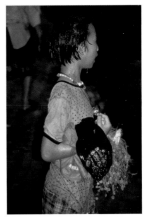

(Tailandia)

141

INDICACIONES PARA MEJORAR

Si usted está acostumbrado a estar de pie con sus caderas adelantadas, su ingle y rodillas bloqueadas y su torso inclinado hacia atrás para mantener el equilibrio, usted puede sentirse como un chimpancé en esta nueva postura. Párese de lado al espejo y observe su perfil, especialmente de los hombros para abajo. Esto lo tranquilizará, por que de hecho usted está verticalmente alineado. Dele a su cerebro algún tiempo para reajustarse; luego la molestia se desvanecerá.

En la medida que usted altera su postura, notará estos cambios específicos en sus pies:
- Cada pie mantiene una forma de frijol y tiene una musculatura fuerte.
- Cada pie tiene una arco interno, externo y transversal bien desarrollado
- En reposo, sus pies apuntan naturalmente hacia afuera 10° - 15°.

fig.6-8

(Irlanda)   (Burkina Faso)

En la medida que usted cambia su postura, notará las siguientes características en sus pies: forma de frijol, arcos pronunciados y un ángulo de 10° a 15° de separación (eversión).

SOLUCIÓN DE PROBLEMAS

INCAPAZ DE CONTRAER LOS MÚSCULOS DEL ARCO DEL PIE

Si usted tiene dificultades para lograr la forma de frijol en sus pies, incluso cuando usa sus manos,

usted necesitará la ayuda de alguien más (fig.6-9). Pronto usted podrá hacerlo por sí solo.

Si usted tiene una rigidez considerable en sus pies, considere darle masajes para ayudar a aumentar la flexibilidad.

Si tiene dificultad en encoger su pie, puede que también necesite la guía de sus propias manos o las de alguien más. La meta es contraer los músculos del arco mientras los dedos se mantienen relajados. Cuando aprenden esta acción, muchas personas experimentan tensión alrededor de los dedos. Sea paciente; con el tiempo usted aislará mejor los músculos del arco, relajando la tensión en sus dedos.

fig.6-9

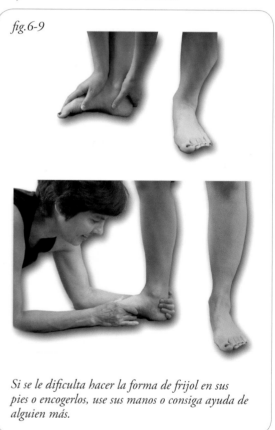

Si se le dificulta hacer la forma de frijol en sus pies o encogerlos, use sus manos o consiga ayuda de alguien más.

DIFICULTADES PARA DESPLAZAR EL PESO SOBRE SUS TALONES

Acá hay una manera simple de desplazar el peso sobre sus talones: Muy lentamente inclínese hacia adelante y luego hacia atrás desde la ingle (fig.6-10). Intente usar el mínimo de esfuerzo muscular. Gradualmente disminuya la amplitud de su inclinación hacia adelante y hacia atrás, hasta que establezca un punto de equilibrio. Usted descubrirá que su peso ahora está principalmente sobre sus talones.

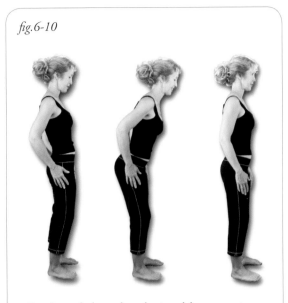

fig.6-10

Desplazando las caderas hacia adelante y atrás facilita localizar un punto de equilibrio.

Si todavía siente que es muy difícil desplazar su peso a los talones, intente poniendo una bolita pequeña (1 cm de diámetro) bajo el arco transversal de cada pie (fig.6-11). Esto le ayudará a identificar dónde cae el peso de su cuerpo. Si lleva el peso hacia adelante, sobre el arco de sus pies, las bolitas se sentirán muy incómodas.

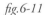 *fig.6-11*

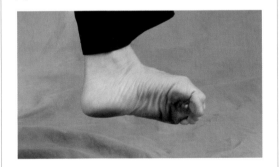

La colocación de pequeñas canicas bajo el arco transversal del pie e intentar sujetarlas con los dedos del pie, puede ser útil como entrenamiento para dejar su peso sobre los talones. Esta acción también puede ayudar a fortalecer el arco muscular de sus pies.

PROBLEMAS ALINEANDO LOS HOMBROS

A veces es útil usar una ayuda para alinear los hombros. Pida a un amigo que gentilmente amarre sus brazos por detrás. Use un pedazo de tela largo o una sábana pequeña y dóblela varias veces para hacer una banda gruesa. Luego pásela por debajo de sus brazos y amarre las puntas de modo que los omóplatos se junten detrás de usted (fig.6-12). Asegúrese de estar cómodo, que su circulación no esté comprometida y que usted esté manteniendo una posición neutra en su espalda (no permita que sus costillas sobresalgan mientras sus hombros están estirados hacia atrás). Esto pone sus hombros en una mejor alineación de la que puede lograr por sí solo y le da una parte menos del cuerpo a controlar.

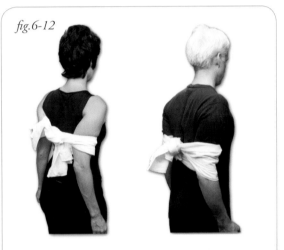

fig.6-12

Con los hombros amarrados por detrás de su espalda le ayuda a experimentar una buena alineación de hombros, sin tensión.

INCAPACIDAD DE SENTIR SU EJE VERTICAL

Usted podrá estar inseguro de si aprendió o no la postura de estar de pie (tallstand) de manera exitosa. Si usted quiere sentir su nuevo eje vertical, ponga un objeto liviano, como una toalla de mano doblada, sobre su cabeza (fig.6-13). Esto le ayudará a encontrar una buena alineación y a hacerlo consciente de cualquier movimiento habitual o excesivo que lo saque de su alineación.

Para acercarse aún más a su eje vertical ideal, usted puede empujar hacia arriba y contraer los músculos largos del cuello (justo en frente de su columna cervical) (fig.6-13b). Las personas que llevan un peso importante sobre sus cabezas usan esta acción para proteger sus columnas (fig.6-14). Usted también puede usar esta técnica al aprender a sentarse bien y a caminar bien (vea los

143

capítulos 3 y 8 respectivamente). Note que hasta que su cuello esté bien alineado y los músculos de su cuello estén fuertes, usted no debería intentar poner un objeto pesado sobre su cabeza.

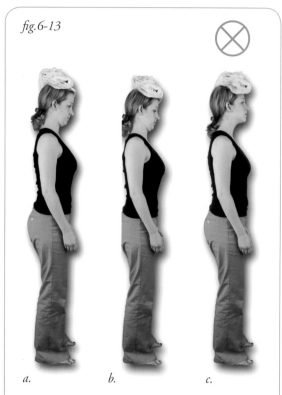

fig.6-13

a.   b.   c.

a) Poniendo un objeto liviano (que no lo dañe si se cae) sobre la cabeza puede ayudarle a localizar su eje vertical. b) Empuje en contra del objeto para contraer sus músculos largos del cuello. c) Un error común es llevar el objeto muy adelante sobre su cabeza.

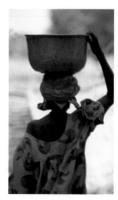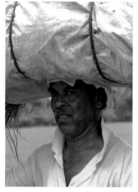

fig.6-14

(Burkina Faso)   (India)

Las personas que llevan cargas sobre sus cabezas, empujan hacia arriba contra la carga usando sus músculos largos del cuello así como también su corsé interno. De esta manera ellos no sufren daño alguno por la carga.

INFORMACIÓN ADICIONAL

POSICIÓN DE LOS BRAZOS

Cuando se está de pie por periodos prolongados de tiempo, las personas de culturas tradicionales usualmente descansan sus brazos en alguna parte de sus cuerpos (fig.6-22). En todas estas fotografías, los hombros mantienen una alineación saludable. Esto es cierto incluso cuando los brazos están cruzados al frente. (Los principiantes deben evitar esta posición porque puede llevar fácilmente a encorvar los hombros.)

Note que cuando los brazos cuelgan a los lados del cuerpo (fig.6-15), estos cuelgan hacia atrás del torso y los pulgares apuntan hacia delante, o cuando se lleva algo están rotados externamente (fig.6-16).

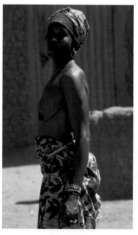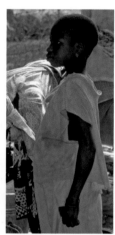

fig.6-15

(Burkina Faso)   (Burkina Faso)

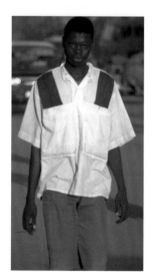

En culturas tradicionales, cuando los brazos cuelgan a los lados, estos se alinean con la parte de atrás del torso, con los pulgares apuntando hacia adelante.

(Burkina Faso)

fig.6-16

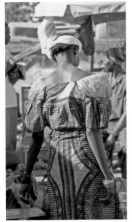 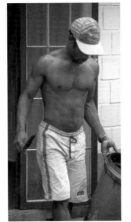

(Burkina Faso)   *(Brasil)*

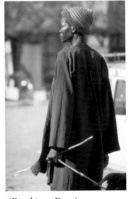 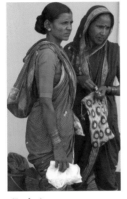

(Burkina Faso)   *(India)*

Las personas en culturas tradicionales llevan objetos con sus brazos rotándolos externamente de alguna manera (pulgares apuntando hacia adelante) o muy rotados externamente (palmas apuntando hacia adelante.)

PESO EN LOS TALONES

Cuando evolucionamos de cuadrúpedos a bípedos, el pié cambió de manera importante. Comparando nuestros pies con los de nuestros primeros parientes primates cuadrúpedos, una de las diferencias más notables es la dureza del hueso del talón humano. Los huesos hacia delante de nuestros pies permanecen relativamente delicados, pero el hueso del talón está agrandado y construido con refuerzos para el soporte del peso (fig.6-18). En nuestros huesos tenemos evidencia irrefutable de cómo estamos diseñados para estar de pie: principalmente sobre nuestros talones.

fig.6-18

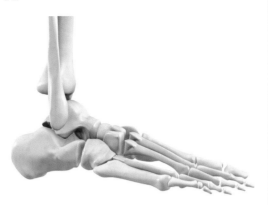

En nuestra especie, el hueso del talón es un hueso robusto, adaptado para el soporte del peso. Los huesos en el frente del pie, por el contrario, son delicados y no están construídos para soportar el peso del cuerpo.

ARCOS NATURALES DE LOS PIES

Estar de pie alto le da a sus arcos (interno, externo y transverso) la posibilidad de permanecer intactos (fig.6-19). Los arcos colapsados usualmente reflejan una distorsión importante en la postura de todo el cuerpo y también causan un conjunto de problemas en sí mismos, especialmente en los huesos, articulaciones y ligamentos de los pies. El pie plano parece ser mucho más común que en tiempos pasados, cuando era considerado una discapacidad suficiente para que un hombre no se considerara apto para el servicio militar. Ahora, los pies planos son tan comunes que los militares no pueden permitirse excluir personas sobre esta base.

fig.6-19

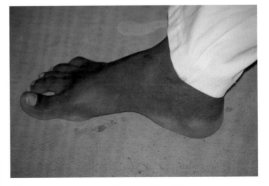

Pie sano con un arco intacto (Brasil)

PIES DESNUDOS

Una pregunta frecuente es si es saludable caminar sin zapatos. La respuesta depende de la condición de los músculos de sus arcos, la alineación de su cuerpo y la superficie donde estará de pie o caminará. Si sus pies y alineación están sanos, andar descalzo por superficies blandas, como pasto, tierra o arena, da a su pie un ejercicio saludable. Si usted tiene músculos de los arcos débiles, incluso un paseo ocasional por la playa puede distender además sus ligamentos. No vaya descalzo sin mantener el peso sobre sus talones y activamente contraer los músculos de sus arcos al caminar (vea el capítulo 8, Caminar Deslizándose). Incluso si sus arcos están en buena forma, nunca es aconsejable andar descalzo sobre superficies duras como concreto o asfalto.

EMBARAZO

Durante el embarazo es especialmente importante tener una postura saludable. Las mujeres embarazadas están propensas a dañar los ligamentos de sus pies. La hormona relaxin, que circula por su sistema para relajar las articulaciones de la pelvis, en preparación para el parto, relaja todos los ligamentos, incluidos los de los pies. El peso adicional del bebé, especialmente si es llevado al frente de los pies, puede sobre estirar los ligamentos de los pies en forma permanente. Algunas mujeres experimentan un incremento dramático en el largo de sus pies, a veces tanto como uno o dos números.

PLANTILLAS

Para las personas con arcos planos, es útil y de hecho importante usar una plantilla. Los músculos del pie no pueden (y no deben) mantener siempre la forma de los pies. Cuando estos músculos están relajados, los ligamentos sanos asumen este rol. Sin embargo, cuando los ligamentos del pie están sobre estirados, una plantilla puede proveer el soporte necesario y prevenir su pie de extenderse. Seleccione una plantilla que soporte los tres arcos del pie. Utilizada en forma pasiva, prevendrá mayor distorsión de su pie. Usándola como un dispositivo de entrenamiento, le recordará usar los músculos de sus pies para mantener sus arcos.

La mayoría de los soportes de arco comerciales proveen alguna protección y soporte para el arco más importante del pie, el arco interno. Si usted no tiene arco en la parte interna del pie o lo tiene muy pequeño, los soportes de arco comerciales pueden ser adecuados al principio.

Sin embargo, luego de unos pocos meses de hacer los ejercicios de fortalecimiento del pie del Apéndice 1, usted probablemente debiera complementar esos soportes con un espesor adicional de goma, disponibles en muchas tiendas de zapatos. Los arcos externo y transversal también debieran tener un soporte. Para obtener soporte en los 3 arcos, usted deberá buscar un poco más, o mandar a hacérselas a la medida. Los soportes del arco transversal, también llamado soportes del arco metatarsiano, frecuentemente se venden por separado como piezas que se unen al zapato, a la suela interna o al soporte del arco.

Algunos podólogos prescriben "ortopedia" a la medida. Esto tiende a ser bastante rígido y bastante caro, y generalmente se construyen para reflejar la forma actual del pie del paciente. Esto asume que la forma del pie no va a cambiar con el tiempo. De hecho, hay mucho que las personas pueden y deben hacer para modificar la forma de su pie. Para ejercicios específicos para los pies, vea el Apéndice 1.

ZAPATOS

Unos buenos zapatos son especialmente importantes, dado las superficies ásperas y antinaturales sobre las que caminamos, y el correspondiente daño y sub desarrollo en nuestros pies. Desafortunadamente es difícil encontrar buenos zapatos. La mayoría de los consumidores y muchos fabricantes son ignorantes respecto de lo que constituye un buen zapato, resultando en un aumento de calzado barato y/o comprometedor en el mercado. Acá hay algunas características de un buen zapato (fig.6-20):
- Una duración firme que provea una leve forma de frijol
- Suelas amortiguadas, particularmente en los talones
- Soportes para los tres arcos de los pies

CONFUSION EN EL CONTORNO DE LA COLUMNA

Como un estudiante de postura principiante, usted se asombrará de por qué el perfil de ciertos individuos musculares (incluidas varias estatuas griegas), que por lo demás exhiben buenas posturas, aparecen estar redondeados en la columna alta (fig.6-21). Estos individuos tienen músculos largos alrededor de sus hombros. Debido a que los hombros están posicionados atrás a lo largo de la columna, donde pertenecen, dan la apariencia de una espalda alta redondeada. Aún así la columna, que está enterrada profundamente entre los omóplatos, permanece recta.

fig.6-20

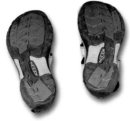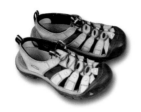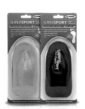

Los zapatos bien diseñados tienen forma de frijol, un soporte de arco pronunciado y suelas absorbentes de golpes.

Las plantillas bien diseñadas soportan los arcos interno, externo y transversal del pie.

fig.6-21

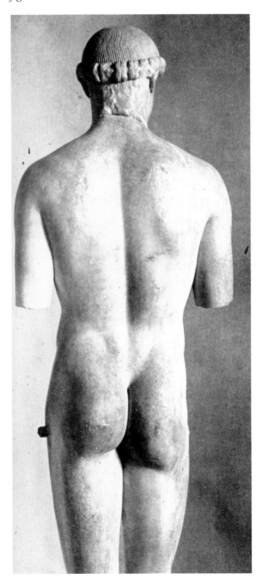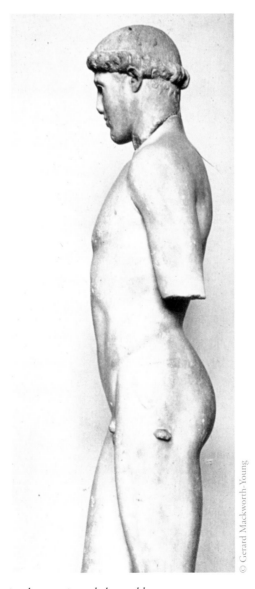

© Gerard Mackworth-Young

La columna torácica recta está escondida tras largos músculos superiores de la espalda en estas estatuas.

fig.6-22

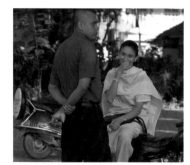

(India)

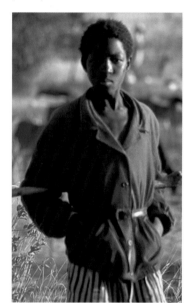

(Burkina Faso)

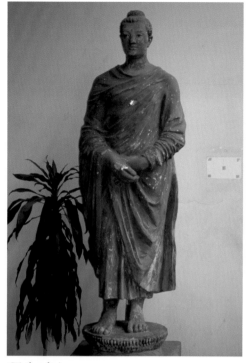

(Tailandia)

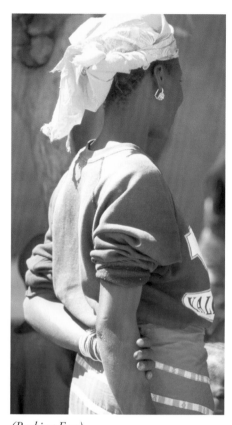

(Burkina Faso)

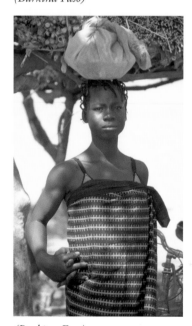

(Burkina Faso)

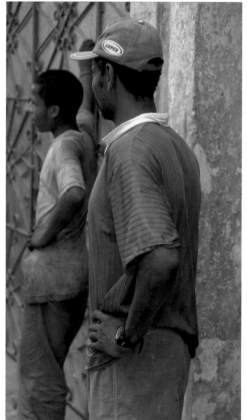

(Brasil)

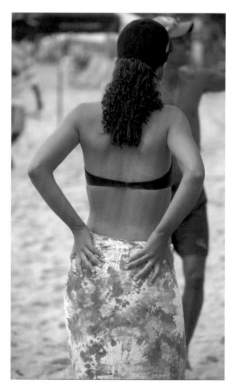

(Brasil)

Las personas en culturas tradicionales usualmente descansan sus brazos en alguna parte de sus cuerpos.

RECAPITULANDO

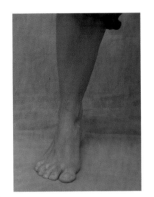

a. Haga una forma de frijol con cada pie

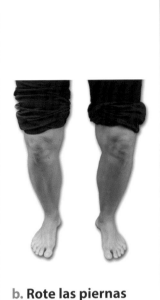

b. Rote las piernas hacia afuera

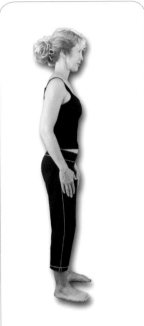

c. Desplace la mayor parte del peso sobre sus talones

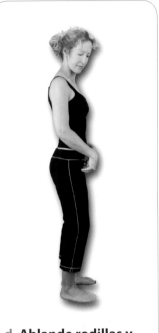

d. Ablande rodillas y área de la ingle, y saque la pelvis

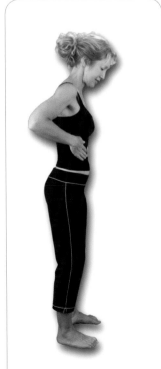

e. Realice un anclaje de costillas, si es necesario

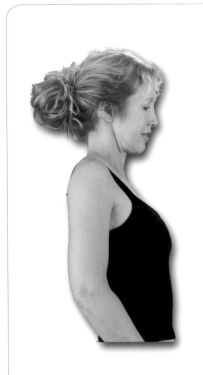

f. Realice una rotación de hombros a cada lado

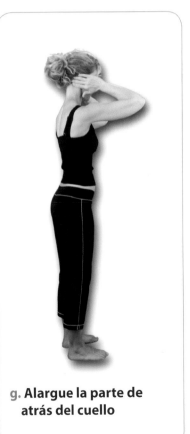

g. Alargue la parte de atrás del cuello

7

AGACHARSE DESDE LAS CADERAS (HIP - HINGING)

Articular desde la cadera para inclinarse

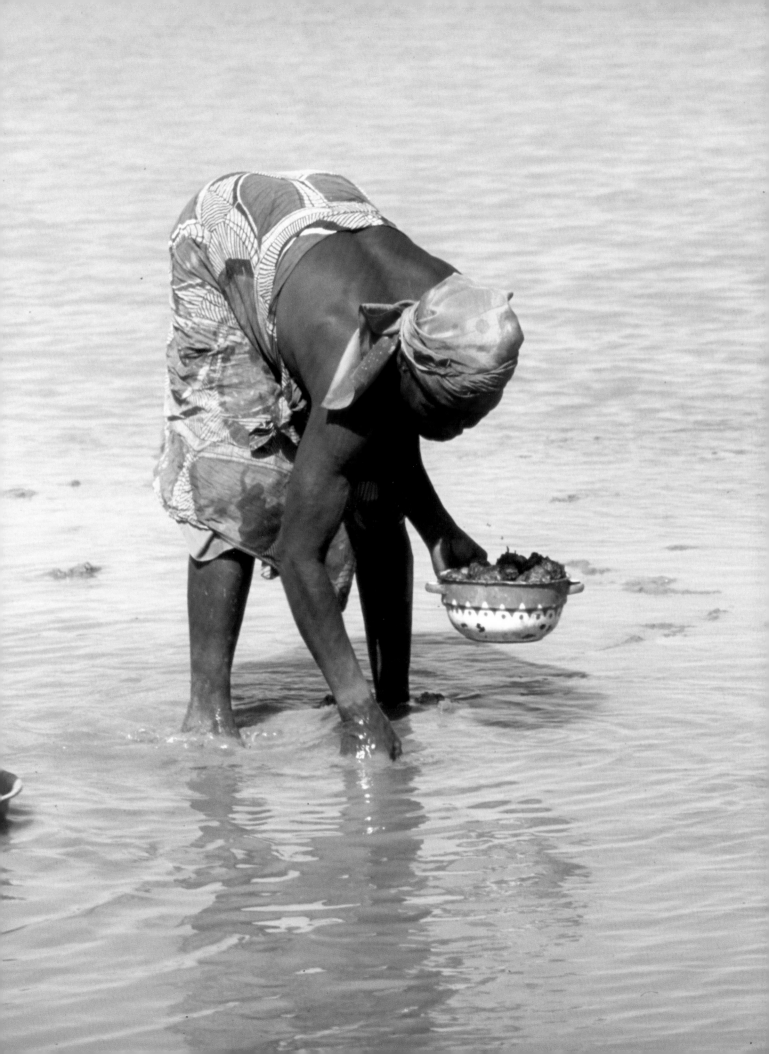

Si hay una acción que arma o rompe una espalda, esa es agacharse. Las personas que se agachan bien, normalmente disfrutan de una buena salud de espalda (fig.7-1); las personas que se agachan mal, frecuentemente desarrollan dolor de espalda (fig.7-2). Además, al mirar a las personas agachándose, un observador experto puede predecir dónde es más probable que ocurra tensión o dolor (fig.7-3).

Para aprender cómo agacharse bien, debemos observar lo que hace la gente en la India rural o en villas de África, cuando se agachan sobre sus arrozales o recolectan castañas de agua todo el día. Estas personas pueden estar agachadas por largas horas sin problema, mientras que muchos de nosotros, en culturas industrializadas no podemos agacharnos ni por cinco minutos sin sufrir dolor.

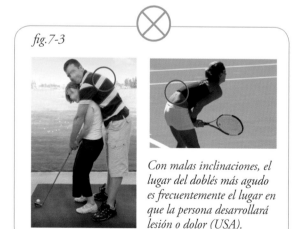

fig.7-1

Mujer agachándose bien mientras lava ropa (Burkina Faso)

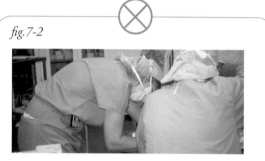

fig.7-2

Mujer agachándose mal, con resultante de dolor

fig.7-3

Con malas inclinaciones, el lugar del doblés más agudo es frecuentemente el lugar en que la persona desarrollará lesión o dolor (USA).

De todas nuestras actividades diarias más comunes, agacharse es la que menos se realiza bien, y la que la mayoría de los expertos enseñan inadecuadamente (fig.7-4).

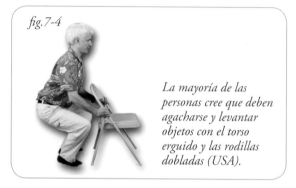

fig.7-4

La mayoría de las personas cree que deben agacharse y levantar objetos con el torso erguido y las rodillas dobladas (USA).

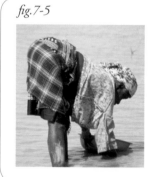

fig.7-5

Ejemplo de una inclinación saludable desde las caderas, con las rodillas y la espalda rectas (Burkina Faso).

Agacharse exitosamente requiere un contorno saludable de la columna de base, que usted debe preservar cuando se inclina. Hasta ahora, usted ha alcanzado esa base:

• Usted ha aprendido a sacar su pelvis en anteversión para restaurar su ángulo lumbo-sacro natural.
• Usted ha alargado los músculos que corren longitudinalmente a cada lado de su columna, de modo que estos ya no dibujan en su columna la forma de un arco sobre tensado.
• Usted ha reajustado sus omóplatos más atrás, de modo que su peso y el peso de sus brazos ya no curvan su columna hacia adelante.
• Usted ha reasentado su cabeza más atrás para coronar su columna, de modo que el peso de ésta ya no curva su columna superior hacia adelante.
• Usted ha aprendido a usar los músculos abdominales de su corsé interno para preservar la forma natural de su columna y alargarla cuando sea necesario.

En este capítulo usted aprenderá a agacharse sin deshacer todo ese trabajo fino.

ANATOMÍA DE UN DOLOR DE ESPALDA...

La mayoría de las personas redondean sus espaldas al agacharse, comprimiendo la parte anterior de ciertos discos y exprimiendo su contenido hacia la parte posterior (fig.7-6). Esto causa desgaste en el exterior fibroso en la parte posterior del disco, el peor lugar posible. Debido a que la médula espinal y los nervios emergentes se ubican directamente detrás de los discos, un disco que sobresale o se hernia hacia atrás, es probable que afecte los nervios tras él, causando dolor, insensibilidad, hormigueo y pérdida de la función muscular en cualquier lugar a lo largo del recorrido de ese nervio.

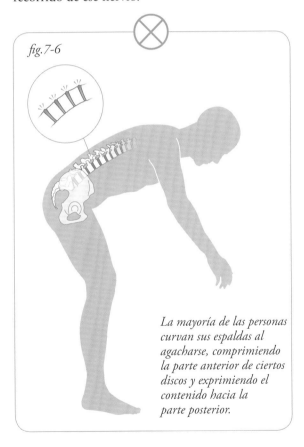

fig.7-6

La mayoría de las personas curvan sus espaldas al agacharse, comprimiendo la parte anterior de ciertos discos y exprimiendo el contenido hacia la parte posterior.

Adicionalmente, redondear la espalda estira algunos de los ligamentos de la parte circundante. Como los ligamentos no son elásticos, el estiramiento repetitivo en el mismo lugar causa que se vuelvan flojos y pierdan su función de limitar la distorsión de la columna. Curvaturas anormales hacia adelante (Cifosis) pueden resultar en distención de ligamentos , incluso cuando se

está de pie derecho (fig.7-7). Un caso extremo es la joroba de Dovager, cuando los ligamentos flácidos producen una curvatura extrema en la columna torácica.

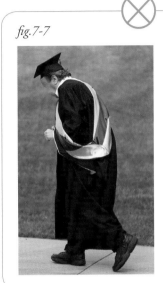

fig.7-7

Ligamentos sobre estirados alrededor de la columna pueden llevar a una curvatura anormal de la columna (USA).

... Y CÓMO EVITARLO

Una inclinación sana involucra articular en la articulación de la cadera en vez de en algún lugar en el torso, preservando la forma y largo de la espalda en la inclinación. Las ventajas de agacharse de esta manera son muchas. No hay discos comprometidos ni ligamentos de la espalda elongados. Se protegen las rodillas y los músculos de la espalda se benefician de un desafío saludable. Mientras que una inclinación inapropiada es de hecho una amenaza para la espalda, una inclinación saludable articulando en las caderas es un ejercicio beneficioso.

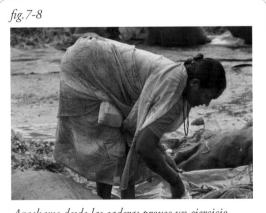

fig.7-8

Agacharse desde las caderas provee un ejercicio sano para los músculos y protege las articulaciones (India).

Al articular en las caderas, el músculo erector de la columna trabaja para mantener la espalda alineada, en vez de redondearla hacia adelante en respuesta a la atracción de la gravedad (fig.7-9). Esto fortalece los músculos y de hecho es una manera ideal de entrenarlos: las diferentes fibras del músculo se desarrollan lo necesario para mantener la espalda derecha.

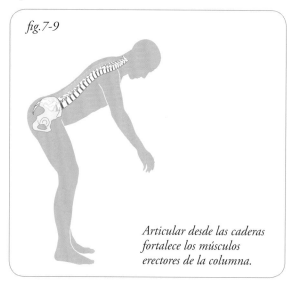

fig.7-9

Articular desde las caderas fortalece los músculos erectores de la columna.

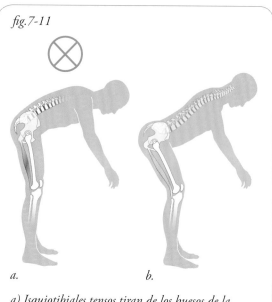

fig.7-11

a.   *b.*

a) Isquiotibiales tensos tiran de los huesos de la pélvis (tuberosidad isquiática), haciendo difícil rotar la pelvis hacia fuera para articular desde la cadera. b) Doblar las rodillas compensa los músculos isquiotibiales tensos y facilita articular desde la cadera.

Articular en las caderas estira el músculo isquiotibial con cada inclinación (fig.7-10). De hecho, inclinaciones periódicas aumentan la flexibilidad de esos músculos, lo que es clave para una sana anteversión pélvica. En contraste, isquiotibiales tensos tiran de los huesos de la pelvis (tuberosidad isquiática), forzando la pelvis en retroversión (fig.7-11). Note que si sus isquiotibiales están tensos, usted puede reducir la demanda sobre ellos doblando las rodillas según requiera. Pero no doble sus rodillas innecesariamente, ya que esto pone presión indebida en las articulaciones de las rodillas.

Cuando usted se agacha bien, los músculos romboides, que corren entre los bordes internos de los omóplatos y la columna torácica, trabajan para prevenir que los omóplatos caigan hacia adelante (fig.7-12). La fortaleza adicional que desarrollan al agacharse ayuda a su función de reposo. Mientras más fuertes y tonificados sean, mejor pueden mantener sus omóplatos hacia atrás y hacia su columna estando de pie. En el estilo de vida moderno, no hay muchas oportunidades de fortalecer los romboides, dado que no sacamos agua de pozos ni acarreamos redes de pesca. Agacharse bien es una de las pocas maneras de desafiar estos músculos.

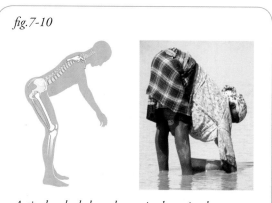

fig.7-10

Articular desde la cadera estira los músculos isquiotibiales, incrementando con el tiempo su flexibilidad.

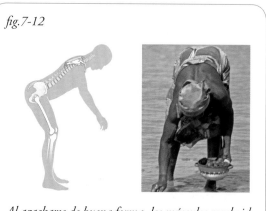

fig.7-12

Al agacharse de buena forma, los músculos romboides crecen fuertes al trabajar en contra de la acción de la gravedad.

Usualmente se enseña a las personas a doblar sus rodillas para cuidar sus espaldas. Si bien esto protege la espalda, produce un gran estrés sobre las rodillas y elimina la oportunidad de alargar los músculos isquiotibiales y de la espalda (fig.7-13). Además es poco práctico para muchas tareas. Usted debiera reservar el doblar las rodillas para aquellas tareas que sean muy desafiantes para los músculos de su espalda (por ejemplo al levantar objetos inusualmente pesados) y para cuando su espalda esté lesionada.

fig.7-13

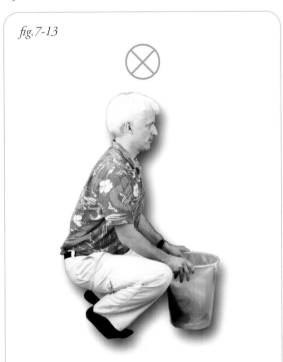

a. La manera usualmente recomendad para agacharse puede causar desgaste excesivo de las rodillas y es poco práctica para muchas tareas (USA).

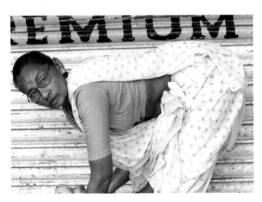

b. Articular desde las caderas protege las rodillas y es muy práctico (India).

BENEFICIOS

• Evita comprimir o comprometer los discos

• Evita distender los ligamentos alrededor de la columna

• Fortalece los músculos clave de la espalda

• Estira los músculos isquiotibiales

• Fortalece los músculos romboides

COMPARANDO DIFERENTES ESTILOS PARA AGACHARSE

La tabla siguiente resume los efectos positivos y negativos de tres estilos para agacharse. Articulando en las caderas es el único estilo que no tiene efectos negativos.

EFECTO EN	ARTICULAR EN CADERA	AGACHARSE CON ESPALDA CURVA	AGACHARSE CON RODILLAS
DISCOS	Se conservan	Daños	Se conservan
LIGAMENTOS	Se conservan	Distención	Se conservan
RODILLAS	Se conservan	Se conservan	Desgaste
MÚSCULOS ESPALDA	Se fortalecen	No se fortalecen; quizás se estiran	Sin efecto
ISQUIOTIBIALES	Se estiran	Estiramiento mínimo a nulo	Sin efecto
ROMBOIDES	Se fortalecen	No se fortalecen; quizás se estiran	Sin efecto

Con niños pequeños en el hogar, estaba harta de recoger cosas por toda la casa. Ya no quería agacharme más. Era incómodo. La técnica de inclinarse desde las caderas fue una revelación. Este tipo de inclinación era cómoda y tenía el beneficio adicional de estirar los músculos isquiotibiales. Ahora se siente energizante. Ahora también me inclino desde las caderas cuando trabajo en el jardín y eso me permite descansar las rodillas.

Madeleine de Corwin, M.D. canadiense retirada, Palo Alto, CA

EQUIPAMIENTO

Usted requerirá un espejo de cuerpo entero.

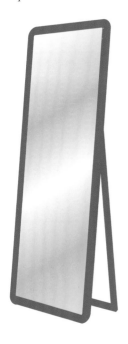

PREPARANDO UNA INCLINACIÓN PROFUNDA

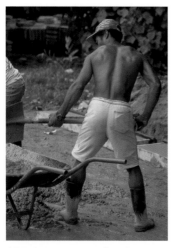

Note la postura amplia y las piernas bien alineadas (Brasil).

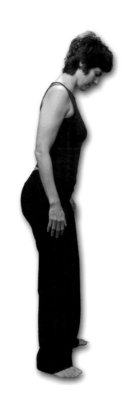

1 PÁRESE CON SUS PIES GIRADOS 10° - 15° HACIA AFUERA, CADA UNO EN FORMA DE FRIJOL

Para inclinarse solo un poco, ponga sus pies al ancho de las caderas. Para inclinarse más profundamente separe aún mas los pies.

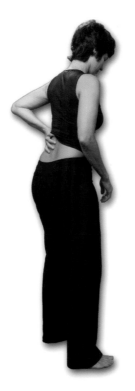

2 PONGA UNA MANO EN SU COLUMNA LUMBAR, CON LOS DEDOS EN EL SURCO CENTRAL

Esta mano verificará el surco al inclinarse.

3 SUELTE SUS RODILLAS; NO LAS BLOQUEE

Esto permite a sus rodillas doblarse si es necesario para liberar la tensión de los isquiotibiales.

4 COMIENCE INCLINANDO SU TORSO HACIA ADELANTE DESDE LA ARTICULACIÓN DE LA CADERA

Sienta su pelvis rotando hacia adelante sobre las cabezas del fémur. Su pelvis lidera y su espalda la sigue. Cuando la pelvis deja de moverse, la espalda deja de moverse. Sus dedos no debieran sentir cambio alguno en su surco centra. Si usted siente que el surco desaparece o se profundiza, enderécese y proceda de nuevo con cuidado. Vea las páginas 162-163 para una guía más detallada.

MANERAS IDEALES Y COMPROMETIDAS PARA AGACHARSE

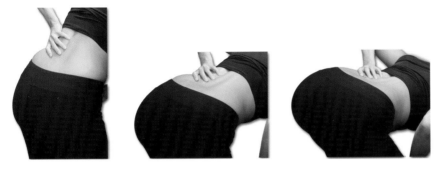

Agachándose desde las caderas con una espalda sana

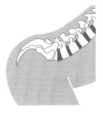

Agacharse desde las caderas ejercita los músculos de la espalda y no amenaza los discos.

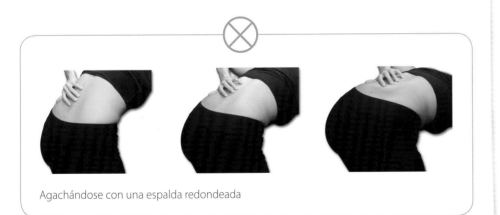

Agachándose con una espalda redondeada

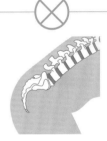

Redondear la espalda al agacharse comprime los discos de la columna de una manera particularmente peligrosa.

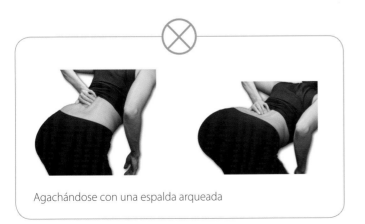

Agachándose con una espalda arqueada

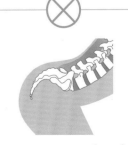

Arquearse al agacharse generalmente comprime la columna.

EL GRADO DE FLEXIBILIDAD DE LOS ISQUIOTIBIALES INFLUENCIA LA FORMA DE AGACHARSE

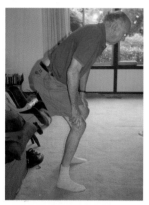

Una flexibilidad limitada de los isquiotibiales requiere doblar bastante las rodillas al agacharse desde las caderas (USA).

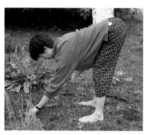

Una buena flexibilidad de los isquiotibiales permite articular desde las caderas con una leve flexión en las rodillas (USA).

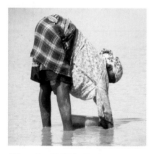

Una flexibilidad extrema de los isquiotibiales permite agacharse desde las caderas con las piernas extendidas (Burkina Faso).

5 SI SUS ISQUIOTIBIALES ESTÁN TENSOS, DOBLE SUS RODILLAS SEGÚN SEA NECESARIO PARA PRESERVAR LA FORMA DE SU ESPALDA

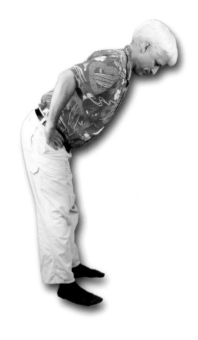

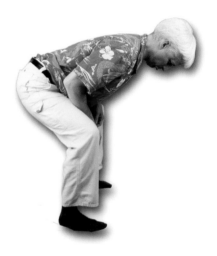

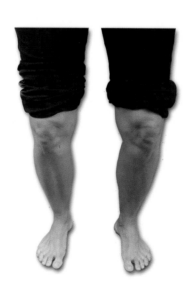

Asegúrese que sus rodillas apuntan en la misma dirección que sus pies, y la inclinación es suave y coordinada.

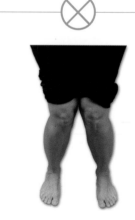

Un error común es permitir que las rodillas se roten hacia adentro. Normalmente se resuelve este problema poniendo una forma de frijol más exagerada en los pies. Algunas personas pueden encontrar necesario usar también los músculos de sus piernas para rotar sus piernas hacia afuera y alinear sus rodillas.

6 DURANTE LA INCLINACIÓN, MANTENGA SU CABEZA, CUELLO Y HOMBROS EN LA MISMA POSICIÓN EN RELACIÓN A SU TORSO QUE CUANDO ESTÁ DE PIE

Piense en su cuello como una extensión de su columna. Contraiga los músculos de la parte de atrás del cuello para evitar que su cabeza y cuello sobresalgan hacia adelante. Contraiga los músculos romboides para prevenir que sus hombros caigan hacia adelante.

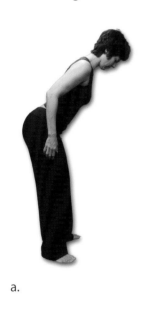

a.

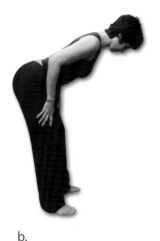

b.

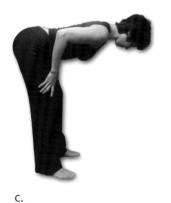

c.

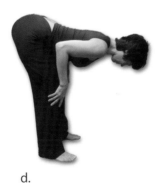

d.

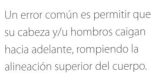

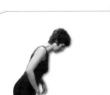

Un error común es permitir que su cabeza y/u hombros caigan hacia adelante, rompiendo la alineación superior del cuerpo.

PÁJARO ARABESK

Este juguete familiar provee una imagen útil para ayudarle a agacharse desde las caderas.

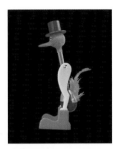

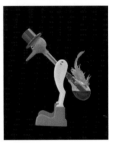

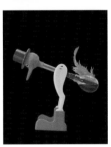

JUGUETES MECÁNICOS

Juguetes mecánicos antiguos usualmente exhiben una inclinación tradicional.

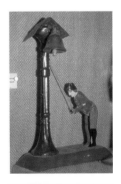

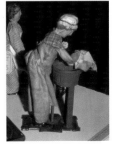

"PICO DE PÁJARO"

Anidar la pelvis entre las piernas resulta en un ángulo agudo entre piernas y torso, llamado "pico de pájaro" en la cultura portuguesa.

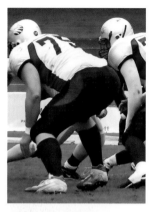

Jugador de futbol en línea de pelea (USA)

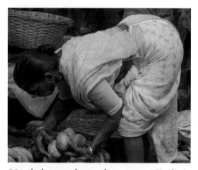

Vendedora ordenando mangos (India)

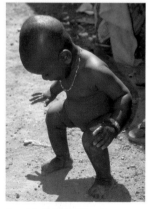

La pelvis y barriga de este niño se anidan fácilmente entre sus piernas (Burkina Faso).

7 EN LA MEDIDA QUE LA INCLINACIÓN ES MÁS PROFUNDA, ANIDE LA PELVIS ENTRE LAS PIERNAS

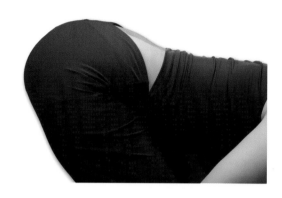

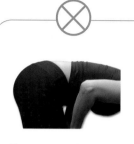

Un error común es rotar inadecuadamente la pelvis de modo que no se anide entre las piernas

Esto solo puede suceder si las piernas están rotadas externamente y hay alguna flexibilidad en la articulación de la cadera. Si no puede encontrar esta acción ahora, sáltesela. En la medida que usted incremente la flexibilidad alrededor de las articulaciones de las caderas, esta acción se tornará más fácil (ver Apéndice 1 para un estiramiento opcional que acelera este proceso).

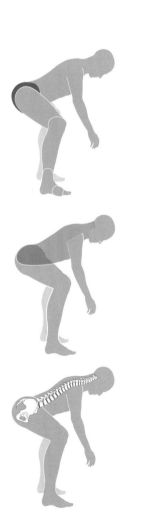

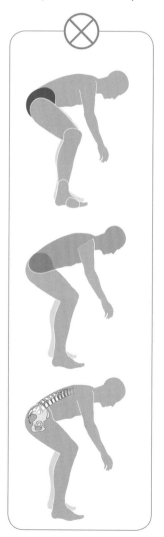

8 CUANDO ESTÉ LISTO PARA ENDEREZARSE, REALICELO DESDE LA ARTICULACIÓN DE LA CADERA, MOVIENDO EL TORSO COMO UNA UNIDAD

Las espaldas de estas personas permanecen derechas cuando se agachan y se paran.

Verifique con sus dedos el surco de su columna al hacer esto. Su meta es nuevamente mantener la misma profundidad del surco durante la acción.

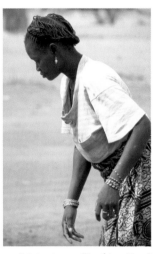

Mujer joven (Burkina Faso)

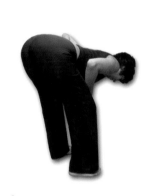

a.

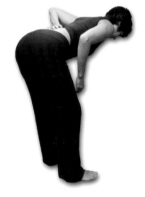

b.

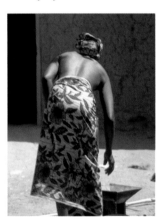

Mujer mayor (Burkina Faso)

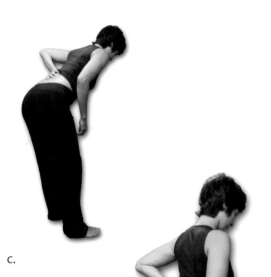

c.

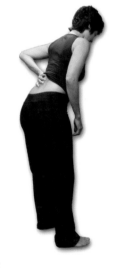

d.

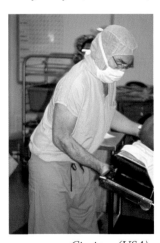

Cirujano (USA)v

e.

161

INDICACIONES PARA MEJORAR

En un principio se requiere de concentración y un movimiento lento para agacharse desde las caderas. Con el tiempo usted memorizará este patrón de movimiento y será capaz de hacerlo rápido y automáticamente, tal como su manera antigua de inclinarse.

La fortaleza y flexibilidad muscular que usted desarrolla inclinándose desde las caderas le facilitarán esta mejor forma de agacharse. Con el tiempo usted encontrará más fácil inclinarse más profundamente, permanecer inclinado por más tiempo y doblar menos sus rodillas (fig.7-14). Al perfeccionar la forma y combinarla con la contracción de su corsé interno (ver Capítulo 5), usted se sentirá más confiado para inclinarse y levantar objetos (fig.7-15).

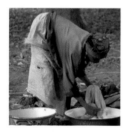

fig.7-14

Agacharse desde las caderas le permitirá una inclinación más profunda, por periodos más largos de tiempo, con piernas más extendidas (Burkina Faso).

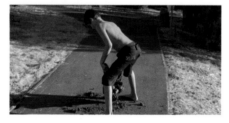

fig.7-15

Con práctica, usted ganara confianza para levantar objetos más pesados, articulando desde la cadera. No intente esto hasta que esté en excelente forma.

SOLUCIÓN DE PROBLEMAS

AGACHARSE ES DOLOROSO

Quizás los músculos de su espalda estén contracturados por una lesión reciente. Debido a que esta forma de agacharse usa los músculos de su espalda, puede ser mejor inclinarse usando sólo sus rodillas hasta que su espalda sane más adelante. Quizás el dolor es causado por curvar o arquear su espalda al inclinarse. Si es así, intente contraer su corsé interno antes de empezar a inclinarse. Esto

ayuda a mantener su torso como una unidad. Si aún tiene problemas, inclínese con sus rodillas hasta que perfeccione su técnica.

EL SURCO DE SU ESPALDA DESAPARECE CUANDO SE AGACHA

Este problema es muy común cuando las personas están aprendiendo a agacharse desde las caderas. Rotar la pelvis hacia adelante como parte de la inclinación es difícil (y para algunas personas es muy difícil). Requiere de paciencia. Tenga en mente que usted tiene una subrutina profundamente arraigada en su cerebro, que se acciona cuando se agacha. Ahora usted está tratando de editar esa subrutina.

Ponga sus dedos en el surco central para retroalimentarlo mientras intenta agacharse lentamente, rotando la pelvis hacia adelante. Si siente algún cambio en el surco, vuelva al punto donde se restaura el surco. Practique agachándose sólo un poco manteniendo el surco intacto. Pronto usted será capaz de agacharse más con su surco intacto. Otra manera de recibir retroalimentación útil es mirando su perfil en un espejo. A veces ayuda agarrar sus huesos del asiento (isquiones) y tirarlos hacia arriba durante la acción (fig.7-16).

Recuerde que isquiotibiales tensos pueden limitar qué tanto se puede agachar con las piernas extendidas, sin perder su surco. Una solución fácil es doblar las rodillas cuando se requiera. Un músculo rotador externo de la cadera tenso puede restringir su pelvis de anidar entre las piernas, causando que la espalda se curve en una inclinación profunda. En ambos casos son beneficiosos los ejercicios para alargar los músculos. Vea el Apéndice 1 para ejercicios que apuntan a estos músculos.

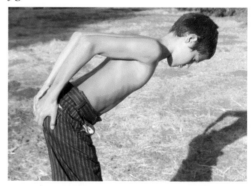

fig.7-16

Tirando de sus huesos del asiento hacia arriba puede ser una guía útil para sacar la pelvis en anteversión.

EL SURCO EN SU ESPALDA LUMBAR SE PROFUNDIZA CUANDO USTED SE AGACHA

La demanda sobre los músculos de su espalda se incrementa al agacharse, para resistir la acción de la gravedad. Idealmente los músculos erectores de la columna se contraen lo suficiente para mantener la forma de su columna constante a lo largo de la inclinación. Si los músculos sobre compensan, el surco de su espalda se profundiza. Puede que usted esté contrayendo los músculos de su espalda lumbar sin el hábito. Eliminar esta tensión de su rutina de inclinación requiere paciencia y retroalimentación de sus dedos.

Si aún no puede evitar que el surco se profundice, intente contraer su corsé interno al agacharse (ver Capítulo 5). Esto le ayudará a mover el torso como una unidad y a aprender el nuevo patrón de movimiento. Más adelante, cuando haya aprendido el patrón, no necesitará usar su corsé interno para una inclinación normal, pero lo puede reservar para cuando necesite levantar objetos pesados.

INFORMACIÓN ADICIONAL

En este capítulo usted aprendió la manera ideal de agacharse sin distorsión en su espalda. Una espalda sana puede acomodar una pequeña distorsión al agacharse sin incurrir en daño, particularmente en la columna superior (torácica). Sin embargo, la forma de la columna lumbar no debiera cambiar durante la inclinación.

FLEXIBILIDAD DE LOS ISQUIOTIBIALES

Las mujeres africanas de las villas, que pasan largas horas inclinadas o sentadas con las piernas extendidas (fig.7-17), tienden a tener músculos isquiotibiales especialmente flexibles y frecuentemente se inclinan con la espalda completamente plana (figs.7-1, 7-5). Los hombres, que pasan menos horas en estas dos posiciones, tienen menor flexibilidad en los músculos isquiotibiales y frecuentemente curvan su columna torácica al inclinarse. Ellos lo hacen, sin embargo preservan una forma sana en su columna lumbar (fig.7-18).

El grado de flexibilidad del músculo isquiotibial dictamina también qué tanto se deben doblar las rodillas para mantener derecha la espalda al agacharse desde las caderas (ver fotos en pág. 158).

fig.7-17

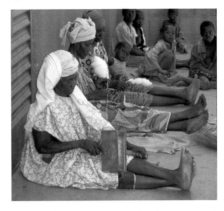

Las tejedoras se pasan muchas horas sentadas con las piernas extendidas, lo que resulta en músculos isquiotibiales muy flexibles (Burkina Faso).

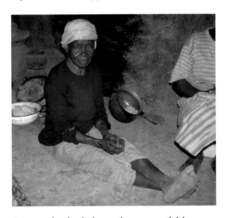

Un resultado de hacer las tareas del hogar sentada con las piernas extendidas, son músculos isquiotibiales flexibles (Burkina Faso).

fig.7-18

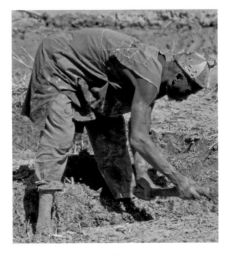

Una manera de agacharse, levemente menos "perfecta", es la que incluye algo de curvatura en la columna torácica, pero no en la lumbar (Burkina Faso).

AGACHARSE POR PERIODOS LARGOS

Al agacharse por largos periodos de tiempo, como cuando se cultiva un jardín, es natural apoyar el brazo, el codo o la mano en el muslo correspondiente (fig.7-20). Esto descansa a sus músculos de la espalda.

fig.7-20

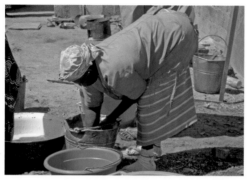

Apoyar un brazo en el muslo facilita estar inclinado desde las caderas por un periodo largo (Burkina Faso).

INCLINARSE ESTANDO SENTADO

Los mismos principios para agacharse aplican estando sentado.

fig.7-21

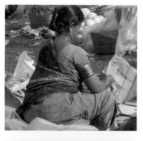

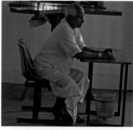

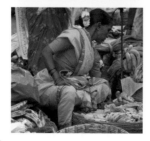

Estas personas se inclinan bien desde las caderas mientras están sentadas (India).

SOBRE PESO

Personas con sobre peso se agachan usualmente bien (fig.7-22), quizás porque la desventaja de inclinarse mal sería extrema e inmediata.

fig.7-22

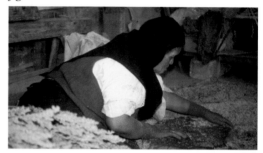

Esta mujer gruesa tiene una excelente técnica para inclinarse (Ecuador).

AGACHARSE DESDE LAS CADERAS PARA VENTAJA ATLÉTICA

Agacharse desde las caderas posiciona todo su cuerpo en una posición de ventaja mecánica para optimizar la ejecución en la mayoría de los deportes. Los hombros permanecen en su posición de línea base, incrementando el rango de movimiento de los brazos y optimizando la circulación de la sangre hacia y desde los brazos. La pelvis está antevertida, poniendo los músculos de los miembros inferiores en una posición de ventaja mecánica. Adicionalmente, agacharse desde las caderas es mejor para sus articulaciones, habilitándolo a practicar su deporte con menos lesiones y por más años.

La foto abajo (fig.7-23) muestra a mi hijo a la derecha, en un torneo de lucha en Bay Area, ganando a un oponente considerado ampliamente más fuerte que él. Note que su forma le da más alcance, mejor posición de brazos y mejor posición de trasero, todo esto es importante en la mayoría de los deportes.

fig.7-23

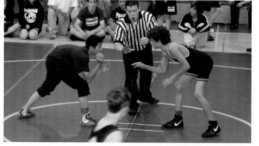

Agacharse desde las caderas ofrece ventajas en el desempeño atlético.

ENTRENANDO A NIÑOS A AGACHARSE DESDE LAS CADERA

Es importante manejar infantes de manera que se conserve la alineación de sus columnas (ver figs.F-13 y F-14 en págs. 13-14). Al hacer esto, se ayuda al niño a usar el torso como una unidad (fig.7-24), en vez de distorsionarlo muy rápidamente al ejecutar acciones con los brazos y piernas. Adicionalmente, al proveer modelos buenos, ayudamos a los niños a desarrollar y mantener patrones de movimiento sanos.

fig.7-24

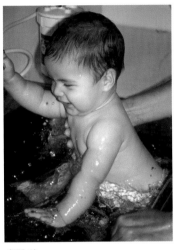
(USA)

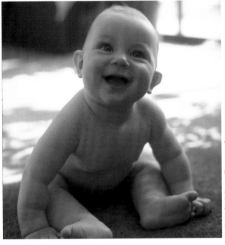
(USA)

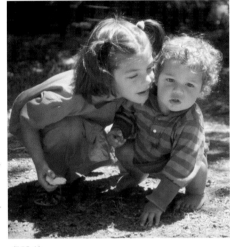
© Randy Mont-Reynaud
(USA)

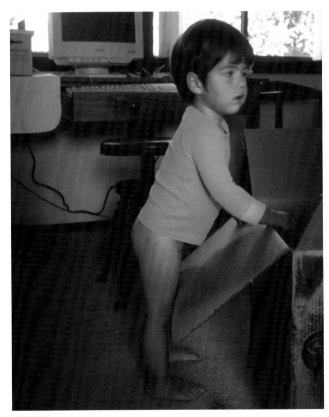
(USA)

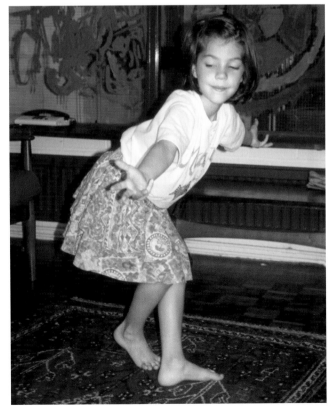
(USA)

Los bebés que han sido llevados y manejados bien, tienden a agacharse desde las caderas.

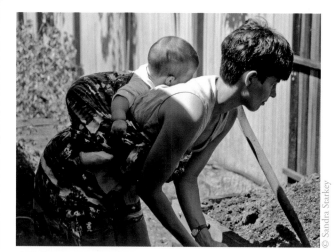

(USA)

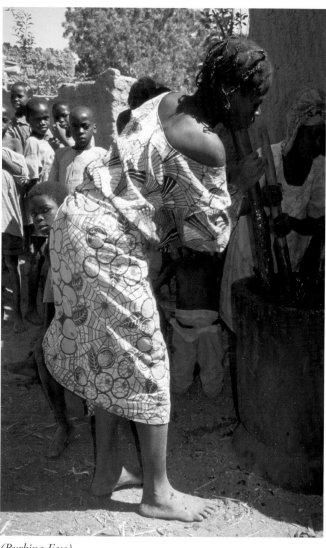

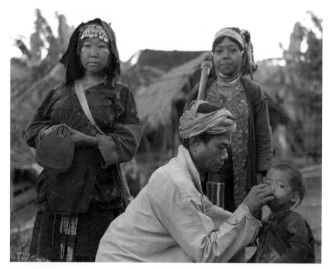

(Tailandia)

(Burkina Faso)

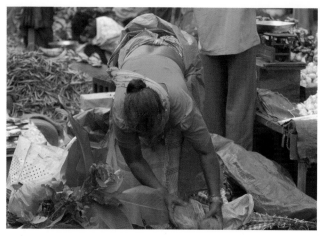

(India)

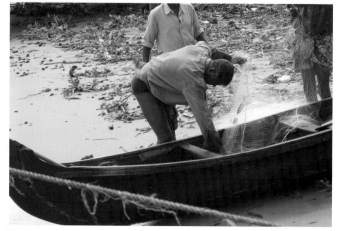

(India)

RECAPITULANDO

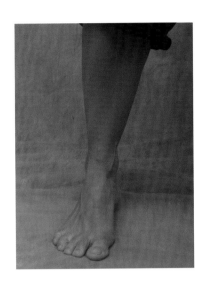
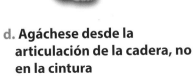

a. Haga una forma de frijol con cada pie

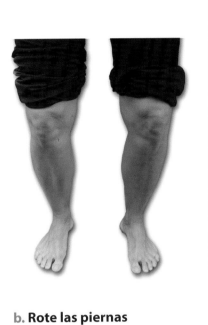

b. Rote las piernas hacia afuera

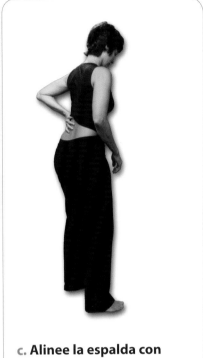

c. Alinee la espalda con cuidado

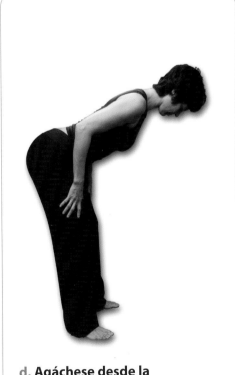

d. Agáchese desde la articulación de la cadera, no en la cintura

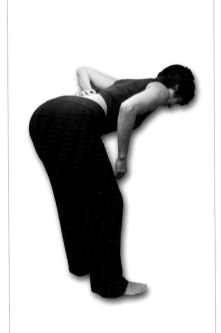

e. Mantenga un surco parejo y profundo en la columna

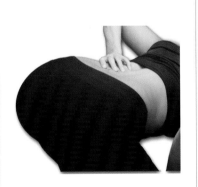

f. Para una inclinación profunda, anide la pelvis entre las piernas

8

CAMINAR
(GLIDEWALKING)

Caminar con una serie de propulsiones hacia adelante,
no caídas

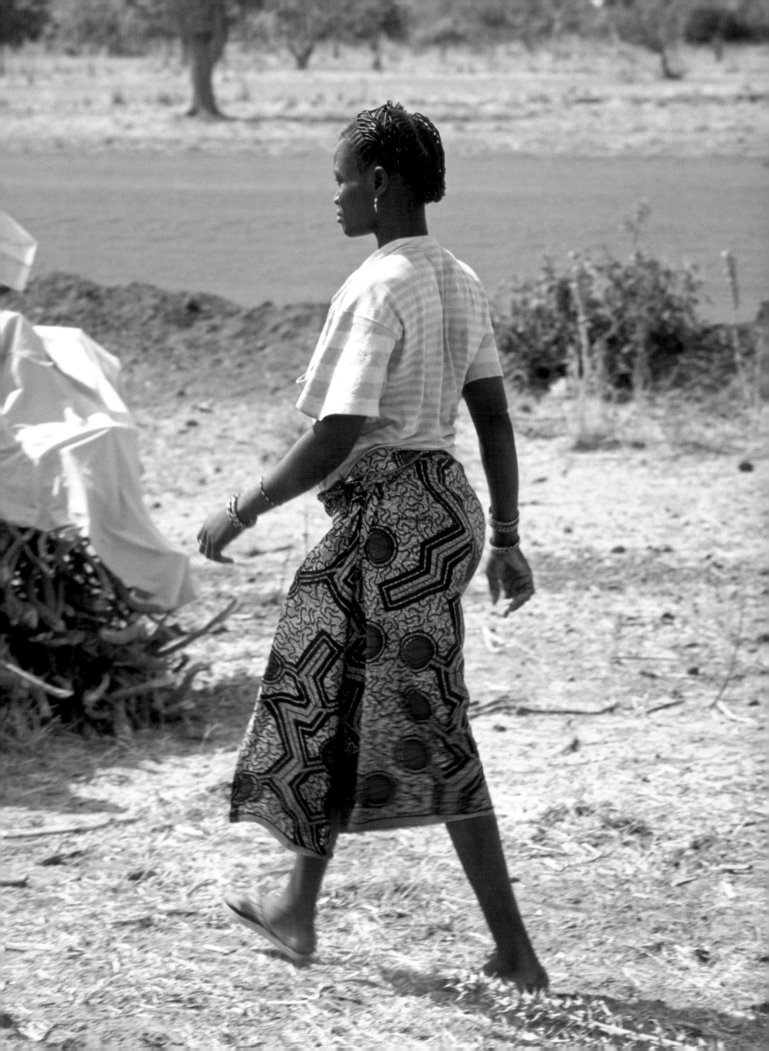

En este capítulo usted aprenderá a caminar bien. Caminar está considerado usualmente como uno de los mejores ejercicios que usted puede hacer, ¡y es así! Una caminata enérgica, cuando se realiza de manera sana, provee un ejercicio cardiovascular excelente. También tonifica y estira músculos de la parte inferior de su cuerpo, con relativamente poco riesgo para las articulaciones, huesos o músculos (fig.8-1).

Sin embargo, si usted camina mal, podría sub utilizar algunos músculos y sobre utilizar sus articulaciones, arriesgándose a lesiones y degeneración. Para muchas personas en las culturas industriales, caminar consiste en una serie de caídas hacia adelante, abruptamente bloqueadas por la pierna delantera. Los músculos de los glúteos y piernas están sub utilizados (fig.8-2, 8-3). La espalda se tuerce, arquea o encorva al sacudirse con cada paso. El impacto de cada paso es un atentado a cada articulación que soporta el peso del cuerpo.

fig.8-2

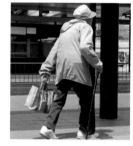

Una mala forma de caminar predispone a desgaste en la articulación de la cadera, y sub ejercita los músculos de piernas y glúteos.

fig.8-3

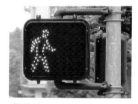
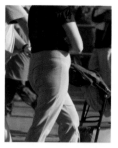

(USA)   (Francia)

Una mala forma de caminar es tan prevalente en las sociedades industrializadas que incluso las señales del tránsito muestran esta mala forma.

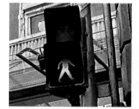

(Bulgaria)   (Italia)

En países con tradiciones kinestésicas intactas, las señales del tránsito exhiben correspondientemente una buena forma de caminar.

fig.8-1

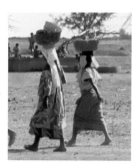
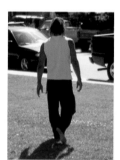

(Burkina Faso)   (Brasil)

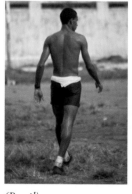
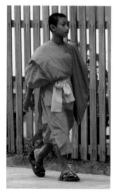

(Brasil)   (Laos)

Al caminar deslizándose, se protegen las articulaciones a través de una alineación sana y una caída suave del pie, mientras que se ejercitan apropiadamente varios músculos.

Caminar debiera ser una serie de propulsiones hacia adelante controladas. Los músculos de los glúteos y piernas se contraen fuertemente para propulsar el cuerpo hacia adelante, recibiendo así el ejercicio que necesitan mientras que la espalda se protege de desgaste innecesario. El torso está estable y se mueve hacia adelante suavemente mientras el trabajo lo hacen los glúteos, piernas y pies. Los brazos y hombros están relativamente quietos a no ser que usted esté caminando muy enérgicamente. La sensación en general es la de deslizarse hacia adelante por el espacio. Esta forma de caminar se ha vuelto suficientemente rara en nuestra sociedad, para merecer un nombre especial: caminar deslizándose (glidewalking).

Uno de los beneficios de caminar deslizándose es que refuerza los músculos de los glúteos (fig.8-4). Músculos de los glúteos fuertes soportan la anteversión pélvica, clave para una postura sana. Unos glúteos fuertes juegan también un rol importante en mantener el equilibrio y prevenir caídas. En la mayoría de las personas en las culturas industrializadas, los músculos de los glúteos están poco desarrollados. Esto es espacialmente problemático en personas mayores, quienes tienen un alto riesgo de fracturas cuando se caen.

fig.8-4

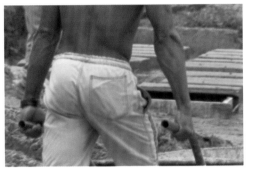

(Brasil)

Caminar deslizándose fortalece los músculos de los glúteos; glúteos fuertes soportan la anteversión pélvica.

Caminar deslizándose provee una de las pocas oportunidades en las actividades diarias de estirar los músculos psoas, que recorren desde la zona anterior de la columna lumbar hasta la parte superior interna del fémur. Un músculo psoas tenso arquea la columna lumbar y contribuye al dolor de espalda. Al caminar deslizándose, el psoas recibe un estiramiento benéfico al momento de empujar (fig.8-5).

fig.8-5

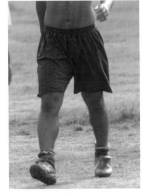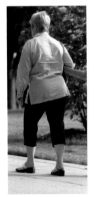

(India)　　　　　　　(USA)

Caminar deslizándose elonga el músculo psoas.

Caminar deslizándose provee también una buena oportunidad de fortalecer los músculos del arco de los pies. La mayoría de las personas caminan de tal manera que solo usan los músculos largos de las piernas. Idealmente, al caminar se usan también los músculos del arco del pie. Si caminamos descalzos sobre superficies naturales, los músculos del arco se fortalecerían debido a que los pies trabajarían para agarrar el suelo y empujar. Debido a la prevalencia de zapatos y superficies hechas por el hombre, la mayoría de las personas usan los músculos de sus pies sólo como acolchado. Al caminar deslizándose, los músculos del arco se contraen activamente con cada paso (fig.8-6). Esto es similar a andar en bicicleta con habilidad, donde además de usar los músculos largos de las piernas, los músculos del arco de los pies aumentan el poder de cada pedaleada.

fig.8-6

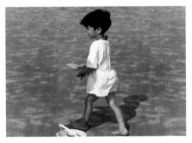

(USA)

Caminar deslizándose fortalece los músculos del arco del pie; músculos fuertes del arco mantienen la forma base del pie como una plataforma para el trabajo de otros músculos.

Caminar deslizándose ayuda a conservar la salud de las articulaciones de la cadera de varias maneras. Primero, caminar deslizándose fortalece los glúteos y estira los músculos del psoas, ayudando a restaurar la anteversión pélvica y la arquitectura normal en las articulaciones de la cadera. Una mala alineación en las articulaciones de la cadera y la rigidez resultante en los músculos que las rodean, lo predispone a uno a sufrir de artritis en estas articulaciones (fig.8-7). Restaurando la arquitectura normal de las articulaciones de la cadera detiene el progreso de este proceso y puede revertir parte del daño producido. Segundo, caminar deslizándose incluye una fase de oscilación relajada en cada paso (fig.8-8), la cual ayuda a restaurar un espacio saludable entre la cabeza del fémur y la cavidad de la cadera (acetábulo). Muchas personas mantienen todo el tiempo tensados los músculos que rodean las articulaciones de la cadera, causando estrés dentro de estas articulaciones.

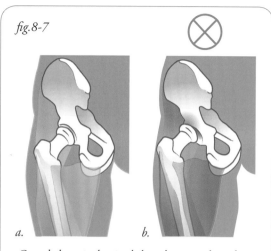

fig.8-7

a.   *b.*

Cuando la articulación de la cadera está alineada correctamente (a), los músculos alrededor de la articulación se pueden relajar apropiadamente, hay una espacio adecuado en la articulación, y el espacio entre los huesos de la pierna y cadera es correcto. Con una mala alineación en la articulación de la cadera (b), algunos de los músculos circundantes están obligados a permanecer tensos, la articulación está apretada y el poco espacio entre el hueso de la pierna y cadera predispone a cambios artríticos en la articulación.

Durante la fase de oscilación al caminar deslizándose, la pierna cuelga como un péndulo desde la cavidad de la cadera, estirando estos músculos. Tercero, el suave impacto al caminar deslizándose no causa daño a las articulaciones de la cadera ni a otras articulaciones soportantes del peso. Un paso pesado atasca las articulaciones de la cadera (y toda articulación

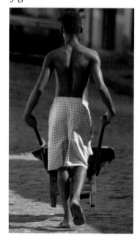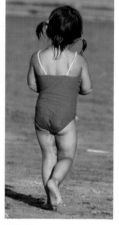

fig.8-8

(Brasil)   (USA)

Al caminar deslizándose, la pierna cuelga suelta desde la cavidad de la cadera en la fase de oscilación, re estableciendo un espacio sano en la articulación de la cadera.

soportante del peso) con cada paso. Caminar deslizándose limita la cantidad de estrés en las articulaciones soportantes del peso a un nivel saludable, lo suficiente para prevenir osteoporosis pero no tanto como para causar desgaste o cambios artríticos.

Usted aprenderá esta nueva manera de caminar, incorporando cada vez mas detalles. Usted puede sentir que debiera ser capaz de dominar todo esto en una sola sesión, pero la mayoría de las personas no puede. Recuerde que a usted le tomó alrededor de un año dominar la marcha cuando lo aprendió por primera vez y partió con una pizarra limpia. Ahora usted debe desaprender su antiguo patrón antes de dominar esta nueva forma de locomoción. Pero no tomará para siempre, porque ahora usted tiene su intelecto para ayudarle y también tiene instrucciones explícitas.

BENEFICIOS

• Fortalece los músculos de los glúteos, mejorando el equilibrio y ayudando a mantener la anteversión pélvica

• Fortalece los músculos de las piernas

• Elonga los músculos del psoas

• Fortalece los músculos del arco de los pies

• Restaura y mantiene saludables las articulaciones de la cadera

• Provee un estrés apropiado a los huesos soportantes del peso, ayudando a prevenir osteoporosis

• Reduce el estrés excesivo a las articulaciones soportantes del peso, previniendo desgaste

• Estimula la circulación por el cuerpo, especialmente en las piernas, ayudando a prevenir coágulos, varices y otros problemas

Estudiar este método me ha permitido evitar lo que hubiera sido mi quinta cirugía de pie. Ahora puedo volver a caminar sin dolor. Me ha entregado una nueva vida.

Honor Rautmann, empresario, Sun River, OR

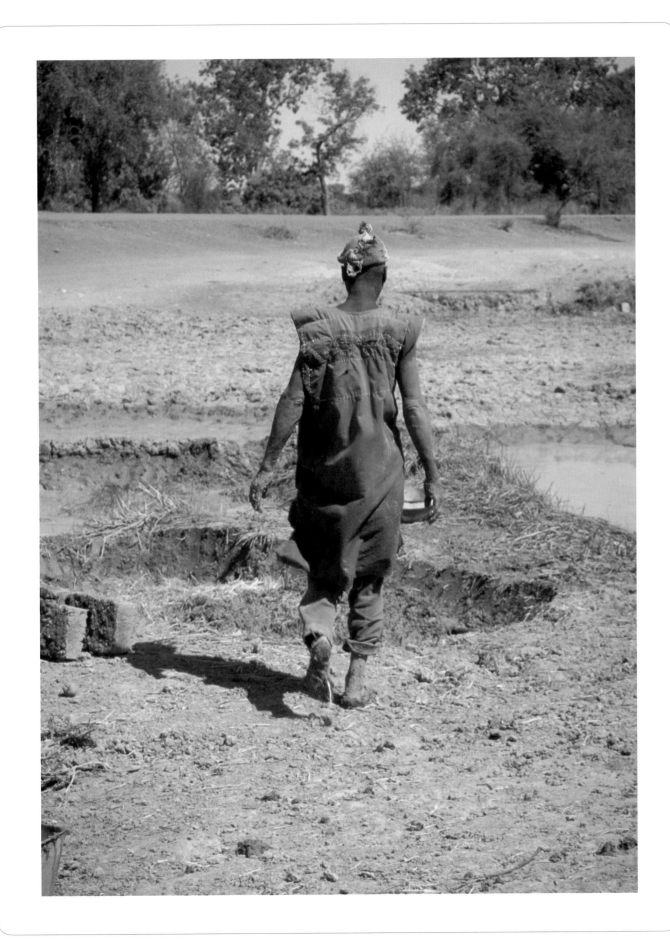

EQUIPAMIENTO

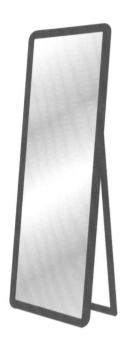

- *Un espejo de cuerpo entero.*
- *Una pared, mesa o mostrador para el equilibrio*

PREPARÁNDOSE PARA CAMINAR

En esta sección usted aprenderá movimientos que lo prepararán para las fases de inicio, despegue y oscilación.

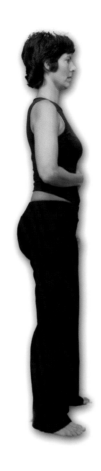

1   PÁRESE BIEN, CON UNA PELVIS ANTEVERTIDA Y RODILLAS SUAVES

La anteversión pélvica deja sus glúteos en una posición de ventaja mecánica, para un fuerte despegue al caminar. Verifique que la parte posterior de su cuello esté elongada, sus hombros estén rotados hacia atrás y su caja toráxica esté anclada. Para un mejor equilibrio, ponga una mano en la pared, mesa o mostrador.

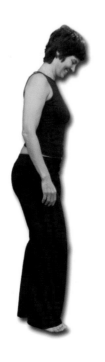

2   DESPLACE SU PESO SOBRE SU PIERNA IZQUIERDA

Intente minimizar la perturbación al resto de su cuerpo. En particular, mantenga la pelvis en una línea horizontal de izquierda a derecha.

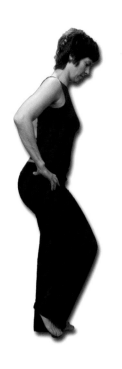

3 DOBLE SU RODILLA DERECHA Y PIVOTEE EN LA INGLE

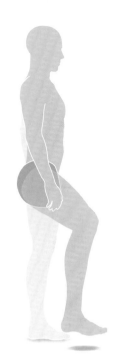

No meta su pelvis ni contraiga sus cuádriceps. Permita que su pelvis se asiente más en anteversión para soltar sus cuádriceps. Esto obliga a su músculo psoas a ejecutar la acción siguiente.

4 MUEVA SU PIERNA DERECHA HACIA ADELANTE, COMO SI FUERA A DAR UN PASO, PERO NO APOYE EL PIE EN EL SUELO

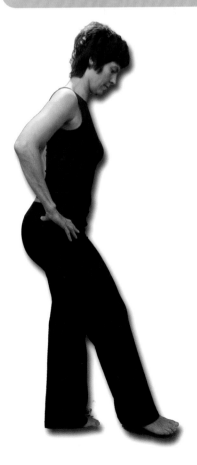

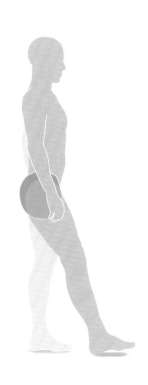

Nuevamente, no meta la pelvis ni mueva el torso hacia adelante. Si es posible, párese de perfil frente al espejo y revise que sus caderas permanecen en su lugar.

5 MUEVA SU PIERNA DERECHA HACIA ATRÁS, DOBLANDO SU RODILLA, DE MODO QUE SU PIE SE SEPARE DEL SUELO

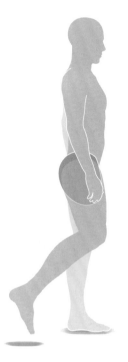

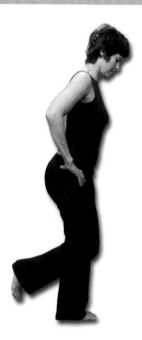

Asegúrese que su pie se separe del suelo.

6 EXTIENDA SU PIERNA DERECHA DETRAS DE USTED, PONIENDO EL FRENTE DEL PIE EN EL SUELO

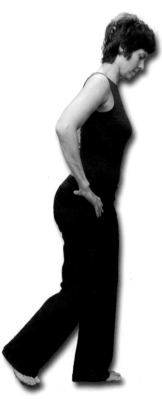

No extienda su pelvis muy atrás, para que no se desplace su pelvis o torso. Todo el movimiento es en la articulación de su cadera. Los dedos de su pie derecho tocan el suelo un poco atrás de su talón izquierdo.

7 APRIETE SU GLÚTEO DERECHO, ENDERECE SU PIERNA DERECHA, Y PRESIONE SU TALÓN DERECHO HACIA EL SUELO

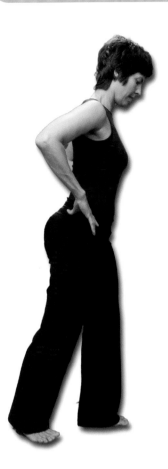

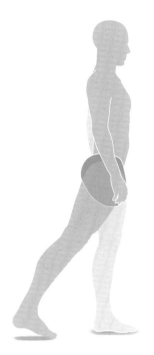

Usted debiera sentir que se contrae el músculo de su glúteo medio del lado derecho. Si tiene problemas para localizar este músculo, el ejercicio de la página 213 le ayudarán.

Al apretar el glúteo, enderezar la pierna y presionar el talón contra el suelo lo preparan para caminar deslizándose.

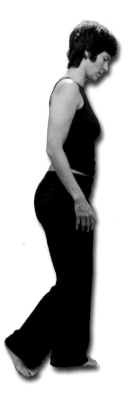

8 RELAJE TODOS LOS MUSCULOS EN LA ZONA DE LA CADERA DERECHA Y SUELTE LA PIERNA HACIA ADELANTE, PERO DEJE LA PUNTA DEL DEDO GORDO EN EL SUELO

Mientras la pierna derecha se va hacia adelante, permita que cuelgue libremente de su cavidad. La rodilla derecha descansará al lado de la rodilla izquierda.

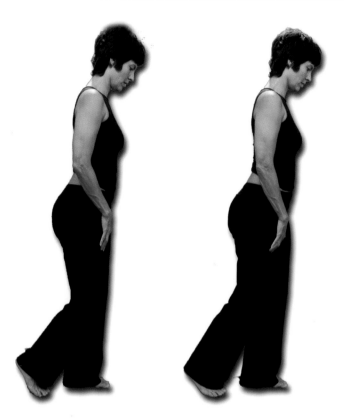

9 PONGA SU MANO DERECHA SOBRE SU MUSLO DERECHO Y DE UN EMPUJÓN SUAVE

Su pierna derecha debiera oscilar libremente como un péndulo. Si no lo hace, usted no tuvo éxito en relajar todos los músculos.

10 REPITA LOS PASOS 3 AL 9 VARIAS VECES CON SU PIERNA DERECHA

Esfuércese por un movimiento suave de la pierna, sin mover su torso.

11 PÁRESE SOBRE SU PIERNA DERECHA Y REPITA ESTOS MOVIMIENTOS CON SU PIERNA IZQUIERDA

Practique esta secuencia de movimientos hasta que pueda hacerlo fácilmente. Usted la incorporará a su nueva manera de caminar. El movimiento hacia adelante se asemeja al inicio de cada zancada, el movimiento hacia atrás se asemeja al empuje y el movimiento pendular se asemeja a la fase de oscilación.

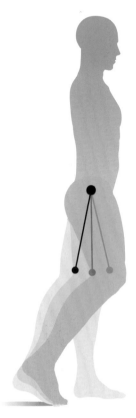

Relaje los músculos alrededor de la articulación de la cadera de modo que la pierna pueda colgar como un péndulo.

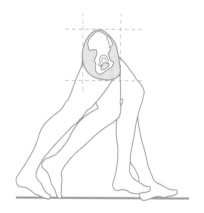

Note que la pelvis permanece fija mientras la pierna se mueve hacia adelante y atrás.

CAMINAR DESLIZÁNDOSE: FOCALIZANDO EN LA PIERNA QUE SOPORTA EL PESO

Al caminar, cada pierna alterna entre una fase activa de soporte del peso y una fase pasiva de osilación. Cuando practique los movimientos de esta sección, focalice su atención en la pierna que soporta el peso.

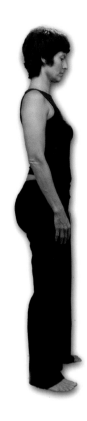

1 TAL COMO EN EL EJERCICIO ANTERIOR, PÁRESE BIEN, CON UNA PELVIS ANTEVERTIDA

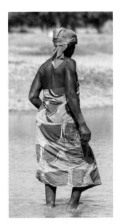

(Burkina Faso)

Asegúrese que sus rodillas estén sueltas, no bloqueadas.

2 DESPLACE SU PESO SOBRE SU PIERNA IZQUIERDA MIENTRAS CONTRAE LOS MÚSCULOS DEL GLÚTEO IZQUIERDO. AL MISMO TIEMPO, DOBLE SU RODILLA DERECHA Y PIVOTEE EN LA INGLE

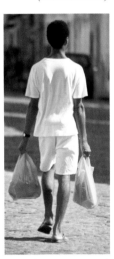

(Brasil)

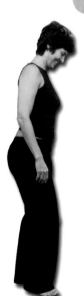

Deténgase a verificar lo siguiente:
- Su pelvis permanece antevertida.
- El hueso de su muslo izquierdo es empujado hacia atrás mientras su isquiotibial izquierdo se contrae. Esto puede ser difícil de sentir al principio.
- Hay una distorsión mínima en el resto de su cuerpo, y su pelvis permanece en una línea horizontal de izquierda a derecha.

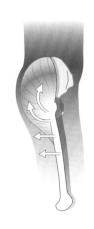

Cuando se inicia una zancada, es útil estar consciente de la acción del músculo del glúteo, para jalar hacia atrás la parte superior del fémur dentro de la carne del muslo.

ACCIÓN SALUDABE DEL MÚSCULO EN MEDIO DE UN PASO

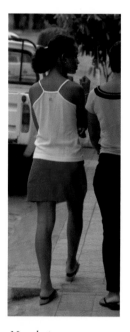

Note la importante contracción del músculo del glúteo izquierdo (Brasil)

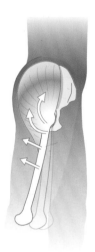

Contrayendo más los músculos de los glúteos, la pierna de atrás pivotea en relación al torso. Debido a que el pie está firme en el suelo, esta acción impulsa el cuerpo hacia adelante.

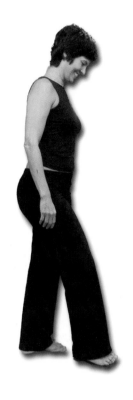

3 EXTIENDA HACIA ADELANTE SU PIERNA DERECHA SIN METER LA PELVIS

Durante esta fase, su pierna derecha permanece relativamente relajada.

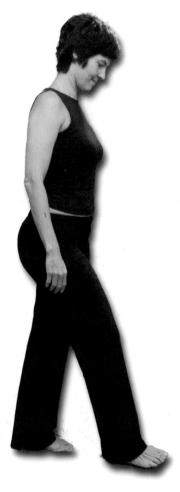

4 MIENTRAS SU PIERNA DERECHA SE MUEVE HACIA ADELANTE, CONTRAIGA INCREMENTANDO TODOS LOS MÚSCULOS DE SU GLÚTEO IZQUIERDO PARA PROPULSARLO HACIA ADELANTE

No permita que la contracción de los músculos de sus glúteos sea abrupta, causando un movimiento de espasmo hacia arriba. En cambio, haga la contracción incrementándola gradualmente, resultando en un impulso controlado hacia adelante.

5 PRESIONE SU TALÓN IZQUIERDO CONTRA EL SUELO, MANTENGA SU PIERNA IZQUIERDA ESTIRADA Y CONTRAIGA SU GLÚTEO MEDIO IZQUIERDO

EJEMPLOS DE MÁXIMA CONTRACCIÓN DE LOS GLÚTEOS EN UNA ZANCADA SALUDABLE

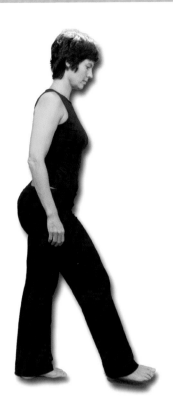

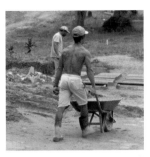

(Brasil)

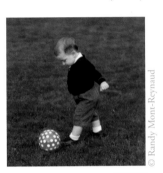

(USA)

Al final de la fase de oscilación de la pierna derecha, justo antes de que su pie derecho toque el suelo, el músculo de su glúteo medio izquierdo está en el punto de contracción máxima. Esto evita que su peso caiga hacia adelante y que su pie derecho aterrice con un paso pesado.

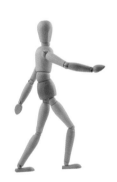

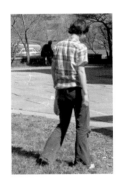

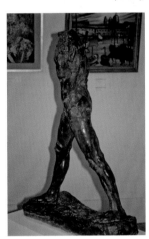

(Francia)

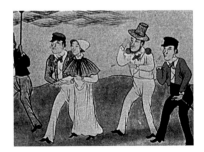

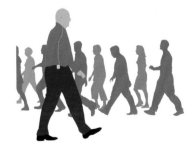

Errores comunes incluyen no contraer los glúteos adecuadamente, contraer los glúteos más tarde que lo descrito aquí, no estirar la pierna de atrás y no dejar el talón en el suelo el tiempo suficiente.

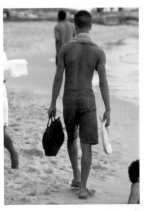

(Brasil)

© Randy Mont-Reynaud

EJEMPLOS DE APOYAR CON LA RODILLA DOBLADA EN UNA ZANCADA SALUDABLE

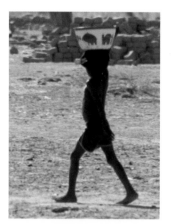

(Burkina Faso)

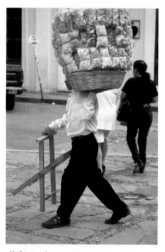

(México)

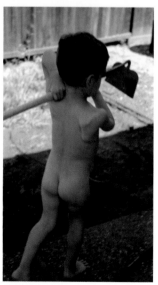

(USA)

6 BAJE SUAVEMENTE SU PIE DERECHO HASTA EL SUELO

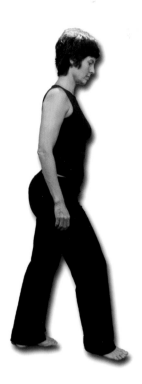 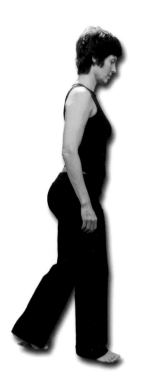

Note que su talón derecho apoya primero, pero sólo apenas antes que el resto del pie. La rodilla derecha está levemente doblada y suave cuando su talón toca el suelo. Después de apoyar, todos los músculos de los glúteos de su pierna izquierda se relajan, al volverse ésta la pierna pasiva.

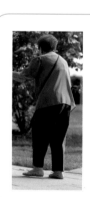

Un error común es relajar los glúteos medios antes de que el talón de adelante toque el suelo. Esto se traduce en un paso pesado.

7 REPITA ESTOS PASOS EN EL OTRO LADO

Ponga especial atención a la contracción muscular de los glúteos de la pierna que soporta el peso.

8 DÉ VARIOS PASOS CON UN ANDAR LENTO, CONCENTRÁNDOSE EN LA PIERNA QUE SOPORTA EL PESO

CAMINAR DESLIZÁNDOSE: FOCALIZÁNDOSE EN LA PIERNA QUE PENDULA

En una manera de andar saludable, la fase pasiva es tan importante como la fase activa. Justo después de que el pie delantero aterrice, los músculos de la pierna de atrás se relajan profundamente y la pierna fluye hacia adelante.

EJEMPLOS DE UNA SANA RELAJACIÓN DE LA PIERNA TRASERA DESPUÉS DE LA CAÍDA DEL PIE

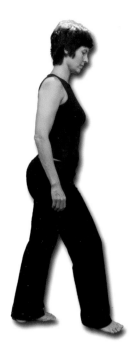

1 PÁRESE COMO SI ESTUVIERA EN LA MITAD DE UN PASO

Su pierna izquierda está extendida atrás, su glúteo izquierdo está contraído y su talón izquierdo está presionado contra el suelo.

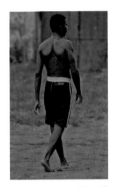

(Brasil)

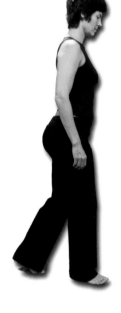

2 COMPLETE SU ZANCADA APOYANDO SU PIE DERECHO

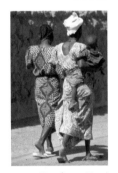

(Burkina Faso)

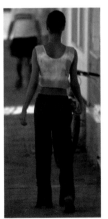

3 RELAJE CONSCIENTE Y COMPLETAMENTE TODOS LOS MÚSCULOS DE LA ZONA DE LA CADERA IZQUIERDA, PERMITIENDO QUE LA PIERNA IZQUIERDA FLUYA HACIA ADELANTE

(Brasil)

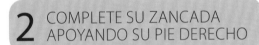

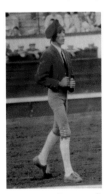

(Portugal)

EJEMPLOS DE UNA SANA
RELAJACIÓN EN LA PIERNA
QUE PENDULA

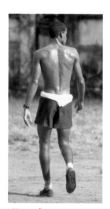

(Brasil)

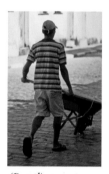

(Brasil)

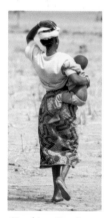

(Burkina Faso)

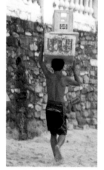

(Brasil)

4 LEVANTE SUS DEDOS IZQUIERDOS DEL SUELO RETENIENDO LA MAYOR PARTE DE LA RELAJACIÓN MUSCULAR EN LA ARTICULACIÓN DE LA CADERA Y TOBILLOS

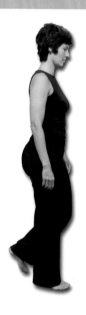

Si sus tobillos están de hecho relajados, alguien detrás suyo podría ver la planta completa de su pie pasivo. Si la articulación de su cadera está relajada, usted podrá sentir el efecto péndulo.

5 COMPLETE LA ZANCADA PARA LLEGAR A LA POSICIÓN DE PARTIDA, PERO CON SU PIERNA DERECHA DETRÁS DE USTED

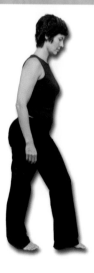

6 DE VARIOS PASOS LENTOS, FOCALIZANDO SU ATENCIÓN EN LA PIERNA QUE CUELGA E IGNORANDO LA PIERNA QUE SOPORTA EL PESO

Si usted siente difícil relajar rápido sus músculos luego de una contracción intensa, haga una pausa en su zancada hasta que se vuelva fácil.

JUNTANDO TODO: REFINANDO SU MODO DE ANDAR

La fase activa pone potencia y rapidez a su caminar. La fase pasiva pone relajo y gracia. En esta sección usted combinará las fases para caminar con fuerza y gracia.

Debido a que es el capítulo más complejo en este libro, es fácil sentirse abrumado. Sólo cuando se sienta cómodo con el caminar deslizándose, usted debiera trabajar para incluir los refinamientos de los puntos 2 a 5 más abajo.

1 DE VARIOS PASOS, FOCALIZÁNDOSE EN AMBAS FASES, LA ACTIVA Y LA PASIVA DE CADA ZANCADA

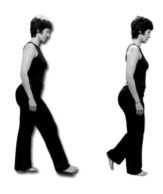

Si usted siente difícil, como lo sienten la mayoría de los estudiantes, alternar entre una contracción extrema y una relajación extrema de sus músculos, dé pasos más lentos.

Al igual que al estar de pie, la mayoría de los estudiantes sienten que están inclinados hacia adelante cuando caminan correctamente. Resista las ansias de "enderezarse".

2 HAGA UNA PAUSA EN SU ANDAR JUSTO EN EL MOMENTO QUE SU RODILLA DE ATRÁS CRUCE SU RODILLA DE ADELANTE. VERIFIQUE LA POSICIÓN DE SU CADERA EN EL ESPEJO

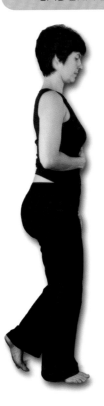

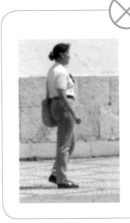

Un error común es caminar liderando con la pelvis, lo que corrompe el modo de andar. Si su pelvis ha migrado muy adelante, ajústela desplazándola hacia atrás.

En este punto del paso, sus caderas debieran estar apiladas sobre el talón de su pierna que soporta el peso.

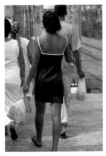

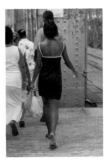

(Brasil)

EJEMPLOS DE UNA POSICIÓN DE CADERA SANA EN MITAD DE UN PASO

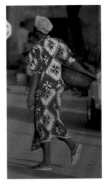

(Burkina Faso)

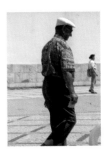

(Portugal)

EJEMPLOS DE CAMINAR SOBRE UNA LÍNEA

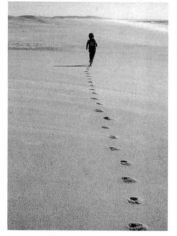

(Portugal)

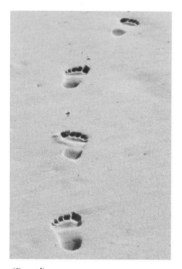

(Brasil)

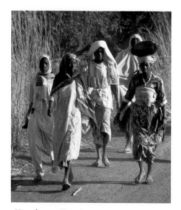

(Burkina Faso)

3 CAMINE EN UNA LÍNEA, CON EL BORDE INTERIOR DE CADA TALÓN TOCANDO LA LÍNEA, Y EL FRENTE DEL PIE APUNTANDO LEVEMENTE HACIA AFUERA

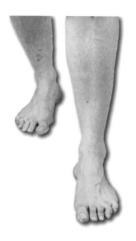

Use una superficie con líneas, así como un piso de madera o una alfombra estriada, y párese sobre una línea. Camine sobre la línea, poniendo atención a la orientación de sus pies al contacto con el suelo. Sienta como trabajan los músculos internos del muslo (abductores) para mantener el borde interno de los talones sobre la línea.

Errores comunes incluyen:

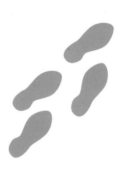

Apuntar los dedos hacia adentro

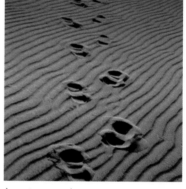

Apuntar excesivamente los pies hacia afuera

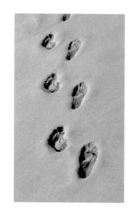

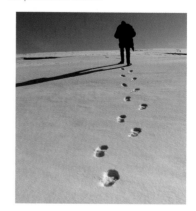

Caminar en dos líneas

4 USE SUS PIES PARA AUMENTAR SU EMPUJE EN EL DESPEGUE. CONTRAIGA TODOS LOS MÚSCULOS DEL ARCO DE SU PIE TRASERO DE MODO QUE SE CONVIERTA EN UNA PLATAFORMA ESTABLE PARA UN EMPUJE PODEROSO

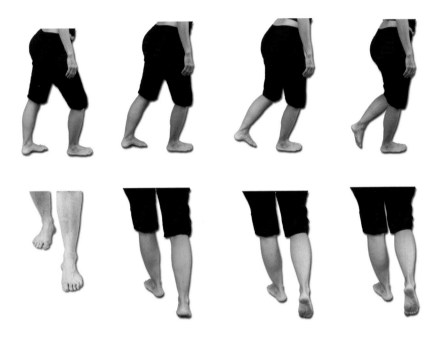

Esto preserva la forma de su pie trasero al empujar, cuando de otra manera podría colapsar y causar tensión en diversas estructuras del pie.

5 HAGA UNA ROTACIÓN DE HOMBROS A CADA LADO. LUEGO PONGA SUS BRAZOS TRAS SU ESPALDA TOMÁNDOSE LAS MANOS. INTENTE POSICIONAR EL DORSO DE SUS MUÑECAS SOBRE SUS GLÚTEOS

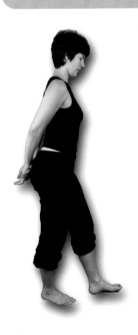

Esto le ayudará a posicionar sus hombros de manera sana, sin tener que prestarles atención. También le ayudará a monitorear la acción de los músculos de sus glúteos.

EJEMPLOS DE USAR LOS FUERTES MÚSCULOS DEL ARCO DEL PIE PARA EL EMPUJE

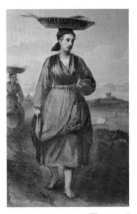

(Francia)

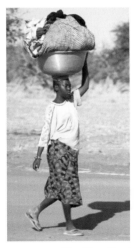

(Burkina Faso)

EJEMPLO DE UNA SANA POSICIÓN DE HOMBROS AL CAMINAR

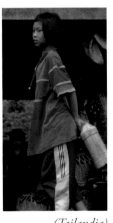

(Tailandia)

187

EJEMPLOS DE CAMINAR DESLIZÁNDOSE

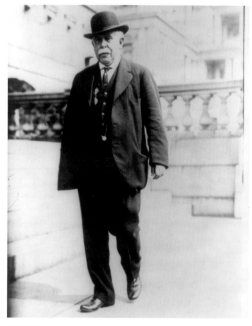

(USA)

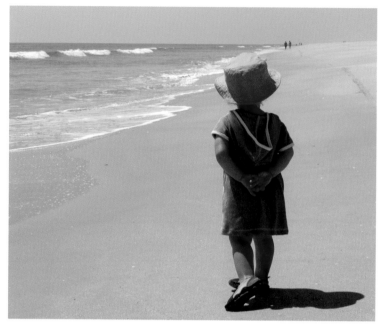

(USA)

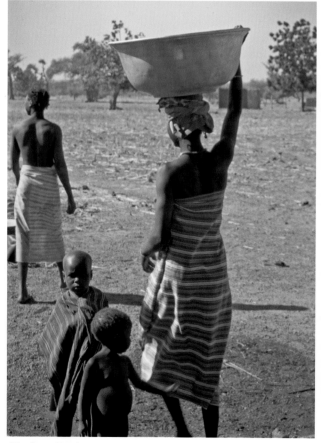

(Burkina Faso)

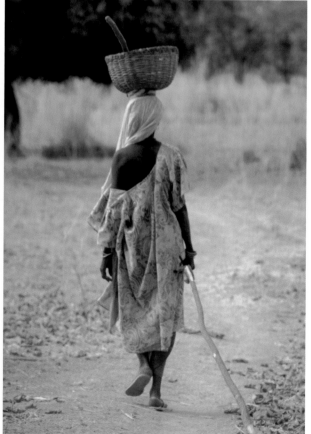

(Burkina Faso)

EJEMPLOS DE CAMINAR DESLIZÁNDOSE

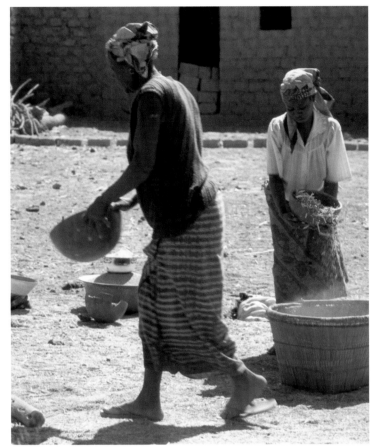

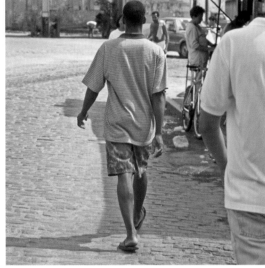

(Brasil)

(Burkina Faso)

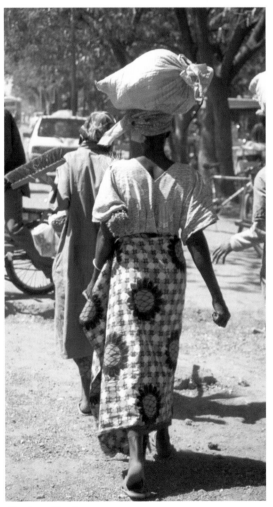

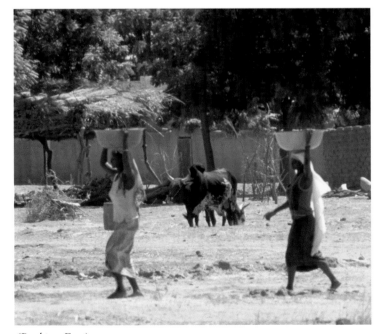

(Burkina Faso)

(Burkina Faso)

INDICACIONES PARA MEJORAR

Su musculatura puede cambiar profundamente en las primeras semanas después de aprender a caminar deslizándose. Los estudiantes a menudo declaran que los glúteos están adoloridos el día después de su primera sesión de caminata. Dentro de una semana, ellos pueden tener glúteos más firmes y levantados. Cada paso bien ejecutado es similar al ejercicio de "patada del burro" de Jane Fonda, adicionando un montón de repeticiones.

Cuando su caminar se transforme en una serie de propulsiones hacia adelante controladas, su pisada es más liviana, sus movimientos tienen mas gracia y la experiencia de caminar se vuelve más suave y tranquila. Con el tiempo usted fortalecerá los músculos de los glúteos, piernas y del arco de los pies, y si camina de manera enérgica, fortalecerá también el corsét interno. Usted notará una longitud mayor en su músculo del psoas donde antes había un acortamiento.

RESOLVIENDO PROBLEMAS

USTED SIENTE QUE SE INCLINA HACIA ADELANTE

Al igual que en la posiciòn de pie, es común para los estudiantes que aprenden este nuevo modo de andar, sentir que se inclinan hacia adelante. Para reasegurarse usted mismo, verifique en el espejo, que desde los hombros hasta los pies usted está bastante derecho. (Algunas personas con rigidez en su cuello pueden tener aún sus cabezas un poco adelante.) Al principio, inclinarse intencionalmente un poco hacia adelante puede ayudarle a descubrir el mecanismo correcto para glúteos y piernas.

TENDENCIA A METER O LIDERAR CON LA PELVIS

Incluso si usted entendió el concepto de dejar su pelvis antevertida en su modo de andar, usted puede descubrir que tiene una fuerte tendencia a meter o liderar con la pelvis. Entendiendo porqué esto es así, podrá ayudarle a reducir la tendencia. Usted probablemente ha estado usando sus cuádriceps para llevar su pierna hacia adelante y su pelvis en su modo de andar. Ahora usted debe usar su músculo psoas para adelantar su pierna delantera y sus glúteos para adelantar su pelvis. Aunque sus cuádriceps pueden trabajar más eficientemente cuando su pelvis está metida, su psoas y glúteos trabajan más efectivamente cuando su pelvis está antevertida. Cambiando la posición pélvica, cambia mucho la acción de los músculos subyacentes a su modo de andar. Esto puede no ser una transición fácil.

INCAPAZ DE COORDINAR LA CONTRACCIÓN DE LOS GLUTEOS Y EL EMPUJE HACIA ADELANTE

Tome conciencia de cómo los glúteos de la pierna trasera se contraen para propulsarlo hacia adelante. Ponga sus manos en su trasero y sienta la contracción mientras camina. En este punto, el empuje hacia adelante puede no venir sólo de los músculos de sus glúteos; puede que estén ayudando otros músculos. No se preocupe por esto. Con el tiempo, en la medida que sus glúteos se fortalezcan y la sensación de contraer estos músculos se torne más familiar, la coordinación se facilitará. Usted ya no necesitará usar sus cuádriceps de manera inapropiada para moverse hacia adelante.

DIFICULTAD PARA MANTENER EL TALÓN TRASERO PEGADO AL PISO

Para permitir que el talón trasero permanezca en el suelo el mayor tiempo posible, doble un poco la rodilla delantera al apoyar. Puede ayudar si imagina que está caminado cerro arriba, o andando en patineta, o que tiene una goma de mascar bajo su talón trasero. Cuando enseño este aspecto del caminar, algunas veces camino tras el estudiante y suavemente afirmo su talón con mis dedos del pie en su tendón de Aquiles (fig.8-9). La acción puede recordarles a un hermano pisando la parte de atrás de sus zapatos mientras usted camina.

fig.8-9

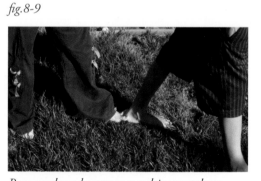

Para ayudar a las personas a dejar sus talones en contacto con el piso por más tiempo del que acostumbran, ayuda pisar sobre sus talones cuando caminan.

PERDIENDO LA PISTA DE SU POSTURA

Cuando los estudiantes aprenden este nuevo modo de andar, a menudo retroceden en su postura total, volviendo a patrones antiguos. Hay tantas cosas nuevas que aprender, que es fácil olvidar una buena alineación. Deténgase por un momento para restaurar sus hombros, su cuello, cabeza y su columna lumbar. Sea cuidadoso de no meter o liderar con la pelvis, o arquear la columna lumbar en un esfuerzo por enderezarse. Mire la sección "Resolviendo Problemas" del capítulo 6 para recordatorios de cómo alinear los hombros y alcanzar un apilado óptimo. Amarrando sus brazos detrás de su cuerpo (ver fig.6-12 en pág. 143) le ayudará a alinear sus hombros sin tener que prestarles atención.

NO PUEDE COORDINAR TODOS LOS ELEMENTOS DEL CAMINAR DESLIZÁNDOSE

Para algunas personas es muy difícil modificar su patrón de caminar cuando éste está muy profundamente arraigado. Si usted cree que el material en este capítulo es muy desafiante, intente un camino alternativo: ¡aprenda y practique el paso básico de la Samba! Lo más probable es que usted no sepa cómo bailar Samba, por lo que usted comenzará con una pizarra limpia, con nada que desaprender. Este enfoque funciona muy bien.

Aprendiendo Samba

El paso enseñado aquí es levemente diferente del estilo clásico de tres compases y balanceo de caderas. Esta versión enfatiza los movimientos necesarios para caminar deslizándose (fig.8-10).

1. De un pequeño paso atrás con la pierna derecha y presione el talón contra el suelo, estirando la pierna derecha y apretando el glúteo derecho. Usted deberá doblar la rodilla izquierda (la de adelante) un poco para que el talón alcance al piso. Esto constituye el primer compás.
2. Mantenga esa posición por un segundo compás.
3. Mueva la pierna derecha hacia adelante para volver a la posición inicial.
4. Ejecute el mismo movimiento con la pierna izquierda: paso atrás, presione el talón contra el suelo, estire la pierna y contraiga el glúteo; mantenga por un compás; vuelva a la posición inicial.
5. Repita los movimientos, alternando la pierna izquierda y derecha, hasta que el movimiento se vuelva familiar.

Cuando usted haya dominado este movimiento a ambos lados y haya memorizado la postura de la pierna trasera, de un paso adelante en la misma postura. Practique esto con cada pierna, avanzando adelante y manteniendo la posición por un compás. A continuación, practique moviéndose

hacia adelante, alternando pasos y suavizando la acción hasta que se sienta como caminando.

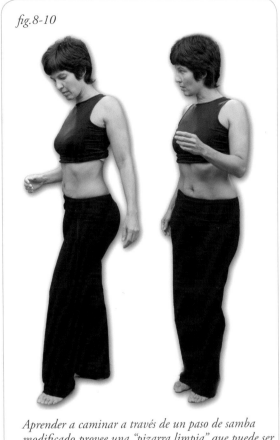

fig.8-10

Aprender a caminar a través de un paso de samba modificado provee una "pizarra limpia" que puede ser muy efectivo.

INFORMACIÓN ADICIONAL

CAMINANDO EN UNA LINEA

La característica de caminar en una línea, que usted aprendió en el paso 3 en la página 186 tiene una historia antropológica interesante. Las huellas humanas más antiguas que se conocen fueron encontradas en la Garganta de Olduvai en el norte de Tanzania (fig.8-11). Estas consisten en dos pistas paralelas, que se piensa pertenecieron a un adulto y a un niño referidos como el dúo Laetoli. Ambos individuos caminaban "en una línea"; esto es por así decir que los talones internos de cada individuo tocaban una única línea. Este descubrimiento ha sido usado como evidencia de la distancia evolucionaria entre la antigua pareja y el hombre moderno. El argumento, que es correcto, es que el hombre moderno camina en dos líneas. Pero caminar en dos líneas es una distorsión cultural muy reciente en las sociedades industrializadas modernas. El hombre moderno de sociedades más tradicionales en todo el mundo (así como en nuestra sociedad en el pasado reciente) camina en una línea. El descubrimiento de que el dúo Laetoli caminaba en una línea, se convierte en un argumento, no para distancia evolutiva, sino para cercanía evolutiva al hombre moderno.

fig.8-11

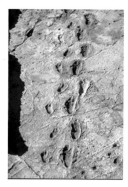

Las huellas Laetoli, que se estima que datan de hace 3,7 millones de años, muestran que los individuos bípedos caminaban "sobre una línea", lo mismo que las personas de culturas tradicionales hoy en día.

OBTENIENDO PODER ADICIONAL EN SU ZANCADA

Muchas actividades, como correr, subir cerros, y andar en patineta, requieren potencia adicional en cada zancada. En estas actividades nos inclinamos naturalmente hacia adelante para poner nuestros glúteos en una posición de ventaja mecánica máxima (fig.8-12). La meta es usar los glúteos de la misma manera al caminar, lo que es típico en culturas kinestésicamente intactas. En nuestra cultura, cuando no estamos enfrentados a la demanda de actividad enérgica, tendemos a meter la pelvis, lo que reduce la contribución de los músculos de los glúteos en cada paso que damos.

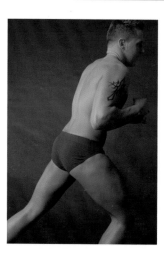

fig.8-12

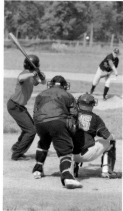
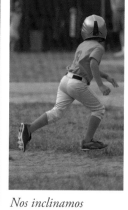
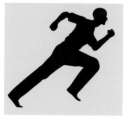

Nos inclinamos naturalmente hacia adelante cuando hacemos actividades demandantes, ya que esto pone los músculos de los glúteos en una posición de ventaja mecánica.

CORRIENDO COMO UN KENYANO

Si usted ha observado kenyanos o algunos otros corredores de elite, usted habrá notado que ellos corren con torsos erguidos. Su postura parece contradecir la teoría de que inclinarse hacia adelante pone nuestros glúteos en una posición de ventaja mecánica. La mayoría de los corredores de elite tienen una curvatura sana en su espalda lumbar, permitiendo una pelvis antevertida (proveyendo la ventaja mecánica necesaria a los músculos de los glúteos) y un torso erguido. El factor importante es la pelvis antevertida, lo que estos corredores logran sin inclinarse hacia adelante (fig.8-13).

fig.8-13

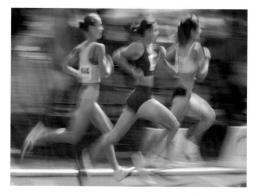

Estas corredoras de elite muestran una pelvis antevertida y un torso erguido.

RECAPITULANDO

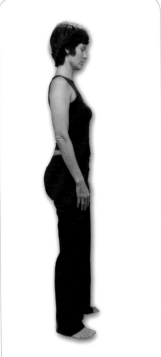

a. **Párese bien**

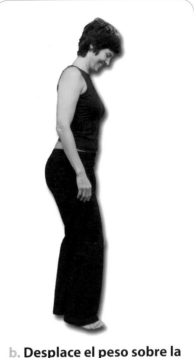

b. **Desplace el peso sobre la pierna izquierda**

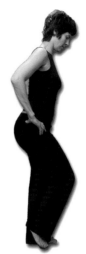

c. **En forma simultánea:**
- Doble la rodilla derecha, pivotee en la cadera, relaje la pierna derecha
- Comience a estirar la pierna izquierda, apriete el glúteo izquierdo, presione el talón izquierdo contra el suelo

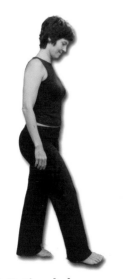

d. **Extienda la pierna derecha hacia adelante; incrementalmente enderece la pierna izquierda, apretando el glúteo izquierdo**

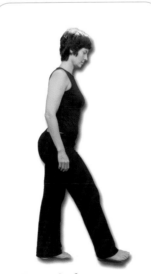

e. **Empuje fuerte con el pie izquierdo; enderece más la pierna izquierda, apretando el glúteo izquierdo, presionando el talón izquierdo contra el suelo**

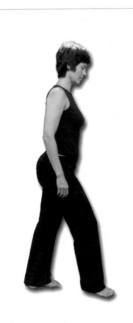

f. **Ponga suavemente el pie derecho en el suelo, apoyando primero el talón, con la rodilla levemente flectada**

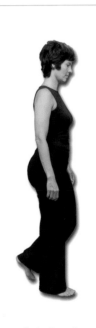

g. **Relaje la pierna izquierda**

APÉNDICE 1

EJERCICIOS OPCIONALES

Elongando y fortaleciendo músculos clave
para acelerar su progreso

Uno de los beneficios especiales de mi método es que no requiere dedicar tiempo para regímenes de ejercicios especiales. Sin embargo, usted puede ejecutar unos pocos ejercicios opcionales al principio de su entrenamiento para ayudarlo a alcanzar un umbral de fuerza o flexibilidad en músculos clave. Los ejercicios de este apéndice son seguros, eficientes y relevantes para una buena postura. Eventualmente usted no los necesitará, porque al ejecutar sus actividades diarias de buena manera, e incluyendo un esfuerzo físico apropiado en su vida, usted alcanzará la mayoría de la longitud y fortalecimiento de sus músculos en su vida diaria. Usted estará entonces en un ciclo auto sustentado de postura saludable, que soporta una musculatura saludable, que a su vez soporta una postura saludable.

Cuando usted ejecuta estos ejercicios, especialmente si sus músculos no están precalentados, asegúrese de sintonizarse con su cuerpo. No se presione al punto de lesiones ni dolor.

¿QUÉ TANTO Y POR CUÁNTO TIEMPO?

En general, haga la cantidad que se sienta cómodo. Los ejercicios debieran dejarle una sensación de fatiga placentera. Muchas personas creen que se siente bien sosteniendo cada postura de elongación por 30 segundos a un minuto. Si se trata de repeticiones, intente comenzar con 8 a 10, en dos tandas.

Los ejercicios están organizados en las siguientes categorías:

- Fortalecimiento de los músculos del torso

- Fortalecimiento y elongación de los músculos de los hombros

- Fortalecimiento y elongación de los músculos del cuello

- Elongación de los músculos clave que conectan el torso y las piernas

- Fortalecimiento de los músculos clave usados al caminar

EQUIPAMIENTO

Usted necesitará lo siguiente:
- *Una banda elástica o cincha*
- *Una o dos almohadas*
- *Rollos hechos de toallas*
- *Pelotas sintéticas duras de varios diámetros entre 1 y 2,5 cm*
- *Un trozo de tela resistente de aproximadamente 2 m de largo*
- *Una toalla de mano pequeña*
- *Un objeto estable para apoyarse, como un escritorio o un mostrador*
- *Una superficie alfombrada o un tapete de yoga*

FORTALECIENDO LOS MÚSCULOS DEL TORSO

Hay tres grupos de músculos en su torso que justifican su atención. El primero, el "anclaje de las costillas", mantiene el borde inferior frontal nivelado con el abdomen. Esto mantiene la forma del torso y ayuda a eliminar un arqueo en la columna lumbar. El segundo y tercer grupo de músculos comprenden el "corsé interno". Estos alargan el torso y protegen la columna de compresión y posibles lesiones. La parte frontal del corsé interno incluye los oblicuos, el recto abdominal superior y el transverso. La parte trasera del corsé interno está compuesta por la capa más profunda de los músculos de la espalda, los rotadores.

FORTALECIENDO LOS MÚSCULOS ABDOMINALES

El ejercicio más importante para sus músculos abdominales debiera ocurrir a lo largo del día, ya que estos trabajan para mantener la forma y el largo de su torso. Es para ejecutar esta función que queremos músculos abdominales que sean fuertes; es al ejecutar esta función que los músculos abdominales se vuelven fuertes y permanecen así. En nuestra sociedad, en que muchos de nosotros nos ocupamos en actividades sedentarias por largas horas, nuestros músculos abdominales pueden no estar adecuadamente desafiados a lo largo del día. Debido a que éstos no se mantienen en un nivel base de fuerza, los músculos no están preparados para realizar su tarea de proteger la columna.

El enfoque estándar para fortalecer los abdominales incluye ejercicios como sentadillas y crunches (ejercicio de abdominales donde encorvas tu columna) que distorsionan la columna. Este tipo de ejercicios fortalecen los abdominales, pero a expensas de los discos y ligamentos en la columna. A pesar de que hay maneras de limitar el daño hecho a la espalda y cuello, es muy difícil de hacer esto, especialmente para principiantes.

En mi enfoque, los ejercicios usados para fortalecer los músculos abdominales normalmente distorsionarían la columna si no hubiera contracción abdominal. Usted usa sus músculos abdominales para prevenir esta distorsión y mantener la forma de su columna. De esta manera usted fortalece sus abdominales durante su función natural de preservar la forma de la columna.

Muchos ejercicios para los músculos abdominales se hacen acostado de espalda. Usted empezará contrayendo el anclaje de las costillas para alcanzar una posición de línea base segura y saludable.

CONTRAYENDO EL ANCLAJE DE LAS COSTILLAS

1. ALARGUE SU ESPALDA MIENTRAS SE ACUESTA, SEGÚN APRENDIÓ EN EL CAPÍTULO 2

Al hacer estos ejercicios usted trabajará para preservar la forma de su columna, pero puede ocurrir alguna distorsión. Alargando su espalda al principio va a prevenir que la distorsión le cause problemas a sus discos. Si usted no alarga su espalda primero y tiene algún disco comprimido, cualquier distorsión del ejercicio puede causarle daño.

2. (OPCIONAL) PONGA UNA TOALLA PEQUEÑA ENROLLADA, QUIZÁS DE 1 CM DE ANCHO, ENTRE SU ESPALDA LUMBAR Y EL SUELO. PÓNGALA TAN ABAJO COMO SEA POSIBLE, SIN LEVANTAR SUS GLÚTEOS O HUESO SACRO DEL SUELO

Comience poniendo el rollo en el espacio en su espalda donde cabe fácil, y luego empújela hacia abajo hasta que no avance más. Esto le ayudará a soportar su arco lumbo-sacro (el arco natural entre la última vértebra lumbar y el sacro), y saque su pelvis durante todo este ejercicio.

3. USE UNA O MÁS ALMOHADAS BAJO SU CABEZA Y HOMBROS. PONGA SUS BRAZOS CÓMODAMENTE A LOS LADOS

Cuando usted está acostado completamente plano, los músculos abdominales están casi al final de su rango de movimiento, donde son más débiles. La almohada ayuda a rotar la caja torácica hacia adelante, poniendo los músculos abdominales en una posición de ventaja mecánica. De esta manera usted no tensionará su cuello para lograr una configuración favorable de su cuerpo para trabajar sus músculos abdominales.

4. PRESIONE LA PARTE DE ATRÁS DE SU CAJA TORÁCICA CONTRA EL SUELO SIN LEVANTAR SU "COLA" DEL PISO. ES MÁS FÁCIL ENCONTRAR ESTA ACCIÓN EN LA EXHALACIÓN. MANTENGA LA POSICIÓN MIENTRAS CONTINÚA RESPIRANDO ADENTRO Y AFUERA

Esta es una acción difícil para muchas personas, pero es importante que trabaje para alcanzarla. La idea es aislar la acción de la caja torácica sin meter la pelvis. Haciendo la acción más lentamente le ayudará a encontrar esa aislación. Considere poner su mano bajo su espalda lumbar y sienta su caja torácica presionando contra su mano mientras mantiene la pelvis en su posición original de anteversión.

Ahora usted está listo para proceder con la primera ronda de ejercicios.

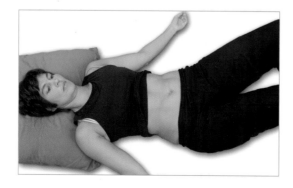
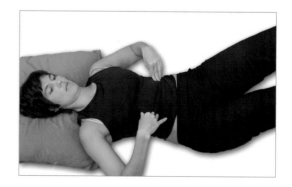

Es importante que domine cada ejercicio antes de seguir con el siguiente.

BICICLETA

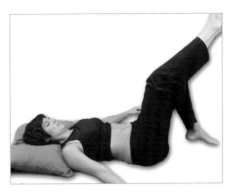

1. DESDE LA POSICIÓN DEL ANCLAJE DE COSTILLAS, DOBLE SUS RODILLAS Y LLÉVELAS A SU PECHO

2. LEVANTE SUS PIERNAS DE MODO QUE FORMEN UN ÁNGULO DE 90° CON SU TORSO

   Asegúrese de mantener una presión pareja contra el piso con la parte de atrás de su caja torácica. Usted va a sentir esta acción especialmente difícil cuando mueva sus piernas hacia y desde la posición de partida sobre su cuerpo. Usted debe usar sus músculos abdominales superiores para anclar su caja torácica y prevenir que su espalda se arquee.

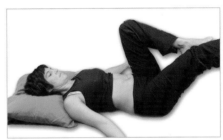

3. MIENTRAS MANTIENE SU ESPALDA LUMBAR APLANADA, HAGA LA ACCIÓN DE BICICLETA CON SUS PIES

4. USE SUS MÚSCULOS ABDOMINALES PARA ESTABILIZAR SU TORSO

   Si sus músculos abdominales están sueltos, su caja torácica se levantará del suelo, y su torso tenderá a retorcerse de lado a lado.

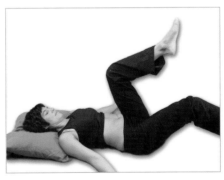

5. CUANDO ESTE EJERCICIO DE BICICLETA SE SIENTA MUY FÁCIL Y SUS MÚSCULOS ABDOMINALES ESTÉN LISTOS PARA UN DESAFÍO MAYOR, MUEVA LOS PEDALES IMAGINARIOS DE SU BICICLETA MÁS CERCA DEL SUELO

   Con sus piernas en esta posición, sus músculos abdominales deben trabajar más duro para mantener su caja torácica presionada contra el piso. Asegúrese de no sobre exigir sus abdominales. Mantenga la forma de su columna a lo largo del ejercicio. De esta forma sus abdominales reciben un buen ejercicio sin dañar los discos y ligamentos de la columna.

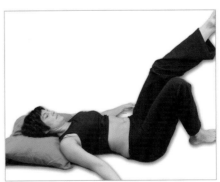

DESLIZAMIENTO DE LA PIERNA
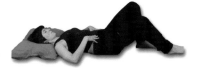

LEVANTAR LOS BRAZOS
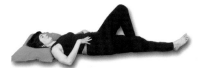

1. DESDE LA POSICIÓN DE ANCLAJE DE COSTILLAS, DOBLE SUS RODILLAS Y PONGA SUS PIES EN EL PISO

2. SUAVEMENTE EXTIENDA UNA PIERNA, DESLIZANDO EL PIE POR EL PISO
Mantenga liviano el peso del pie sobre el suelo.

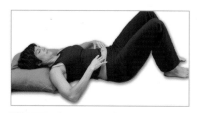

3. CUANDO SU PIERNA ESTÉ CASI EXTENDIDA, DESLICE EL PIE DE VUELTA A SU POSICIÓN INICIAL
Mantenga la presión de la parte trasera de su caja torácica contra el suelo a lo largo del rango de movimiento.

4. REPITA ESTE MOVIMIENTO VARIAS VECES Y LUEGO CAMBIE DE PIERNA

5. EN LA MEDIDA QUE SUS MÚSCULOS ABDOMINALES SE FORTALECEN, ALIVIANE EL PESO DE SU PIE SOBRE EL PISO, HASTA QUE SU PIE ESTÉ SIN TOCAR EL SUELO

6. CUANDO SUS MÚSCULOS ABDOMINALES ESTÉN LISTOS PARA UN DESAFÍO AÚN MAYOR, HAGA EL MISMO EJERCICIO CON AMBAS PIERNAS AL MISMO TIEMPO

1. DESDE LA POSICIÓN DE ANCLAJE DE COSTILLAS, LEVANTE SUS BRAZOS HACIA EL CIELO Y LUEGO SOBRE SU CABEZA
Asegúrese de presionar la parte de atrás de su caja torácica contra el suelo. La posición más desafiante es cuando sus brazos se acercan al suelo por sobre su cabeza. Levantar los brazos tiende a rotar la caja torácica y arquear su columna lumbar. Sus músculos abdominales deben contrarrestar este efecto.

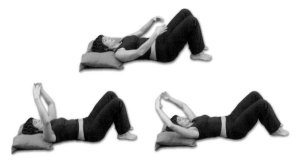

2. BAJE SUS BRAZOS DE VUELTA A LOS LADOS

3. REPITA ESTE MOVIMIENTO ALGUNAS VECES
Este ejercicio también lo modela para alcanzar objetos por sobre su cabeza, sin arquear su columna.

4. CUANDO ESTÉ FAMILIARIZADO CON ESTE EJERCICIO, COMBINE LOS EJERCICIOS DE DESLIZAMIENTO DE LA PIERNA Y LEVANTAR LOS BRAZOS
Recuerde mantener la forma de su columna mientras mueve y estira los cuatro miembros. Este es un ejercicio excelente para fortalecer su centro y generar patrones en sus músculos.

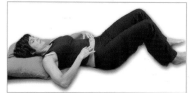

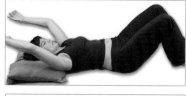

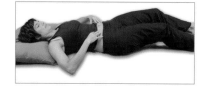

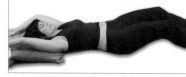

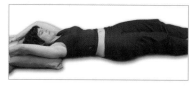

LEVANTAR LAS PIERNAS

1. DESDE LA POSICIÓN DE ANCLAJE DE COSTILLAS, DOBLE SUS RODILLAS Y LLÉVELAS HACIA SU PECHO

2. EXTIENDA SUS PIERNAS DE MODO QUE FORMEN UN ÁNGULO DE 90° CON SU TORSO

3. BAJE LAS PIERNAS HACIA EL SUELO SIN MOVER SU COLUMNA

   El desafío acá es mantener su columna inmóvil mientras sus piernas se desplazan por el rango del movimiento. Si siente que su caja torácica comienza a levantarse del suelo, usted bajó mucho sus piernas.

4. VUELVA SUS PIERNAS A LA POSICIÓN INICIAL

5. REPITA ESTE MOVIMIENTO VARIAS VECES

TIJERAS CON LAS PIERNAS

1. DESDE LA POSICIÓN DE ANCLAJE DE COSTILLAS, DOBLE SUS RODILLAS Y LLÉVELAS HACIA SU PECHO

2. EXTIENDA SUS PIERNAS DE MODO QUE FORMEN UN ÁNGULO DE 90° CON SU TORSO

3. CORTE EL AIRE CON LAS PIERNAS COMO SI FUERA UNA TIJERA
   a) Abra sus piernas
   b) Júntelas
   c) Cruce una sobre la otra, alternando la pierna de arriba

4. PARA UN DESAFÍO MAYOR, MUEVA SUS PIERNAS MÁS CERCA DEL SUELO

   Nuevamente, hágalo sólo hasta donde sus abdominales puedan aún presionar su caja torácica firme contra el suelo.

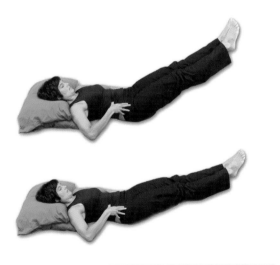

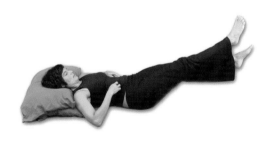

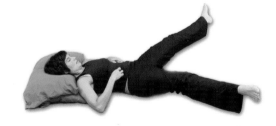

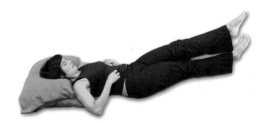

ALFABETO

1. DESDE LA POSICIÓN DE ANCLAJE DE COSTILLAS, DOBLE SUS RODILLAS Y LLÉVELAS HACIA SU PECHO

2. EXTIENDA SUS PIERNAS DE MODO QUE FORMEN UN ÁNGULO DE 90° CON SU TORSO

3. MANTENGA SUS PIERNAS JUNTAS Y EXTENDIDAS, ÚSELAS PARA ESCRIBIR LAS LETRAS DEL ALFABETO EN EL AIRE

Hay tres posiciones de yoga que son particularmente efectivas para fortalecer los abdominales: la tabla, la tabla de lado y el bote. Contraiga su corsé interno para mayor seguridad y ejercitación al hacer estas posiciones.

TABLA

1. PÓNGASE EN POSICIÓN DE GATEO, CON SUS HOMBROS DIRECTAMENTE SOBRE SUS MANOS Y SUS CADERAS DIRECTAMENTE SOBRE SUS RODILLAS
   En yoga esta es la posición de la tabla.

2. ROTE SUS HOMBROS HACIA AFUERA

3. EXTIENDA UNA PIERNA HACIA ATRÁS APOYANDO EN LOS DEDOS DEL PIE, LUEGO EXTIENDA LA SEGUNDA PIERNA
   Usted está ahora en la posición para hacer flexiones de brazos con los brazos extendidos.

4. VERIFIQUE SU POSICIÓN Y SI ES NECESARIO, HAGA LOS SIGUIENTES AJUSTES:
   a. Intente una línea recta desde sus piernas, a través del torso hasta el cuello
   b. Resista la tendencia a arquearse o a elevar los glúteos perdiendo esta línea.
   c. Mantenga los hombros rotados hacia atrás y hacia abajo. Use sus músculos para mantener la relación original entre escápulas y columna.

5. MANTENGA ESTA POSICIÓN HASTA QUE SUS MÚSCULOS SE FATIGUEN
   En la medida que aumente su fuerza, usted verá que puede mantener la posición cada vez por más tiempo.

6. REPITA DOS O TRES VECES

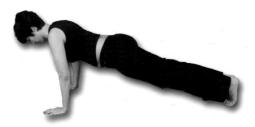

Si siente que ésto es muy difícil para usted, modifique su posición: Apoye la parte superior de su cuerpo en los antebrazos en vez de en sus manos, o apoye la parte inferior de su cuerpo en las rodillas en vez de en sus pies.

TABLA DE LADO

1. ACUÉSTESE DE LADO

2. ROTE SUS HOMBROS HACIA AFUERA Y ELEVE SU TRONCO SOBRE SU BRAZO INFERIOR

3. ELEVE SUS CADERAS DEL SUELO PARA EQUILIBRARSE EN SU BRAZO Y PIE INFERIOR
   Su cuerpo debiera formar una línea recta. No permita que sus caderas se curven hacia el suelo.

4. MANTENGA ESTA POSICIÓN POR UNOS SEGUNDOS

5. REPITA AL OTRO LADO

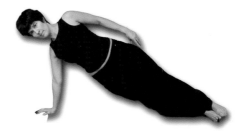

Si siente que esto es muy difícil para usted, modifique su posición: Apoye la parte superior de su cuerpo sobre su antebrazo en vez de su mano, o apoye la parte inferior de su cuerpo sobre sus rodillas en vez de sus pies.n your feet.

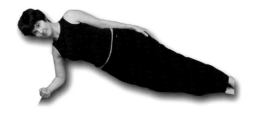

BOTE

1. SIÉNTESE EN EL SUELO, CON SUS BRAZOS APOYADOS ATRÁS Y SUS RODILLAS DOBLADAS

Asegúrese de que sus hombros estén rotados hacia atrás y hacia abajo, que su caja torácica está fuertemente anclada, que su corsé interno esté contraído (ver capítulo 5), y que su cuello esté bien alineado con la columna.

2. GRADUALMENTE ALIVIANE EL PESO SOBRE SUS MANOS HASTA QUE PUEDA LLEVARLAS A LOS LADOS Y EL CORSÉT INTERNO SOPORTE COMPLETAMENTE SU ESPALDA

Asegúrese de mantener la alineación en el cuello y hombros.

3. INCLÍNESE HACIA ATRÁS LEVEMENTE, REDUCIENDO EL PESO EN SUS PIES, PARA ENCONTRAR UN PUNTO DE EQUILIBRIO NATURAL

Al hacer esto, trabaje para mantener la alineación original a lo largo del torso.

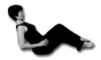

4. LEVANTE LOS PIES DEL SUELO CON LAS RODILLAS FLECCIONADAS

Asegúrese de no meter la pelvis al levantar sus pies.

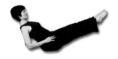

5. SI ES POSIBLE, EXTIENDA SUS PIERNAS

Nuevamente, asegúrese de mantener su torso estable.

6. MANTENGA ESTA POSICIÓN HASTA LA FATIGA MUSCULAR

7. REPITA DOS O TRES VECES

SAMBA

Otra manera muy efectiva, y divertida de fortalecer sus músculos abdominales es practicar Samba. Refiérase a la página 191 en el capítulo 8 para aprender los pasos básicos del baile. Luego considere tomar clases o alquilar un video con instrucciones. Usted aprenderá a mover sus caderas bastante, gracias a la acción de las piernas, mientras su torso superior se mantiene quieto o se mueve por una acción separada. Aislar las acciones de la parte superior de su cuerpo, de la parte inferior, desafía los músculos abdominales de maneras complejas y constantemente cambiantes. Si usted contrae su corsét interno para alargar su torso mientras se tuerce y ondula, sus músculos abdominales se ejercitan aún más intensamente.

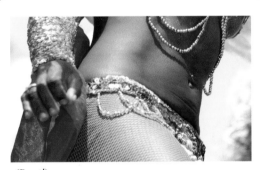

(Brasil)

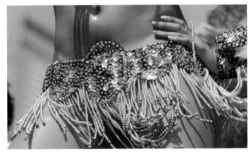

(Brasil)

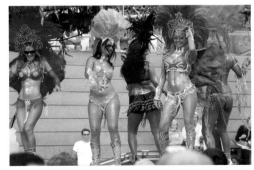

(Noruega)

FORTALECIENDO LOS MÚSCULOS PROFUNDOS DE LA COLUMNA

Cuando usted contrae su corsé interno, contrae los músculos profundos de la columna bilateralmente (ambos lados a la vez). Los ejercicios en esta sección son particularmente efectivos para aislar estos músculos y fortalecerlos, un lado a la vez.

ELONGACIÓN BRAZO/PIERNA OPUESTA

1. COMIENCE CON UNA POSICIÓN DE GATEO, CON SUS MANOS BAJO SUS HOMBROS Y SUS RODILLAS BAJO SUS CADERAS
Contraiga sus músculos abdominales de modo que su espalda no se arquee. Permita que su pelvis rote cómodamente hacia adelante. Asegúrese que sus hombros permanecen rotados hacia afuera.

2. EXTIENDA SU BRAZO DERECHO HACIA ADELANTE Y EXTIENDA SU PIERNA IZQUIERDA HACIA ATRÁS. MANTENGA POR UNOS SEGUNDOS
Mantenga la posición de su torso durante todo el movimiento.

3. REPITA CON EL BRAZO Y PIERNA OPUESTA

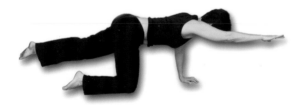

2. MANTENIENDO LAS CADERAS RECTAS, INCLÍNESE HACIA ADELANTE DESDE LAS CADERAS AL MISMO TIEMPO QUE LEVANTA SU PIERNA IZQUIERDA HACIA ATRÁS EXTENDIDA
No arquee su columna. Use los músculos de los glúteos medios para levantar la pierna y no los de su columna. Use los abdominales para prevenir cualquier distorsión en el torso.

3. CUANDO ESTÉ EQUILIBRADO EN ESTA POSICIÓN, LEVANTE SUS BRAZOS POR SOBRE SU CABEZA, DE MODO QUE FORMEN UNA LÍNEA RECTA CON SU TORSO Y SU PIERNA EXTENDIDA
Su cuerpo forma una forma de T extendida, equilibrándose sobre la pierna izquierda. Flecte la pierna izquierda para ayudarlo a mantener el equilibrio. Si es necesario, ejecute este ejercicio al lado de una pared o silla, de la cual puede afirmarse para equilibrarse.

4. MANTENGA ESTA POSICIÓN POR UNOS SEGUNDOS

5. REPITA CON LA PIERNA DERECHA POR EL OTRO LADO

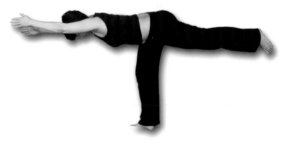

GUERRERO III

1. INICIE CON UNA POSICIÓN DE PIE CÓMODA
Asegúrese que sus pies estén en forma de frijol y sus piernas estén rotadas hacia afuera. Esto permitirá a su pelvis asentarse bien en el segundo paso.

FORTALECIENDO Y ELONGANDO LOS MÚSCULOS DE LA ZONA DE LOS HOMBROS

Para tener los hombros en una posición saludable, requiere relajar los músculos pectorales y trapecios. Todos estos músculos afectan la postura de los brazos y hombros, lo que influenciará en cómo se apila la columna. Músculos pectorales relajados permiten que la cavidad pectoral se expanda libremente, facilitando una inhalación profunda. Músculos trapecios relajados permiten un espacio saludable en la columna torácica superior y cervical. Músculos pectorales y trapecios relajados permiten que los brazos se muevan independientes del torso. Músculos romboides fuertes ayudan a mantener los hombros abajos y atrás en relación al torso.

Para algunas personas, una rotación de hombros ocasional puede ser suficiente para devolver los hombros a una buena posición de base. Para otras, uno o más de los siguientes ejercicios puede ayudar.

ELONGACIÓN DE PECTORALES

Inicie acomodándose bien, de pie o sentado apilando (stacksitting). Para todos estos ejercicios, es importante mantener una buena posición base para proteger los músculos y articulaciones.

VARIACIÓN 1

1. INICIE EJECUTANDO UNA ROTACIÓN DE HOMBROS
   Si usted comienza con sus hombros en una posición saludable, esa posición se bloqueará en su lugar durante este ejercicio.

2. ENTRELACE LOS DEDOS POR ATRÁS DE LA ESPALDA, CON LAS PALMAS HACIA ADENTRO

3. ANCLE SU CAJA TORÁCICA
   Contraiga los músculos abdominales superiores para evitar que su espalda se arquee.

4. MUEVA LOS HOMBROS MÁS ATRÁS Y ABAJO. ACTIVAMENTE ALARGUE LA PARTE DE ATRÁS DE SU CUELLO CON SU MENTÓN HACIA ABAJO MIENTRAS HACE ESTO

5. EXTIENDA Y ELEVE LOS BRAZOS
   Asegúrese de parar antes de distorsionar su torso o deformar su cuello o la parte superior de sus hombros.

6. MANTEGA POR UNOS SEGUNDOS

VARIACIÓN 2

En el paso 2 más arriba, con los dedos entrelazados, trate de rotar las palmas hacia adentro y hacia abajo. Continúe con el resto de los pasos.

VARIACIÓN 3

En el paso 2 más arriba, con los dedos entrelazados, trate de rotar las palmas hacia afuera y hacia abajo. Continúe con el resto de los pasos.

VARIACIÓN 4

1. COMIENCE EJECUTANDO UNA ROTACIÓN DE HOMBROS

2. PASE UNA CINCHA O BANDA ELÁSTICA POR SU ESPALDA Y SOSTENGA UN EXTREMO EN CADA MANO
   Sostenga cada extremo de modo que la banda recorra por el interior de los antebrazos y las palmas miren hacia arriba.

3. INTENTE ELEVAR LA BANDA HACIA ATRÁS ALEJANDOLA DE SU ESPALDA MOVIENDO SUS BRAZOS HACIA AFUERA Y ATRÁS
   Asegúrese de anclar la caja torácica, evitando un arqueo y manteniendo el cuello elongado.

4. MANTENGA LA POSICIÓN POR 30 SEGUNDOS

5. REPITA VARIAS VECES

FORTALECIMIENTO DE ROMBOIDES

1. COMIENCE EJECUTANDO UNA ROTACIÓN DE HOMBROS

   Es importante comenzar con una posición de hombros saludable, para posicionar los romboides en una posición de ventaja mecánica.

2. PEGUE LOS CODOS A SUS COSTADOS Y DÓBLELOS EN UN ÁNGULO DE 90° HACIA ADELANTE

   La posición es similar a cuando se lleva una bandeja.

3. AGARRE UNA CINCHA O BANDA ELÁSTICA CON LAS PALMAS HACIA ARRIBA

   Asegúrese de no distorsionar las muñecas; manténgalas firmes para evitar tensión innecesaria.

4. PRESIONE SUS CODOS CONTRA SUS COSTADOS, JUNTE SUS ESCÁPULAS ACERCÁNDOLAS UNA A LA OTRA TANTO COMO PUEDA

   Sus manos se moverán naturalmente apartándose una de otra. La banda o cincha provee resistencia a este movimiento, desafiando a los romboides.

   Asegúrese de no tensionar los hombros ni el cuello.

5. MANTENGA POR ALGUNOS SEGUNDOS

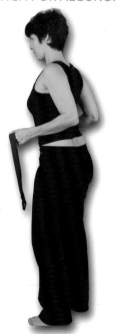

ELONGANDO EL TRAPEZOIDE

Atención: Si usted tiene problemas en el cuello (discos herniados o protuberancias en el hueso), sáltese este ejercicio.

1. COMIENCE EJECUTANDO UNA ROTACIÓN DE HOMBROS

   Asegúrese de iniciar con una posición de hombros saludable de modo que el ejercicio apunte a la parte más relevante del músculo trapezoide.

2. PONGA LA PALMA DE SU MANO DERECHA SOBRE SU CABEZA, CERCA DE SU OREJA IZQUIERDA

3. USE SU MANO PARA ALARGAR SU CUELLO AL JALAR SUAVEMENTE SU CABEZA CON EL PESO DE SU BRAZO DERECHO, ACERCÁNDOLA A SU HOMBRO DERECHO

   No fuerce este movimiento.

4. SUAVEMENTE PRESIONE LA PALMA DE SU MANO IZQUIERDA HACIA ABAJO, PARA AUMENTAR LA ELONGACIÓN

5. MANTENGA ESTA POSICIÓN POR UNOS SEGUNDOS

6. REPITA AL OTRO LADO

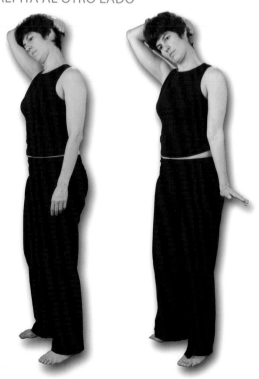

FORTALECIENDO LOS MÚSCULOS DEL CUELLO

1. DOBLE UNA TELA DE 2 MT DE LARGO CREANDO UNA BANDA DE 15 CM DE ANCHO

2. PASE LA BANDA POR DETRÁS DE SU CUELLO Y SOSTENGA UN EXTREMO CON CADA MANO

3. PONGASE EN POSICIÓN DE GATEO, CON SUS HOMBROS DIRECTAMENTE SOBRE SUS MANOS Y SUS CADERAS DIRECTAMENTE SOBRE SUS RODILLAS

4. AFIRME LA TELA BAJO SUS MANOS
Asegúrese de que la banda está ajustada contra la parte posterior del cuello.

5. USE LOS MÚSCULOS DE SU CUELLO PARA JALAR LA BANDA (HACIA ARRIBA)

6. MANTENGA POR 10 SEGUNDOS

7. REPITA VARIAS VECES

ELONGANDO LOS MÚSCULOS DEL CUELLO

1. COMIENCE ADOPTANDO UNA BUENA POSICIÓN, DE PIE O SENTADO APILANDO (STACKSITTING) (A)

2. INCLINE SU CARA HACIA ADELANTE HASTA QUE SIENTA UNA ELONGACIÓN IMPORTANTE EN LOS MÚSCULOS DE SU CUELLO (B, C)
Su cara se mantiene en la misma orientación respecto del suelo durante la elongación.

3. MANTENGA LA ELONGACIÓN POR UNOS SEGUNDOS

4. DESPLACE SU CARA HACIA ATRÁS, MÁS DE LO QUE ESTABA AL INICIAR EL EJERCICIO (D)
Usted sentirá la elongación mientras alarga la parte de atrás de su cuello.

5. AUMENTE LA ELONGACIÓN JALANDO EL PELO EN LA NUCA HACIA ATRÁS Y HACIA ARRIBA

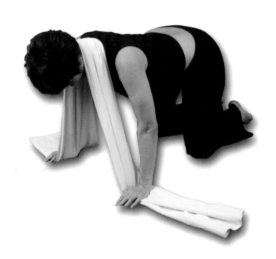

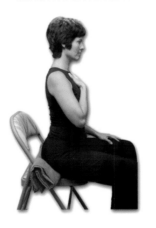

a.

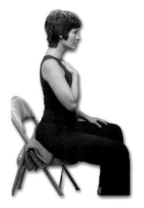

b.

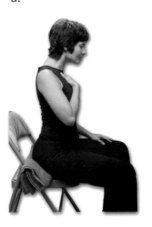

c.

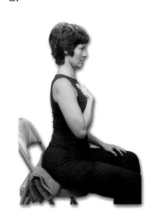

d.

ELONGANDO LOS MÚSCULOS CLAVE QUE CONECTAN EL TORSO CON LAS PIERNAS

Idealmente, sus piernas son capaces de moverse independiente de su torso. Esto requiere flexibilidad en varios músculos, como el isquiotibial, psoas y rotadores externos de la cadera. Una buena longitud del músculo isquiotibial es esencial para una posición pélvica saludable y una inclinación saludable. Un psoas alargado, uno de los músculos clave en la ingle, facilita una buena alineación en la columna lumbar y una marcha saludable. Unos músculos rotadores externos de las caderas flexibles, permiten a la pelvis formar un ángulo agudo con los huesos de las piernas en una inclinación profunda.

ELONGANDO LOS ISQUIOTIBIALES

Estas dos elongaciones para alargar los músculos isquiotibiales son seguras y efectivas. Los isquiotibiales se adhieren a los huesos del asiento (isquiones) y si están apretados fuerzan la pelvis a meterse (retroversión). Si usted tiene isquiotibiales cortos, elongarlos es vital para el éxito de su trabajo en la postura.

ELONGACIÓN CONTRA LA PARED

1. PÁRESE BIEN, COMO A MEDIO METRO DE FRENTE A UNA PARED
   La distancia depende de la flexibilidad de sus isquiotibiales y del largo de su tronco. Puede que necesite ajustar su posición.

2. REALICE UNA INCLINACIÓN DESDE SUS CADERAS Y APOYE SUS MANOS EN LA PARED

3. DEJE LAS MANOS EN LA PARED POR SOBRE SU CABEZA
   Esto permite que sus hombros se elonguen hacia atrás.

4. SI USTED SE PUEDE INCLINAR MÁS, PERMITA QUE SU TORSO BAJE TODO LO QUE TOLEREN SUS ISQUIOTIBIALES
   Esto incrementará la elongación de sus hombros. Si es muy intenso, deslice sus manos por la pared hacia abajo en la medida que mueva su torso.

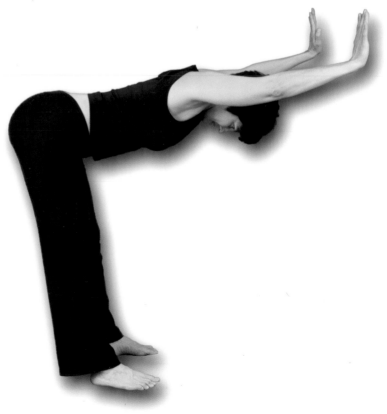

ELONGACIÓN DE ISQUIOTIBIALES ACOSTADO

1. ALARGUE SU ESPALDA MIENTRAS SE ACUESTA, SEGÚN APRENDIÓ EN EL CAPÍTULO 2

2. COLOQUE UNA ALMOHADA BAJO SU CABEZA Y HOMBROS, SI ESO LO DEJA MÁS CÓMODO

3. SOSTENIENDO LOS EXTREMOS DE UNA CINCHA EN CADA MANO, PASELA POR LA PLANTA DE SU PIE DERECHO Y LUEGO ESTIRE SU PIERNA (A)
Usted puede flectar levemente su pierna durante este ejercicio.

Mantenga sus brazos extendidos y sus escápulas fijas en la posición. No permita que se levanten sus hombros.

4. LEVANTE SU PIERNA DERECHA HACIA SU CABEZA HASTA QUE SIENTA UNA ELONGACIÓN IMPORTANTE EN SU ISQUIOTIBIAL
No sobre estirar.

5. SOSTENGA AMBOS EXTREMOS DE LA CINCHA CON SU MANO DERECHA

6. SUAVEMENTE MUEVA SU PIERNA HACIA LA DERECHA Y HACIA EL SUELO, SIN LEVANTAR SU CADERA IZQUIERDA DEL PISO (B)
Si le ayuda, use su mano izquierda para sujetar su cadera izquierda contra el piso.

7. MUEVA SU PIERNA DERECHA DE VUELTA HACIA ARRIBA

8. CAMBIE LOS EXTREMOS DE LA CINCHA A SU MANO IZQUIERDA

9. MUEVA SUAVEMENTE SU PIERNA HACIA LA IZQUIERDA POR SOBRE SU CUERPO HACIA EL SUELO (C)
No deje que su cadera derecha se levante del piso. Su pierna probablemente no se desplazará mucho de la vertical.

10. REPITA ESTOS PASOS CON LA PIERNA IZQUIERDA (D, E, F)

a.
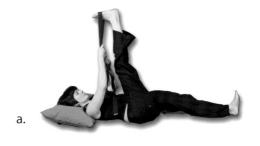

b.
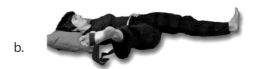

c.
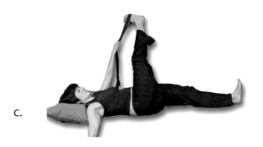

d.
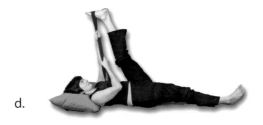

e.
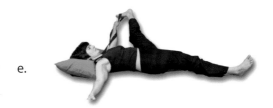

f.
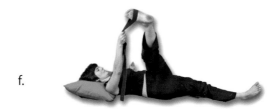

ELONGANDO LOS MÚSCULOS ROTADORES EXTERNOS DE LAS CADERAS

CLIP PARA PAPEL

1. ALARGUE SU ESPALDA MIENTRAS SE ACUESTA, SEGÚN APRENDIÓ EN EL CAPÍTULO 2

2. COLOQUE UNA ALMOHADA BAJO SU CABEZA Y HOMBROS, SI ESO LO DEJA MÁS CÓMODO

3. DOBLE AMBAS RODILLAS Y ACOMODE SUS PIES EN EL SUELO

4. APOYE EL TOBILLO DERECHO SOBRE LA RODILLA IZQUIERDA

5. ENTRELACE SUS DEDOS, YA SEA DETRÁS DE SU MUSLO IZQUIERDO O ALREDEDOR DE SU CANILLA IZQUIERDA, LEVANTANDO SU PIE IZQUIERDO DEL SUELO (A)
Puede usar una cincha para evitar cualquier distorsión en sus hombros o torso (b).

6. LLEVE AMBAS PIERNAS HACIA SU PECHO HASTA QUE SIENTA UNA ELONGACIÓN IMPORTANTE
Nuevamente, no elongue hasta el punto de incomodidad.

7. BAJE LAS PPIERNAS HASTA QUE SU PIE IZQUIERDO ESTÉ EN EL SUELO, LUEGO AFLOJE

8. REPITA AL OTRO LADO (C) (D)

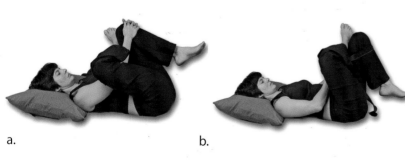

a.

b.

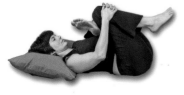

c.

d.

ALARGANDO EL MÚSCULO PSOAS

ESTOCADA

1. PÁRESE BIEN, CON SUS PIES SEPARADOS A LO ANCHO DE SUS CADERAS

2. INCLÍNESE HACIA ADELANTE CON LA COLUMNA RECTA, PONIENDO SUS MANOS EN EL SUELO A LOS LADOS DE LOS PIES O SOBRE SUS RODILLAS
Doble sus rodillas lo que sea necesario.

3. EXTIENDA UNA PIERNA BIEN HACIA ATRÁS, APOYANDO OPCIONALMENTE LA RODILLA EN EL PISO
Mantenga las caderas rectas en relación al piso. Asegúrese de que la rodilla delantera no se doble más de 90° o se flecte por delante del tobillo.

4. PERMITA QUE LA PELVIS SE ACERQUE AL SUELO
Esto permite una fuerte elongación en la ingle.

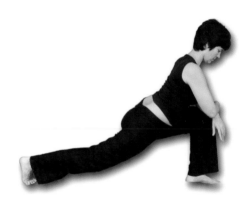

5. REPITA AL OTRO LADO

FORTALECIENDO MÚSCULOS CLAVES NECESARIOS PARA CAMINAR

Músculos del arco firmes son esenciales para la salud del pie y para proteger los ligamentos del pie de un sobre estiramiento. Estos músculos contribuyen a un empuje fuerte al caminar. Los músculos del glúteo medio, le ayudan a tener una marcha saludable, con un apoyo suave, contribuyendo a la anteversión pélvica y ayudando a rotar sus piernas externamente. El músculo tibial anterior le ayuda a crear y sostener una forma de frijol en sus pies y ayuda a rotar sus rodillas externamente.

FORTALECIENDO LOS MÚSCULOS DEL ARCO

Lograr una forma de frijol en su pie restaura sustancialmente el arco interno, el más importante de los tres arcos del pie. Los siguientes ejercicios lo fortalece aún más, como también fortalece los arcos externo y transversal.

EJERCICIO DEL GUSANO

1. ESTANDO EN UNA CORRECTA POSICIÓN DE PIE O SENTADO, PONGA SU PIE EN FORMA DE FRIJOL

2. LIBERE LA MAYOR PARTE DEL PESO DE UN PIE

3. FIJE LOS DEDOS DEL PIE ALIVIANADO Y CONTRAIGA TODOS LOS MÚSCULOS DEL ARCO EN LA PARTE DE ABAJO DEL PIE (A)
   Su objetivo es acortar el pie en forma de arco, llevando el talón más cerca de los dedos.

4. FIJE EL TALÓN AL SUELO, SUELTE LOS DEDOS Y RELAJE TODOS LOS MÚSCULOS DEL ARCO
   Permita que su pie retorne a su longitud inicial.

5. ESTIRE LOS DEDOS HACIA ADELANTE Y FÍJELOS AL SUELO EN ESTA NUEVA POSICIÓN (B)
   Sus dedos debieran estar un poco más lejos de su posición de partida; avanzaron una pulgada hacia adelante.

6. REPITA LOS PASOS 1 – 4 VARIAS VECES (C, D) HASTA QUE SU PIE HAYA AVANZADO UNOS 15 CM HACIA ADELANTE

7. FIJE EL TALÓN AL SUELO
   Ahora usted reversará la acción para mover su pie hacia atrás.

8. SUELTE LOS DEDOS DEL PISO MIENTRAS CONTRAE LOS MÚSCULOS DEL ARCO (E)
   Los dedos van atrás hacia el talón y el pie se acorta.

9. FIJE LOS DEDOS AL SUELO Y LIBERE LA CONTRACCIÓN DE LOS MÚSCULOS DEL ARCO (F)
   Esto permite retroceder al talón.

10. REPITA LOS PASOS 7 – 9 VARIAS VECES HASTA QUE SI PIE VUELVA A LA POSICIÓN DE PARTIDA (G, H)
    Es común en principiantes contraer los dedos más que el arco. Intente maximizar la contracción de su arco mientras minimiza la contracción de sus dedos. Con el tiempo usted mejorará la habilidad de aislar estos movimientos.

11. REPITA LA SERIE COMPLETA CON EL OTRO PIE

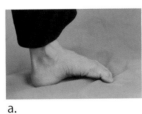

a.

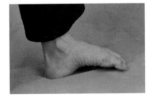

e.

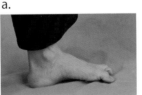

b.

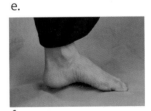

f.

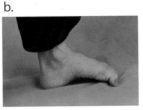

c.

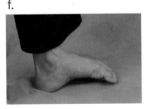

g.

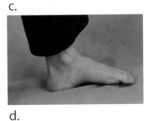

d.

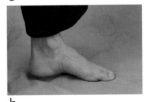

h.

211

COMIENDO LA TELA

1. DEJE UNA TOALLA O TELA PEQUEÑA EN EL SUELO

   Use una tela con textura, como tela de toalla. Evite telas resbalosas como la seda.

2. ESTANDO EN UNA CORRECTA POSICIÓN DE PIE O SENTADO, PONGA UN PIE EN EL BORDE DE LA TELA (A)

3. USANDO SÓLO SU PIE, INTENTE RECOGER LA TELA BAJO EL PIE (B)

   Este ejercicio fortalece los músculos que controlan la parte de inferior de su pie.

4. REPITA CON EL OTRO PIE

AGARRANDO LA BOLITA

1. COLOQUE UNA BOLITA EN EL SUELO

   Es útil tener bolitas de distintos tamaños para este ejercicio. Muchos estudiantes empiezan con una bolita de 1 a 3 cm de diámetro.

2. ESTANDO EN UNA CORRECTA POSICIÓN DE PIE O SENTADO, INTENTE AGARRAR LA BOLITA CON UN PIE

   Inicialmente usted será capaz de agarrar la bolita sólo con sus dedos. Trabaje para agarrar bolitas cada vez más grandes. En la medida que su arco se fortalezca, usted será capaz de agarrar una bolita bajo su arco transversal.

3. REPITA ESTOS PASOS CON EL OTRO PIE

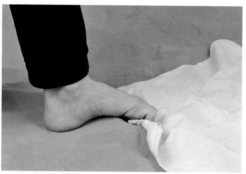

a.

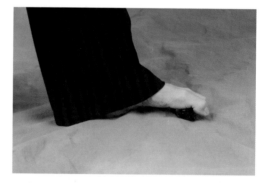

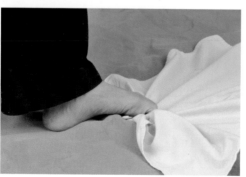

b.

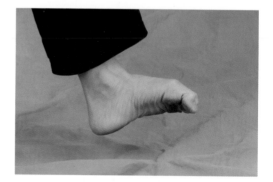

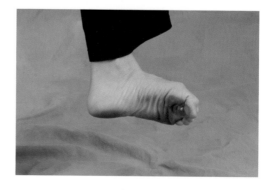

FORTALECIENDO EL MÚSCULO GLUTEO MEDIO

En este ejercicio, al levantar la pierna, obviamente fortalece el músculo del glúteo medio de ese lado. Sin embargo, usted también ejercita el mismo músculo del otro lado, el cual trabaja para mantener la pelvis nivelada.

1. PÁRESE CON LAS RODILLAS BLANDAS Y LOS PIES EN FORMA DE FRIJOL

2. DESPLACE SU PESO SOBRE EL PIE IZQUIERDO
   Intente minimizar cualquier disturbio al resto de su cuerpo.

3. ROTE LA PIERNA DERECHA HACIA AFUERA DESDE LA CADERA, PIVOTEANDO EN EL TALÓN (A)
   Los dedos de su pie derecho apuntan hacia afuera. Esta rotación externa aísla el músculo del glúteo medio de su pierna derecha.

4. FLECTE LA RODILLA DERECHA Y LEVANTE LA PIERNA HACIA ATRÁS (B)
   Tome consciencia de que está contrayendo los músculos de sus glúteos. Deje la pelvis en su posición original mientras levanta la pierna.

5. PONGA SU MANO IZQUIERDA EN SU COLUMNA LUMBAR, PARA ASEGURARSE DE MANTENER ESA ZONA ESTABLE MIENTRAS LEVANTA LA PIERNA (C)
   Use sus músculos abdominales para mantener estable su columna.

6. INCLINESE HACIA ADELANTE PARA LEVANTAR MÁS ALTO LA PIERNA, ARTICULANDO EN LA CADERA (D)
   Si es necesario, manténgase estable afirmándose de una silla o pared. Al equilibrarse sin mucho apoyo en el soporte, usted también ejercita el músculo del glúteo medio izquierdo. Con la práctica ya no necesitará de un soporte (e, f).

7. BAJE SU PIERNA UN POCO Y LEVÁNTELA NUEVAMENTE

8. REPITA ESTOS PASOS EN EL OTRO LADO
   Repita este movimiento 20 veces (o el número que usted escoja). Es útil hacer esto al ritmo de su música preferida.

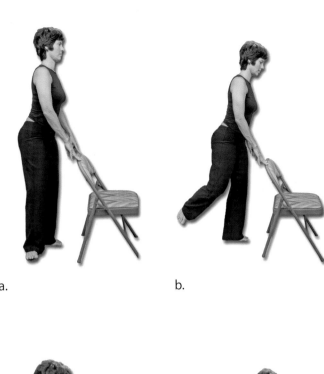

a.

b.

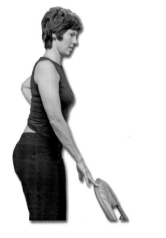

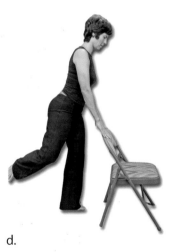

c.

d.

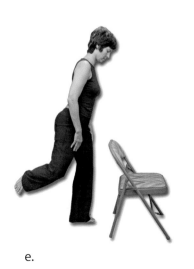

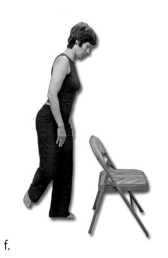

e.

f.

FORTALECIENDO LOS TIBIALES ANTERIORES

Estos músculos le permiten crear y mantener una forma de frijol en su pie. También es el músculo que se asocia a calambres en las piernas y arcos caídos. Cuando el músculo está débil y usted lo exige, como al correr y al caminar distancias largas, puede causar dolor importante. El ejercicio siguiente, que usted podrá querer hacer al ritmo de una música conductora, fortalece muy eficientemente este músculo.

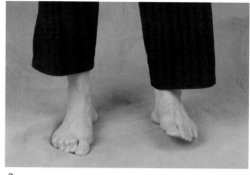

a.

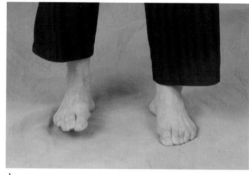

b.

1. PÁRESE CON LAS RODILLAS BLANDAS Y LOS PIES EN FORMA DE FRIJOL
Contraiga todos los músculos del arco del pie para enfatizar esta forma convexa.

2. DESPLACE TODO SU PESO SOBRE SUS TALONES
Inclínese levemente hacia adelante desde la articulación de las caderas, para mantener el equilibrio.

3. MIENTRAS MANTIENE LA FORMA DE SU PIE, LEVANTE DEL SUELO EL FRENTE DE UN PIE (A)
Asegúrese de no doblar sus dedos hacia arriba al hacer esto.

4. PONGA ESE PIE NUEVAMENTE EN EL SUELO MIENTRAS LEVANTA EL FRENTE DEL OTRO PIE (B)
Note que todo su peso permanece sobre sus talones.

5. REPITA EL MOVIMIENTO, AUMENTANDO LA VELOCIDAD HASTA QUE SIENTA FATIGA MUSCULAR

6. PERMITA QUE SUS MÚSCULOS SE RECUPEREN Y LUEGO REPITA EL EJERCICIO

RESOLVIENDO PROBLEMAS

RIGIDEZ O DOLOR

Puede que usted experimente algo de dolor o rigidez durante los días posteriores a estos ejercicios. Esto es completamente normal cuando usted ejercita músculos que están fuera de forma. Sin embargo, si el dolor es importante, durante o después de ejecutar cualquiera de estos ejercicios, puede que usted está elongando o fortaleciendo con mucho vigor. Deje que su cuerpo se recupere por un día o dos. Luego proceda, trabajando más despacio en intensidad y repeticiones.

NO HAY MEJORA

Muchos de estos ejercicios le ayudan a desarrollar longitud adicional en sus músculos. Sin embargo, mantener esta nueva longitud requiere que usted utilice los músculos alargados en su postura y actividades diarias. Unos pocos minutos ejecutando los ejercicios seleccionados puede que no sean suficientes para sobreponer horas de malas posturas. La combinación de trabajar en su postura y ejecutar los ejercicios relevantes es la manera más rápida de lograr el cambio.

FALLA EN EJERCITAR

Algunos de ustedes van a tener problemas para encontrar el momento para ejecutar incluso unos pocos ejercicios seleccionados. Si usted simplemente no puede hacerlos dentro de su rutina, ¡no se preocupe! Si usted ejecuta sus actividades diarias con consciencia creciente y forma mejorada, usted aún podrá tener un buen progreso.

INFORMACIÓN ADICIONAL

De los incontables ejercicios y régimenes disponibles hoy en día, muchos tienen poco valor relativo, y algunos incluso pueden causar daño. Por ejemplo, los ejercicios tradicionales de extensión de la espalda fortalecen los músculos erectores de la columna. Sin embargo, a menudo el problema con estos músculos es que están muy tensos, no muy débiles. En este caso, ejecutar extensiones de la espalda puede exacerbar el problema real.

De manera similar, los abdominales tradicionales se enfocan en el músculo recto abdominal y pueden poner tensión sobre los discos lumbares y cervicales, potencialmente causando un serio daño.

Las personas me preguntan a menudo acerca del valor de los circuitos de ejercicios en el gimnasio para estar en forma. En una sociedad en que algunas personas interactúan un poco más que con sus computadores todo el día, un gimnasio puede proveer interacción humana valorable. Las máquinas de ejercicios se enfocan en músculos específicos y buscan acciones específicas, desafiando así adecuadamente grupos de músculos en forma segura. Adicionalmente los usuarios se benefician de la retroalimentación en su fuerza y progreso. Sin embargo, debido a que las máquinas de los circuitos controlan sus acciones, estas no proveen la oportunidad de desarrollar los movimientos mixtos de las actividades diarias. Es mejor mezclar cualquier régimen de ejercicios con una variedad de actividades físicas.

APÉNDICE 2
ANATOMÍA

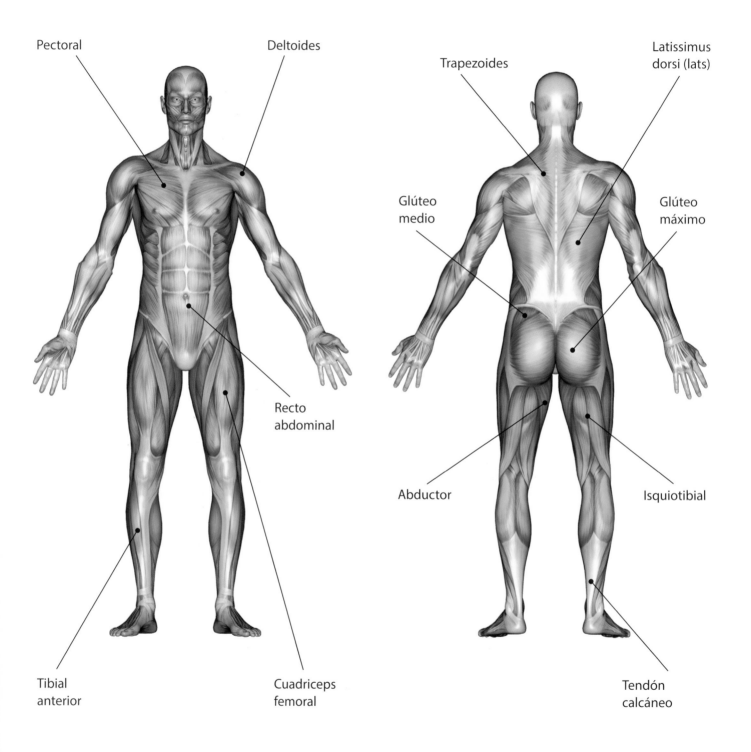

Pectoral

Deltoides

Trapezoides

Latissimus dorsi (lats)

Glúteo medio

Glúteo máximo

Recto abdominal

Abductor

Isquiotibial

Tibial anterior

Cuadriceps femoral

Tendón calcáneo

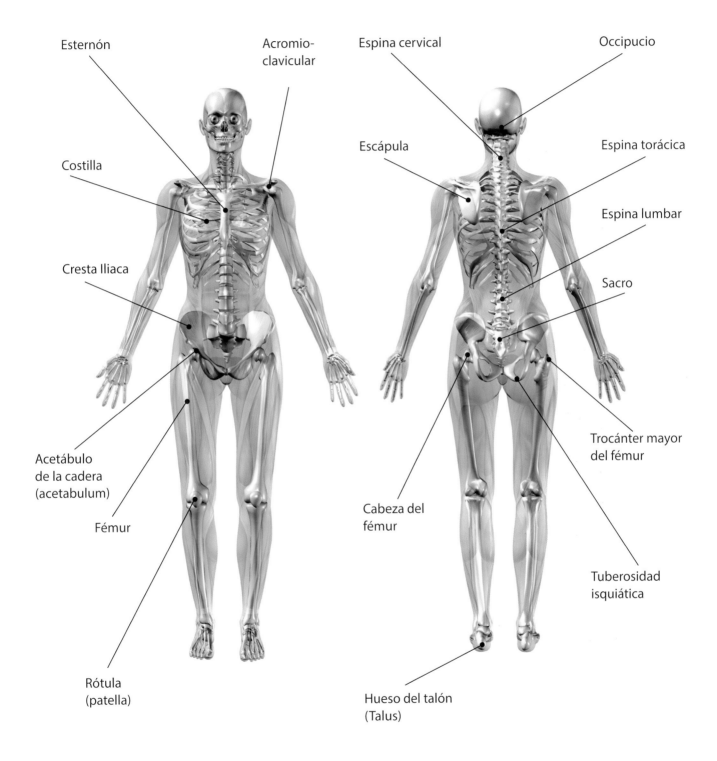

Esternón

Acromio-
clavicular

Espina cervical

Occipucio

Costilla

Escápula

Espina torácica

Espina lumbar

Cresta Iliaca

Sacro

Acetábulo
de la cadera
(acetabulum)

Fémur

Trocánter mayor
del fémur

Cabeza del
fémur

Tuberosidad
isquiática

Rótula
(patella)

Hueso del talón
(Talus)

GLOSARIO

MÚSCULO OBLICUO ABDOMINAL
Ver músculos oblicuos.

ACETÁBULO
Lugar donde se encaja el hueso de la cadera con la cabeza del fémur.

TENDÓN DE AQUILES
Tendón del gastrognemio y sóleo (músculo largo en zona posterior de la pierna).

ARCOS DEL PIE: INTERNO, EXTERNO Y TRANSVERSAL
El arco interno o medial longitudinal recorre la parte interna del pie. El arco externo o lateral longitudinal recorre la parte externa del pie. El arco transverso o metatarsal recorre el ancho del pie.

ARTICULACIÓN ACROMIOCLAVICULAR
La articulación entre la clavícula (el largo hueso que va entre el esternón y el hombro) y la escápula (omóplato)

ANTEVERSIÓN
Inclinar hacia delante sin flectarse (contrario: retroversión).

COLUMNA
Una serie de vértebras que se extienden desde el cráneo hasta el coxis, proveen soporte y una cavidad flexible de hueso para la médula espinal. La columna esta compuesta de 33 vértebras (7 cervicales, 12 toráxicas, 5 lumbares, 5 sacras fusionadas – que componen el sacro y 4 coxigeas fusionadas – que componen el coxis).

ESCANEO DEL CUERPO
Un enfoque conciente y sistematico de cada parte del cuerpo. Un método es comenzar desde los dedos y pies, seguir hacia arriba por las piernas y el torso hasta los hombros, luego por los brazos hacia las manos y dedos. Y para terminar, el cuello y cabeza.

COLUMNA CERVICAL
La porción de la columna que constituye el cuello, copuesto por las primeras 7 vértebras (C1-C7).

CLAVÍCULA
Un hueso largo de 2 curvas que conecta el brazo al cuerpo. Se localiza directamente sobre la primera costilla.

JOROBA DE DOWAGER
Una curva excesiva de la columna hacia delante.

ELECTRO-MIOGRAFÍA
Un método para registrar las corrientes generadas por un músculo activo.

MÚSCULO ERECTOR ESPIAL (SACROESPINAL)
Un largo músculo de la espalda que soporta la columna vertebral y la cabeza.

ROTACIÓN EXTERNA (DE LA CADERA)
El proceso de girar la pierna hacia fuera desde la cadera, por lo que las piernas y pies no quedan paralelos, quedando los talones mas pegados que los dedos.

FÉMUR
El hueso largo del muslo que se extiende desde la cadera hasta la rodilla, el hueso más largo y fuerte del esqueleto.

MÚSCULO GLÚTEO MEDIO
Uno de los 3 principales músculos del trasero (glúteo mayor, glúteo medio y glúteo menor). Localizado en el cuadrante superior externo del trasero. El glúteo medio mueve la pierna hacia un lado y rota el muslo.

MÚSCULOS ISQUIOTIBIALES
El grupo de 3 músculos en la parte posterior del muslo.

CRESTA ILIACA
El borde superior externo del ilíaco (un hueso pélvico).

CORSET INTERNO
Un grupo de músculos entre las costillas y las caderas que ayudan a alargar y a soportar la columna.

TUBEROSIDAD ISQUIÁTICA
La porción redondeada del hueso inferior de la pelvis (isquión); también conocidos como los huesos del asiento.

PIES EN FORMA DE POROTO
La forma saludable del pie con los talones pivoteando hacia adentro y arcos internos fuertes.

CIFOSIS
Inclinación hacia delante o curva de la columna. Curvas extremas son llamadas joroba de Dowager o columna jorobada. Incluso jorobas pequeñas contribuyen al dolor de espalda.

CIFÓTICO
Caracterizado por una curvatura extrema hacia delante.

MÚSCULOS INTERCOSTALES
Músculos que se encuentran entre cada costilla, y que ayudan a formar y mover la pared del pecho.

L5-S1
La porción de la columna en donde la columna lumbar y sacra se topan, específicamente entre la quinta vértebra lumbar y la primera vértebra sacra.

TROCANTER MENOR
Uno de los tubérculos bajo el cuello del fémur.

MÚSCULO LARGO DEL CUELLO
Un largo músculo que gira e inclina el cuello hacia delante.

LORDOSIS
Curva hacia atrás, o columna arqueada, particularmente en el área lumbar.

LORDÓTICO
Caracterizado por una curvatura extrema hacia atrás.

ESPALDA BAJA
La porción mas baja de la columna, compuesta por las últimas 5 vértebras lumbares. Igual a columna lumbar.

COLUMNA LUMBAR
La parte mas baja de la columna, compuesta por las 5 vértebras lumbares (L1-L5).

ARCO/ÁNGULO/ CURVA LUMBOSACRA
El arco natural de la columna baja entre la última vértebra lumbar y la primera vertebra sacra (L5-S1).

RANURA MEDIAL
Un largo surco estrecho que recorre verticalmente toda la espalda.

COLUMNA NEUTRA
El estado de la columna cuando no es ni muy plana ni muy curva, cuando mantiene un estado normal de tensión balanceada.

MÚSCULOS OBLICUOS
Músculos situados a los lados del abdomen al nivel de la cintura, que comprimen las vísceras y flectan el tórax hacia delante.

MÚSCULOS PECTORALES
El músculo del pecho: pectoral mayor (flecta, rota y adduce el brazo), pectoral menor (levanta las costillas y arrastra hacia abajo las escápulas) el subclavio (eleva la primera costilla y arrastra la costilla hacia abajo).

PELVIS METIDA, PELVIS SACADA
Dos posiciones de la pelvis. Una pelvis sacada mueve la porción superior mas adelante que la porción inferior. Una pelvis ligeramente sacada es deseable, una pelvis exageradamente sacada puede llevar a una lordosis. Una pelvis metida mueve la porción inferior de la pelvis hasta quedar en línea o hasta anterior a la porción superior de la pelvis. Una pelvis exageradamente metida puede llevar a una cifosis.

PRONACIÓN DEL PIE (PIE PLANO, ARCOS CAÍDOS)
Una condición en la que el arco del pie colapsa acercándose o contactando con el suelo.

MÚSCULOS PSOAS
Dos músculos de la columna baja: psoas mayor (rota el muslo y flecta la columna) psoas menor (flecta la columna).

MÚSCULO PUBO-COXÍGEO (PC, MÚSCULOS DE KEGEL)
Músculo en forma de hamaca que se encuentra en ambos sexos, se extiende desde el pubis hasta el coxis formando el suelo de la cavidad pélvica.

MÚSCULO CUÁDRICEPS
Un largo músculo en la zona anterior del muslo completo y esta formado de 4 músculos mas pequeños: el recto femoral, el vasto lateral, vasto medial y vasto intermdio.

MÚSCULO RECTO ABDOMINAL
Un músculo pareado que recorre verticalmente en cada lado del abdomen desde el pubis hasta el cartílago costal inferior.

RETROVERSIÓN
Inclinación hacia atrás sin flectarse.

MÚSCULO ROMBOIDE
Músculo que conecta el borde interno de la escápula con la columna toráxica.

ROTADORES
Músculo de la columna que rota y extiende la columna vertebral.

SACRO
Hueso triangular localizado en la base de la columna y en la parte superior de la pelvis.

HUESOS DEL ASIENTO
Ver tuberosidad isquiática.

COMPRESIÓN ESPINAL
El acto de aplicar una cantidad de presión inusual a la columna, resultando frecuentemente en dolor debido al daño de los discos, fractura de las vértebras o presión en los nervios.

ESTERNÓN
El hueso plano y largo que se encuentra en la mitad de la caja toráxica, también conocido como el hueso del pecho.

COLUMNA ARQUEADA
Ver lordosis.

COLUMNA TORÁXICA
La porción situada en la mitad de la columna, compuesta por 12 vértebras (T1-T12).

TIBIAL ANTERIOR
Un músculo que recorre la parte de afuera de la pierna inferior hasta la zona interna del pie. Su acción es de dorsiflexión e inversión del pie.

TRACCIÓN
El proceso de jalar un miembro, hueso o grupo muscular para alinearlo o liberarle presión.

ARCO TRANSVERSO
Ver arcos del pie.

MÚSCULO TRANSVERSO
Un músculo plano que forma las paredes laterales y anterior de la cavidad abdominal.

MÚSCULO TRAPEZIO
Músculo en la zona superior de la espalda que rota las escápulas y arrastra la cabeza hacia atrás y a los lados.

NIVEL VERTEBRAL
Punto de referencia a lo largo de la columna vertebral.

BIBLIOGRAFÍA

(1) Volinn, E. The epidemiology of low back pain in the rest of the world: A review of surveys in low- and middle-income countries. Spine. 1997;22(15):1747-54.

(2) Fahrni WH. Conservative treatment of lumbar disc degeneration: our primary responsibility.

(3) Darmawan J, Valkenburg HA, Muirden KD, et al. Epidemiology of rheumatic diseases in rural and urban populations in Indonesia: World Health Organisation International League Against Rheumatism COPCORD study, stage 1, phase 2. Annals of Rheumatic Diseases. 1992;51:525-28.

(4) Darmawan J, Valkenburg HA, Muirden KD. The prevalence of soft tissue rheumatism. A WHO-ILAR COPCORD study. Rheumatology International. 1995; 15:121-24.

(5) Wigley RD, Zhang NZ, Zeng QY et al. Rheumatic diseases in China: ILAR-China study comparing the prevalence of rheumatic symptoms in northern and southern rural populations. J Rheumatol. 1994;21(8):1480-90.

(6) Dixon RA, Thompson JS. Base-line village health profiles in the E.Y.N rural health programme area of north-east Nigeria. African Journal of Medical Science. 1993;22:75-80.

(7) Anderson RT. An orthopedic ethnogoraphy in rural Nepal. Med Anthropol. 1984;8(1):46-59.

(8) Farooqi A, Gibson T. Prevalence of the major rheumatic discords in the adult population of North Pakistan. British Journal of Rheumatology. 1998;37:491-95.

(9) Chaiamnuay P, Daramwan J, Muirden KD, et al. Epidemiology of rheumatic disease in rural Thailand: a WHO-ILAR COPCORD Study. Journal of Rheumatology, 1998;25:7.

(10) World Health Organization and The Bone and Joint Decade, 2001.

(11) Lehrich JR, Katz JM, Sheon RP. "Approach to the diagnosis and evaluation of low back pain in adults"; UpToDate.com; April 2006.

(12) Deyo RA, Phillips WR. Low back pain. A primary care challenge. Spine. 1996;21(24):2826-32.

(13) Siambanes D, Martinez JW, Butler EW, et al. Influence of school backpacks on adolescent back pain. J Pediatr Orthop. 2004;24(2):211-17.

(14) Luo X, Pietrobon R, Sun SX, Liu GG, et al. Estimates and patterns of direct health care expenditures among individuals with back pain in the United States. Spine. 2004;29(1):79-86.

(15) Shelerud, RA. Epidemiology of occupational low back pain. Clin Occup Environ Med. 2006;5(3):501-28.

(16) Punnet L, Pruss-Ustun A, Nelson Dl, et al. Estimating the global burden of low back pain attributable to combined occupational exposures. American Journal of Industrial Medicine. 2005.

(17) Hartvigsen J, Leboeuf-Yde C, Lings S, et al. Is sitting-while-at-work associated with low back pain? A systematic, critical literature review. Scand J Public Health 2000; 28(3):230-9.

(18) Lebouef-Yde DC. Body weight and low back pain: A systematic literature review of 56 journal articles reporting on 65 epidemiologic studies. Spine. 2000;25(2):226.

(19) Heliovaara M. Risk factors for low back pain and sciatica. Annals of Medicine. 1989;21(4):257-64.

(20) www.swissmasai.com

(21) MacGregor AJ, Andrew T, Sambrook PN et al. Structural, psychological, and genetic influences on low back and neck pain: A study of adult female twins. Arthritis Care and Research. 2004;51(2):160-7.

(22) Battie MC, Videman T. Lumbar disc degeneration: epidemiology and genetics. J Bone Joint Surg Am. 2006;88 Suppl 2:3-9

(23) Leboeuf-Yde C. Smoking and low back pain: a systematic literature review of 41 journal articles reporting 47 epidemiologic studies. Spine 1999; 24(14):1463-70.

(24) A special health report from Harvard Medical School: Low back pain: Healing your aching back. Ed: Jeffrey N. Katz. Boston:Harvard Health Publications, 2006.

(25) Harkness EF, Macfarlane GJ, Silman AJ, et al. Is musculoskeletal pain more common now than 40 years ago?: Two population-based cross-sectional studies. Rheumatology. 2005;44:890-95.

(26) White AH. The Posture Prescription: A Doctor's Rx for Eliminating Back, Muscle, and Joint Pain, Achieving Optimum Strength and Mobility, Living a Life of Fitness and Well-Being. Three Rivers Press, 2001.

(27) "Posture and back health: Paying attention to posture can help you look and feel better"; Harvard Women's Health Watch; August 2005:6-7.

(28) "Position yourself to stay well: The right body alignment can help you avoid falls and prevent muscle and joint pain"; Consumer Reports on Health; February 2006: 8-9.

(29) Jackson RP, McManus AC. Radiographic analysis of sagittal plane alignment and balance in standing volunteers and patients with low back pain matched for age, sex, and size: a prospective controlled clinical study. Spine. 1994;19(14):1611-18.

[30] Fahrni, W. Harry and Trueman, Gordon E. (1965): Comparative Radiological Study of the Spines of a Primitive Population with North Americans and Northern Europeans, The Journal of Bone and Joint Surgery, 47-B (3): 552.

[31] Fullenlove, T.M., and Williams, A.J. (1957): Comparative Roentgen Findings in Symptomatic and Asymptomatic Back. Radiology, 68, 572.

[32] Hult, L. (1954): The Munkfors Investigation. A study of the Frequency and Causes of the Stiff Neck-Brachialgia and Lumbago-Sciatica Syndromes. Acta Orthopaedica Scandinavica, Supplementum No. 16.

ÍNDICE

GUÍA RESUMEN

1. SENTARSE ESTIRANDO

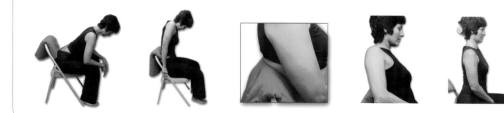

2. ACOSTARSE ESTIRANDO SU ESPALDA

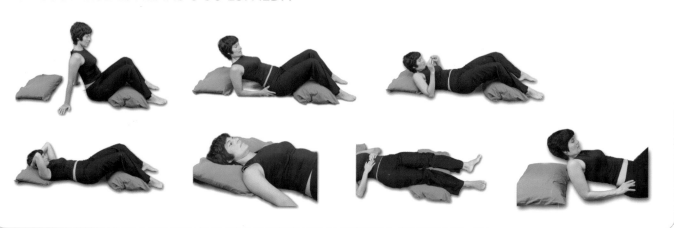

3. SENTARSE CORRECTAMENTE

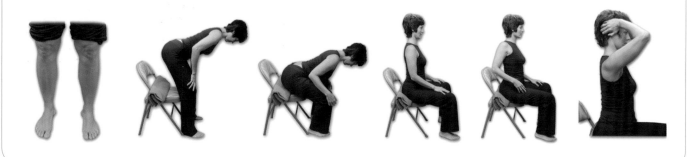

4. ACOSTARSE ESTIRANDO DE COSTADO

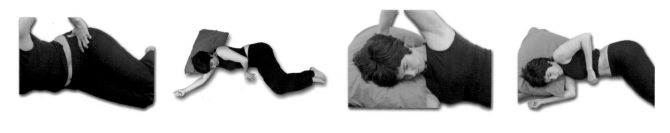

5. USANDO SU CORSÉ INTERNO

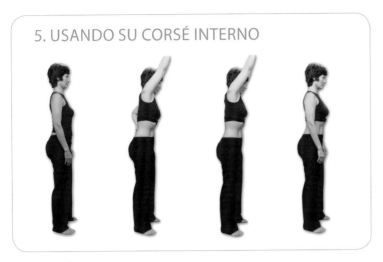

6. PARÁNDOSE CORRECTAMENTE

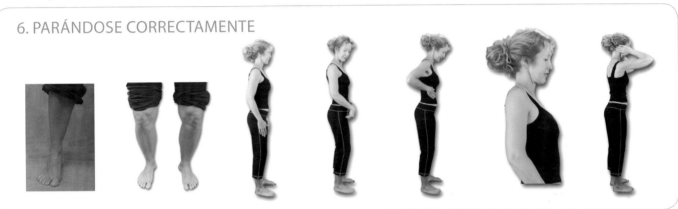

7. AGACHARSE DESDE LAS CADERAS

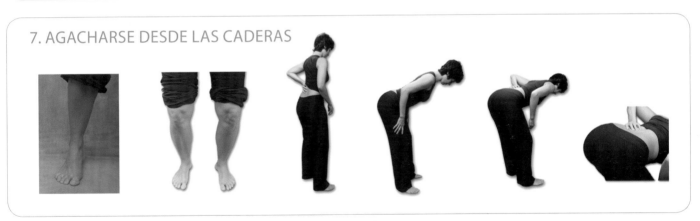

8. CAMINAR

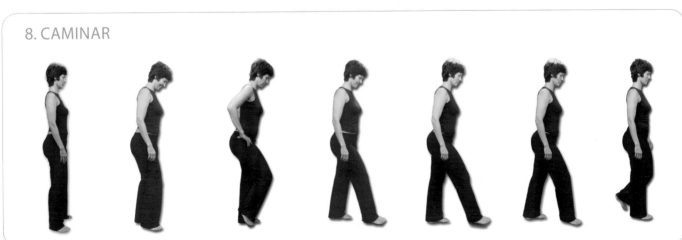

MÁS OFERTAS para lectores del libro
8 Pasos para una espalda libre de dolor

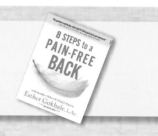

Fundamentos del Curso del Método Gokhale

¡Nada funciona tan bien como una guía práctica de un maestro cualificado!. En seis grupos privados o pequeños (ocho personas), en clases que son ofrecidas en todo el mundo, usted puede transformar su estructura y terminar para siempre con el dolor de espalda.

"¡Finalmente pude entender cómo se supone que mi cuerpo debe de trabajar! El contenido y la calidad del curso son incomparables. Es notable la forma de someterse a un cambio tan drástico de una manera tan suave. Este es un método que cambia la vida. "
— Eric Schoenfeld, Google, en Mountain View, CA, Grupo GMF Alumno

Para registrarse, visite: **gokhalemethod.com**

Vuélvase un maestro del Método Gokhale:

Adquiera una nueva y emocionante carrera en seis meses
Comience a cambiar la vida de las personas de inmediato
Ayude a reducir la incidencia del dolor
Transforme su bienestar físico y mental

Mayor información en: **gokhalemethod.com/teacher**

Cojín Stretchsit™

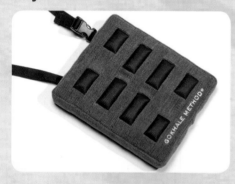

El cojín Stretchsit lo rejuvenece al estirar la espalda y descomprimir suavemente los discos de la columna vertebral y los nervios. Viene con una correa de extensión y se puede utilizar con casi cualquier tipo de silla.

Mayor información en: **gokhalemethod.com/stretchsit**

DVD - Back Pain: The Primal Posture Solution
(English)

Únase a Esther Gokhale mientras se dirige a la causa raíz de la mayoría de los casos de dolor muscular y articular con las técnicas de postura y movimiento sanos. Cuatro estudiantes reales son conducidos a medida que navegan con éxito a través de la enfermedad degenerativa del disco, médula artrítica, estenosis, espasmos musculares de la espalda, ciática, juanetes, dolor de cuello, dolor de hombro y las migrañas.

Este DVD trae demostraciones de las técnicas descritas en 8 Pasos para una espalda libre de dolor.

Características especiales incluidas:

Glidewalking
Entrevista con Esther Gokhale
Ejercicios Abdominales

Pídalo en: **gokhalemethod.com/dvd** o en: **Amazon.com**

 Gokhale Method   **esthergokhale**   **Positive Stance™**   **Forum**

www.gokhalemethod.com   1-650-324-3244 • 1-888-557-6788